Aging Revolution

노화혁명

길라잡이

월터 이팅거, 브렌다 라이트, 스티븐 블래어 공저
윤형기, 김대훈 공역

숭실대학교 출판부

역자 머리말

…

'노화혁명 길라잡이'는 제목과 목차에서 알 수 있듯이 노인들에게 신체활동의 중요성과 건강을 지키는 방법, 건강을 지키기 위한 준비에서 유지까지의 모든 단계를 강조한 책이라 할 수 있다.

이 책은 노인에게 적합한 운동프로그램 및 방법을 일깨워주는 종합적인 안내서이다. 당신이 휘트니스 프로그램을 시작하고 싶지만 어떻게 해야 하는지 모르거나, 수 년 동안 지속적으로 운동하려고 했으나 시작했다 그만뒀다를 반복한다던지, 혹은 당신이 최근 신체적으로 더 활동적이 되어서 침체기로 들어서는 위험을 피하고 싶어 하던지 등의 여러 이유에서 이 책은 당신에게 실용적인 길잡이 역할을 할 것이며, 각 장에서 제시되는 운동과 충고는 당신이 계속적으로 운동할 수 있게 도움을 줄 것이라 확신한다.

이 책의 특징은 기존의 다른 노인체육책과는 달리 자기 진도하에 맞추어 운동할 수 있도록 디자인 된 책이라 할 수 있다. 책을 읽어감에 따라 질문에 답을 하고, 리스트를 만들거나 각 장에서의 임무를 완수하게 하는 방법으로 독자들에게 용기를 북돋아 줄 것이다. 또한 책 중간에 각 사람들의 경험담을 수록하면서 당신이 성공적으로 삶을 살아가기 위해 되돌아보는 시간을 가질 것이다.

끝으로 이 책이 완성되어 출간되기까지 노력해주신 숭실대학교 출판부 임지원들에게 감사의 뜻을 전한다.

역자일동

차 례

...

시작하면서

만약 운동이 알약이라면, 운동은 서구 사회에서 가장 널리 사용되어지는 약이었을 것이라고 말해져 왔다. 운동이라는 약이 건강에 주는 무수한 이점 때문에 우리는 이것을 매일 복용할 것이다. 우리는 이런 약이 존재하지 않는다는 것을 안다. 하지만 우리는 또한 사람들이 이것을 원하는 이유를 알고 있다. AARP에서 50세 이상의 사람들 대부분이 운동은 그들의 건강에 이롭다는 사실을 이해해고 있다는 것을 우리는 알고 있다. 그들은 운동이 그들의 건강을 위한 최고의 것이라는 것을 안다. 그러나 우리는 대부분의 사람들이 규칙적으로 운동하는데 어려움을 가지고 있다는 것을 잘 알고 있다. 동기 부족, 시간의 부족, 안전에 대한 걱정, 궂은 날씨 등이 그들에게 주어진 장애물들이다. 오! 운동이 알약이라면.

비록 알약처럼 단순한 것은 없지만, 당신이 실제로 할 수 있도록 도와줄 수 있는 정보는 존재한다. '노화혁명 길라잡이'는 모든 사람들을 위한 종합적인 안내서이다. 당신이 휘트니스 프로그램을 시작하고 싶지만 어떻게 해야 하는지 모르거나, 수 년 동안 지속적으로 운동하려고 했으나 시작했다 그만 뒀다를 반복한다던지, 혹은 당신이 최근 신체적으로 더 활동적이 되어서 침체기로 들어서는 위험을 피하고 싶어 하든시, 이 책은 당신에게 실용적인 길잡이를 제공한다.

저자들은 수 년 동안 운동 동작을 연구하여 무엇이 효과가 있고, 어떻게 테크닉이 적용되는지 뿐 아니라 왜 그것이 적용 되는지에 대한 축적된 지식을 가지고 있는 선문가들이다. 저자들은 모두 50세 이상이며, 그래서 그들은 나이가 들면서 우리의 행동과 운동할 수 있는 능력에 영향을 끼칠 수 있는 변화와 도전에 내한 개인적인 통찰력을 이 책에 담았다.

이 책의 친근하면서도 개인적인 판단을 피하는 듯한 어조는 당신을 계속 책으로 돌아오도록 고무할 것이다. 각 장에서 제시되는 운동과 바른 충고는 당신이 운동하도록 하고 또 계속 운동하게 하는 방법을 찾는데 도움을 줄 것이다. 이 책의 규칙들을 따라라. 그러면 당신은 건강이라는 보상을 거두어들일 것이다. 당신은 당신의 손주들의 결혼식에서 춤을 출 수 있을 것이고, 독립적인 삶을 즐길 수도 있을 것이며, 당신의 공동체(당신의 지인들과) 연결될 수 있을 것이다. 무엇을 기다리고 있는가? 존재하는 최고의 약에 대해 읽을 시간이 되지 않았는가?

Margaret Hawkins, MS
Manager of Health Promotion
AARP

서론

'노화혁명 길라잡이' 에 온 것을 환영한다! 우리는 당신이 이 책을 선택한 것에 대해 기쁘게 생각한다. 당신은 아마도 신체적으로 활력을 얻게 되는 것에 대해 궁금할 것이다. 혹은 어쩌면 당신은 이미 활력이 넘쳐 당신의 신체활동 계획을 보강할 방법을 찾고 있을 지도 모른다. 어떤 경우이든 우리는 당신과 공유하고자 하는 몇몇 흥미로운 것들을 가지고 있다. '노화혁명 길라잡이' 에서 우리는

- 당신이 어떻게 운동을 시작해야 하는지 도와주고
- 당신의 운동에 다양성을 더해 당신이 신체활동을 재밌게 즐길 수 있도록 도움을 주며
- 당신이 문제에 직면 했을 때 제대로 된 방향으로 갈 수 있도록 해주는 기술을 배우는데 도움을 준다.

'노화혁명 길라잡이' 는 당신이 중년 혹은 노년이 되었을 때 건강과 신체활동에 대해 가질지도 모르는 독특한 걱정들에 관해 설명한다. 비록 당신이 기본적으로 건강하다 할지라도 관절염, 골다공증, 고혈압, 심장병 등과 같은 50세 이후에 일반적으로 나타나는 증상들을 관리해야만 할지도 모른다. 당신이 신체활동에 대해 살펴보려고 하거나 그것을 바꾸려고 시작할 때 당신은 '내 활동을 늘리는데 이렇게 하는 것이 나에게 안전한가, 어떻게 시작하여야 하나, 내가 지나치게 많이 운동을 하고 있거나 충분히 운동을 하지 않고 있다는 것을 어떻게 알 수 있나' 등과 같은 궁금증을 가질지도 모른다. 만약 당신이 지금 충분히 활동적이라면, 당신의 운동 프로그램을 다양하게 할 수 있는 방법에 대해 알고 싶어할지도 모른다. 혹은 더 많은 효과를 거두기 위해 당신은 당신의 프로그램을 조금 조정하고 싶어할지도 모르겠다.

이 책에서 확실히 당신은 이런 당신의 질문들에 대한 답을 찾을 수 있다. 우리가 다룰 흥미롭고 유용한 주제들은 아래와 같다:

- 50세, 70세 심지어 90세 이상의 사람들이 신체 운동을 통해 얻을 수 있는 이득과 위험
- 운동하는 동안 안전할 수 있는 방법

- 적절한 혹은 지나친 신체 운동량
- 움직이도록 하기 위해 자극 받는 것
- 신체운동을 위한 시간을 찾는 것
- 집에서 운동을 해야 하는지, 휘트니스 센터에서 운동을 해야 하는지 결정하는 것
- 실질적인 목표를 설정하는 것
- 짜여진 운동을 하지 않고도 신체적인 활력을 얻을 수 있는 방법
- 걷기, 수중 활동, 고정된 자전거 타기, 스트레칭, 근력 키우기 등을 위한 모범 프로그램들
- 개별적인 계획을 세우는 것
- 관절염, 골다공증, 그리고 다른 특별한 증상들을 위해 신체 운동을 조정하는 것
- 어떻게, 언제 운동을 더 해야 하는지 알기
- 균형감각을 향상시키고 넘어지지 않도록 예방하는 운동들
- 스트레스를 해소하고 기분을 나아지게 하는데 신체 운동을 활용하는 것
- 진보를 추적하는 것 (Tracking progress)
- 벗어났을 때 옳은 방향으로 돌아오는 방법
- 체중을 줄이고 관리하는 신체 운동의 역할
- 신체적으로 활력 있게 하는 새로운 방법: 스포츠, 레크레이션, 레저
- 당신의 공동체 안에서 신체 운동의 지지자가 되는 방법

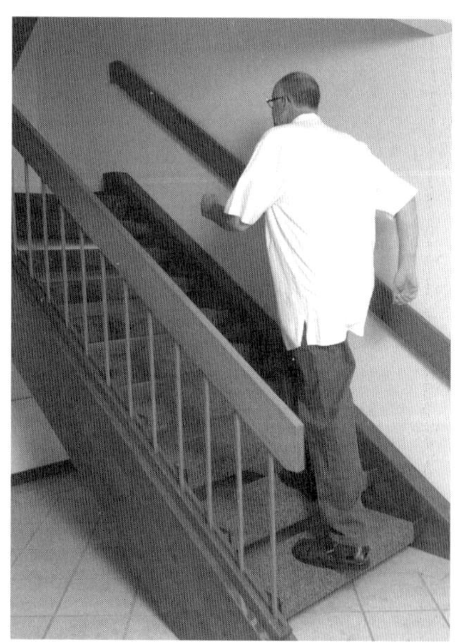

계단오르기를 선택하는 것과 같은 작은 변화를 만듦으로써 건강해 질 수 있다.

이 책을 집어 든 당신과 같은 이들은 과거에 무언가 운동을 해 보려고 했을 것이다. 만약 운동을 해 보려던 그간의 시도가 실패로 돌아갔었다면, 이번에는 달라질 것이다. 우리는 당신과 같은 사람들에게 거듭 시도하여 성공을

본 운동에 대한 접근법을 쓴다. 건강해지기 위해 절대로 늦은 시간이 아니고, 이 책은 도움을 줄 것이다.

당신이 지금 막 시작했는지 혹은 이미 운동을 하고 있는가에 상관없이 이 책은 도움이 될 것이다. 이 책의 각 장들은 당신의 신체적 활동들을 증진시키는 데에 도움이 되는 방법으로 짜여졌다. 각 장들은 더 강한 동기를 부여하고 더 활동적으로 운동할 수 있게 하면서, 더 높은 수준의 휘트니스에 대한 길을 걸을 수 있도록 당신에게 체계적인 방법과 기술 및 도구들을 제공한다.

당신은 이 책을 따라하면서 점차적으로 많은 기술들을 쓰는 법을 배우게 될 것이다. 각 장 처음에서 배운 기술들은 그 장의 마지막 부분에서 다시 언급 될 것이지만 똑같은 방법으로 소개되지는 않을 것이다. 당신은 이전에 쓴 기술들을 미래에 적용하게 될 것이다. 전에 익혔던 것을 기초로 하여 장기적인 성공 가능성을 높인다.

'노화혁명 길라잡이' 는 자기 진도 하에 맞추어 운동할 수 있도록 디자인 된 책이다. Action Box는 각 장마다 제시될 예정이다. 우리는 책을 읽어감에 따라 질문에 대한 답을 하게 하고, 리스트를 만들거나 각 임무를 완수하게 하는 방법으로 당신에게 용기를 북돋아 줄 예정이다. 펜이나 연필을 늘 소지하면서 책을 읽고, 그 책에 무언가를 자유롭게 쓰는 것이 좋겠다. 우리의 경험은 이 책에 할당된 임무와 도구와 관련된 사람들, 특히 막 운동을 시작하려는 사람들이라면, 그들에게 장기간 활동적인 상태를 성공적으로 유지할 수 있게 하고 이 책에서 더 많은 것을 얻어갈 수 있게 한다는 것을 알게 한다.

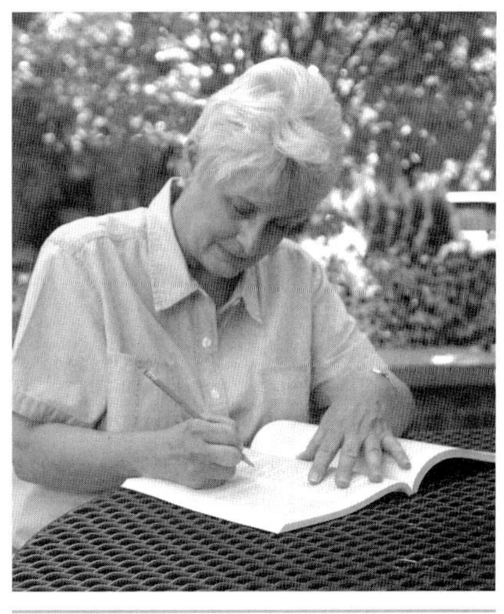

한손에 연필을 들고 노화혁명 길라잡이와 함께하자. 책에 무언가 쓰는것을 부담스러워 하지말자.

실용성은 이 책의 또 다른 특징이다. 개인 프로필은 당신과 같이 다양한 활동성과 휘트니스 수준에 있어, 신체적 활동을 더 하려는 50세가 넘은 이들에 대하여 알아보기 쉽게 설명해 준다. 많은 이들이 활동적인 상태를 유지하는 데에 성공적이었다. 다른 특징은 경험으로부터 계속 시도하고, 배우려 한다는 점이다. 각 장은 체크리스트로 끝마치게 되어 있다. 매일 일상에 배운 것을 적용하는 방법을 쓰는 리스트이다.

'노화혁명 길라잡이' 를 구입해 주어서 감사할 따름이다. 우리는 당신이 이 책, 그리고 책이 원하고 있는 활동적인 생활방식을 즐길 수 있기를 바랄 뿐이다.

소개

당신이 더 활동적이고 건강하도록 돕는 우리의 접근법은 아마 당신이 과거에 시도했던 것과는 다를 것이다. 몇몇 건강 및 휘트니스 전문가들은 즉각적이고 극적인 결과에만 초점을 두는 프로그램을 장려한다. 그들의 접근방법은 사람들이 신체적으로 더욱 건강해지고자 하는 결심을 할 때 즉시 활력을 얻기 위한 방법을 강구한다는 가정을 전제로 한다. 사람들이 단시간의 해결을 찾고 있기 때문에 이런 활동지향적인 접근법은 많은 사람들의 흥미를 끈다. 수많은 사람들은 그들의 몸이 운동 시작 몇 주 후에 보디빌더와 같을 것이라고 제안하는 프로그램에 모여든다. 그들이 더 많이 알아야 하지만, 사람들은 이런 단시간 운동 프로그램에 속아 넘어간다. 불행히도 이런 프로그램을 시도하는 대부분의 사람들은 실망하게 되고, 결국엔 포기하고 만다. 그들은 "왜 이 프로그램이 효과적이지 않을까? 내가 어디서 잘못 한 것일까?" 하는 질문을 한다.

이 책의 다른 점

우리는 사람들이 신체적으로 활력을 얻게 되고 그런 상태를 유지하는 방법에 대한 기본적인 원리의 이해를 노울 것이다. 당신은 규칙적인 신체 운동을 하기 위한 방향을 따라가고 있는지 분석함으로써 시작할 것이다. 당신의 선호도와 문제들을 고려한 다음에 당신의 개인적인 계획을 세울 수 있을 것이다. 그 후 당신은 실행에 옮길 것이다. 시도해보고, 또 시도해보는 방법을 사용하면서 당신은 어떤 운동이 효과적이고, 그렇지 않은지 평가할 것이다. 필요하다면 당신은 새로운 계획을 세우고 다시 시도할 것이다.

우리는 신체운동을 중간이 없는 활동적인 것이나 혹은 비활동적인 이분법적인 것이라고 간주하는 것은 실수라고 믿는다. 이 책에서 당신은 신체 운동을 유동적인 개념으로 바라보는 것을 배울 것이다. 사람들은 습관을 가진 생명체이다. 당신의 일과를 바꾸는 것은 이런 변화가 영원한 성공이 되기 전까지 깊이 생각하고, 계획하고, 여러 번 시도해 보도록 요구할 것이다. 오직 소수의 사람들만이 활동적인 사람이 되도록 결정을 하고난 후 그들의 결정을 즉시 행동으로 옮긴다. 우리들의 대부분은 점차적으로 습관을 고치면서 천천히 성공을 이루는 것이 새로운 습관을 받아들이는데 훨씬 더 현실적이라는 사실을 안다. 모든 사람들은 운동을 하는 동안 극도의 게으름과 활동적임 사이를 왔다 갔다 한다. 심지어 수 년 동안 활동적인(active) 사람들조차 가끔은 덜 활동적일 것이다. 만약 당신이 이 책에서 개설(槪說)하고 있는 단계적인 접근을 따른다면, 비록 항상은 아니겠지만 대부분의 시간동안 적당히 활동적인 생활방식을 유지할 수 있는 정도로 향상될 것이다.

두 종류의 신체 운동

신체 운동은 에너지를 소비하는 모든 활동이다. 이 정의를 사용하면 심지어 안절부절 못하는 것도 신체 운동이라는 자격을 얻는다. '생활방식 신체운동'과 '구조화된 운동'이 바로 두 종류의 신체 운동이다. 이 두 운동 모두는 당신의 건강을 향상시키는데 효과적일 수 있다. 생활방식 신체운동은 계단 오르내리기, 걸어서 심부름 가기, 당신의 정원에서 일하기 등과 같은 당신의 일상생활에서 활동적일 수 있는 모든 방법의 운동을 포함한다. 당신은 생활방식 신체운동을 하루 동안 내내 할 수 있다. 당신은 옷을 갈아입거나 특정 장소로 이동하거나 운동을 끝내고 나서 샤워를 할 필요가 없다. 생활방식 신체운동을 하는 동안 실질적인 비용이 전혀 들지 않는다.

구조화된 운동은 신체 건강을 증진시키기 위해 행해지는 반복적인 신체 운동이다. 구조화된 운동은 그룹 휘트니스 교실, 걷기, 수영, 사이클링, 조깅, 근력운동, 스트레칭, 요가, 그리고 모든 활동적인 스포츠들을 포함한다. 사람들은 일반적으로 구조화된 운동을 하기 위해 하루의 특정 시간을 할애한다.

'노화혁명 길라잡이'에서 당신의 일상에서 둘 중 어떤 종류의 신체 운동을 할 필요가 있는지에 대해 배울 것이다. 당신이 더 활력 있고 건강해지기 위해서 반드시 구조화된 운동을 할 필요는 없다.

변화의 단계

우리는 새로운 생활방식을 받아들이는 것은 모든 것이 한 번에 되기보다 여러 단계를 거치게 된다고 믿는다. 수많은 사람들의 변화 과정을 연구해온 과학자들은 그들의 습관이 점진적으로 변화한다는 것을 관찰해왔다. 그들은 여러 연속적인 변화

〈표 1〉 변화의 단계

단계	각 단계의 사람들의 의견
미리숙고: 더욱 활력 있어 질 필요성에 대해 생각조차 하지 않거나 신체 운동 계획을 개발하려고 하는 것조차 거부하는 단계	"난 괜찮아. 나는 더 활동적일 필요가 없어." "나는 활동적이기에는 너무 늙었어." "나는 과거에 활동적인 사람이 되려고 시도해 봤지만 그런 상태로 계속 유지할 수 없었다. 나는 다시 시도하지 않을 것이다."
숙고: 조만간 신체적으로 더 활력있는 사람이 되고자 생각은 하지만 어떠한 운동도 하지 않는 단계	"나는 내가 더욱 활동적이어야 한다는 것을 알지만 멍청한 짓인 것 같다." "나는 어떻게 시작해야할지 모르겠다." "나는 더 활동적이고 싶지만 다칠까봐 걱정된다."
준비: 더욱 활력있는 사람이 되고자 계획을 짜고 때때로 활력있게 운동을 하지만, 규칙적으로는 하지 않는 단계	"나는 내 신체 운동을 향상시키기 위해 의사와 이야기 해 볼 것이다." "나는 내 나이의 사람들을 위한 특별 프로그램이 있는 헬스클럽을 방문한 적이 있다." "나는 때때로 잠시 산책하는 것을 즐기고 있다."
활동: 규칙적으로 운동을 시작했지만 6개월 미만인 단계	"나는 사람들이 내가 더욱 활기찬 것을 알아챌 때 기분이 좋다." "활동적인 것은 나를 너 기분 좋게 한다." "내가 활력 있는 상태로 유지할 수 있기를 바란다."
유지: 적어도 6개월 이상 규칙적으로 운동을 하고 있고, 미래에도 당신이 신체적으로 활력있는 상태로 유지할 수 있을 것이라는 자신감을 가진 단계	"나는 신체적으로 활동적이지 않는 것을 상상할 수 없다." "만약 내가 활동적일 수 없다면, 나는 정말 그것을 놓친 것이다." "나는 내 삶의 여생을 위해 활력 있는 사람이 되도록 계획한다."

Proshaska와 DiClemente는 금연한 사람들을 대상으로 연구한 후에 변화의 단계를 처음으로 개발하였다. 후에 Marcus는 이것을 신체활동에 적용하는 것을 연구하였다(Prochaska and DiClemente 1983; Prochaska and Marcus 1994; Marcus and Forsyth 2003).

의 단계를 거쳐 진보한다. 과학자들은 변화의 다섯 단계가 있다는 것을 증명하였다. 변화의 모범 단계의 주요 전제는, 사람들은 언제든지 변화하기 위해 다양한 정도의 준비 단계에 있다는 것이다. 변화 과정의 각 단계는 마음가짐으로 시작한다.

변화의 다섯 단계는 표 1에 각각 단계마다 사람들이 일반적으로 표출하는 감정들과 함께 설명되어 있다. 이런 의견들 중 당신이 당신 자신이나 혹은 다른 사람들을 인지할 수 있는지 한 번 보라.

변화의 각 단계의 이름들은 많은 의미를 지니고 있다. 게으르고 또 그런 생활방식에 안주하려고 하는 사람들은 미리숙고자(precontemplator)라고 불린다. 숙고라는 말은 '무엇에 대해 생각해 보다' 라는 의미를 가지고 있기 때문에 이런 사람들은 더 활력 있는 사람이 되는 것을 생각해 보지도 않는다.

비록 운동이 몸에 좋다는 사실을 모를 만큼 상상력이 부족하지 않다 하더라도, 몇몇 사람들은 운동의 필요성을 느끼지 못한다. 또 다른 몇몇은 아마도 운동에 취미를 붙여 시작하기에 어려움을 겪을 것이다. 계획(contemplation)이라고 불리는 다음 단계는 운동을 해야 한다고 생각은 하고 있지만 아직 아무것도 준비가 되지 않은 사람들에 대해 설명해 준다. 세 번째는 준비(preparation)라고 일컬어지는 단계이다. 이 시점에서 사람들은 변화를 위한 준비가 되었고 하고자 하는 의지도 있으며 계획도 모두 갖추어 놓았지만 정작 운동화를 신고 실제로 시행하려 하지는 않는다. 다음 단계에 도달한 사람들은 준비가 되었을 뿐 아니라 실지로 나가서 걷거나 자전거, 수영, 춤 등을 즐기지만 여전히 중도에 포기할 만한 가능성을 갖고 있다. 그들은 장기간동안 이런 상태를 유지할 수 있다는 자신감을 느낄 만큼 오랫동안 활동적인 상태를 유지하지는 못해왔다. 신체적인 활동이 습관이나 그들의 개인적 가치평가 시스템의 일부가 되었을 시점에 도달했을 때, 그들은 유지 단계(maintenance stage)에 속한 것이다. 그런 사람들은 활동하지 않는다는 것에 대해서는 생각하지도 않는다. 그들은 여전히 그들의 일상적인 운동을 방해할만한 장애물인 여행이나 가족 및 직장에 대한 책임 혹은 소소한 부상을 조정해야만 한다. 마지막 단계로 진입한 사람들은 운동하는 것을 포기하지 않으려 한다. 그들은 평생에 걸쳐 활동적인 상태를 유지하려 한다.

당신이 이 다섯 가지 단계의 어디쯤에 와 있는지 궁금해 할 것이다. 1장은 더 활동적인 삶을 향해 변화를 만들 준비가 되었는지에 대한 현재 수준을 평가할 수 있도록 당신을 도와줄 짧은 질문지로 시작할 것이다. 당신이 준 대답은 당신이 다섯 가지 과정 중 어디에 위치하는지 알려줄 것이다. 각각의 변화단계는 중요하고 모든 움직임은 진보한다. 배우게 될 테지만 공백기나 좌절단계는 일생에 걸친 신체활동을 위한 길을 지속시킬만한 자신감을 만들어 주는 중요한 배움의 기회가 될 수 있다.

변화를 위한 기술

한 단계에서 다음 단계로 움직이는 것을 돕기 위해, 당신은 다양한 과정이나 기술들을 사용할 수 있다. 이 책은 기술들이 단계에 작용하는 것 보다는 기술 그 자체에 더 초점을 맞추었다. 우리는 기술적인 힘이 의지의 힘만큼이나 중요하다고 믿으며 심지어는 더 중요하다고 생각하기도 한다. 우리는 골프채를 휘두르거나 테니스공을 치는 것 같은 신체적인 기술에 대해 이야기 하는 것은 아니다. 우리는 당신이 알고 있고 생각하고 느끼는 것과 당신이 실제적으로 행하는 행동들에 관련한 기술들에 대해 이야기 하고 있는 것이다.

다른 단계에 있는 사람들은 다른 기술을 쓴다. 변화 초기 단계(계획(contemplation)와 준비(preparation) 단계)에 있는 사람들은 생각하고 느끼는 것에 더 의지할 것이다. 그 이후의 단계에 속하는 사람들(행동단계(Action)와 유지단계(maintenance))은 직접 행동하는 것에 더 의지한다. 이 책은 단계에 속한 모든 사람들에게 가장 중요한 기술에 대해 초점을 맞출 수 있게 짜여져 있다.

표 2에 있는 기술들의 목록을 살펴라. 이러한 정신적이고 감정적이며 행동적인 기술들은 특정 활동이나 스포츠를 하는 것과 똑같이 중요하다. 우리가 뜻하는 것은, 당신은 걷기 프로그램이나 산에 하이킹을 하러 가는 것을 시작하기 위해 걷는 방법을 배울 필요가 없다는 것이다. 당신은 이미 걷는 방법을 알고 있기 때문이다. 그러나 당신은 좋은 신발을 고르고 안전하고 편한 장소를 찾고 걷는 것을 즐겁게 할 수 있는 방법 및 매일매일, 혹은 거의 매일 걸을 수 있는 시간을 찾을 방법을 배

우면 된다. 당신은 계획을 시행하기 위해 타인의 도움이나 지지를 얻을 방법을 알 필요도 있다. 혹은 당신의 계획을 어떻게 조정할 것인지에 대해 알아내고 상황을 평가해야 할지도 모른다. 평생의 관리 기술을 배우는 것은 오랫동안 활동적인 상태를 유지해 줄 수 있도록 도와줄 것이다.

〈표 2〉 더 활동적 이어질 수 있는 기술들

생각하고 느끼는 기술	실행하고 행동하는 기술
정보를 갖추어라- 신체활동에 대한 새로운 지식 배우기 목표 설정- 신체활동을 위해 현실적인 목표 세우기 자신감 쌓기- 시작할 수 있고 정기적인 신체 활동 상태를 유지할 수 있음을 믿기 다르게 생각하기- 신체활동에 대한 당신의 생각과 신념에 도전하고 되돌아보기 계기 분석하기- 신체활동을 막거나 증진 시키는 자기 자신과 스스로의 주변 환경 살펴보기 공백기 다루기 - 활동성을 갖추기 힘든 상황이 왔을 때를 대비해 계획을 갖고 문제를 내다보기; 만약 시간 때문에 활동을 포기해야 한다면 다시 되돌릴 수 있는 길을 생각해 보기	환경 바꾸기- 주변 환경을 신체활동을 하기에 도움이 될 수 있도록 바꾸기 진행상태 파악하기- 신체활동 기록; 향상정도를 파악하기 위한 간단한 평가하기 시간 관리- 정기적으로 활동성을 갖출 수 있는 시간 찾기 스트레스 관리- 스트레스 관리 기술 익히기 관계 만들기- 신체활동을 위한 다른 사람들의 도움을 조성하고 확인하기 스스로에게 보상하기- 스스로 만들어낸 진척사항을 파악하고 활동성을 갖춘 것에 대해 축하하기

자기 주도 프로그램

당신은 이 프로그램을 스스로의 주도 하에 이루어 낼 수 있다. 다른 사람들이 활동 프로그램을 시작하기 위해 견고한 계획을 짜는 것에 대해 오랫동안 생각하는 반면에 어떤 이들은 아주 빨리 진행시킨다. 당신이 변화를 만들 필요가 있다는 사실을 아는 것과 실제적으로 시작을 위해 무언가를 하는 것은 각각 다른 일이다. 당신은 쉽게 곤경에 빠질 수 있다. 이 책의 주목적은 당신의 활동을 방해할 장애물을 극복하는 것을 도와주는 일이다.

만약 당신이 신체활동을 증가시키는 것에 대해 생각하고 진지하게 시도해보고자 한다면 계획을 발전시키기 위해 빠르게 진행할 수도 있다. 최근 얼마간 활동적이지 않았다면 가장 잘 맞는 활동이 무엇이었는지 밝혀보는 것에 시간을 쓸 필요가 있다. 이 책의 초반 몇 장을 통해 신중히 행하여 보아라. 너무 서두르는 것은 이득이 없다. 당신은 계획을 발전시킬 시간과 신체활동을 도와줄 만한 환경을 갖출 시간이 필요하다. 활동적이어지기 시작했다 하더라도 당신은 습관이 되기 이전에 새로운 기술을 익힐 만한 시간이 필요하다. 참을성을 가져라. 개인이 가진 속도를 유지하고 일생동안 행할 습관의 기초를 잘 다지기 위해 넉넉한 시간을 주도록 한다. 신체적으로 활동성을 갖추는 일은 평생에 걸친 도전이다.

습관을 바꾸는 것은 시간이 걸리고 참을성이 있어야 함을 기억하라. 당신은 앞뒤로 움직이고 또 조금씩 앞으로 나아가게 된다. 공백기와 좌절단계는 자연스러우며 진행과정 상 예측할 수 있는 것이고 모든 단계에서 발생한다. 거의 모든 사람들이 공백기와 좌절단계를 경험한다. 꽤 오랜 기간 동안 활동성을 유지한 사람들도 지치게 되며 신체활동 프로그램에 지루함을 느끼게 된다.

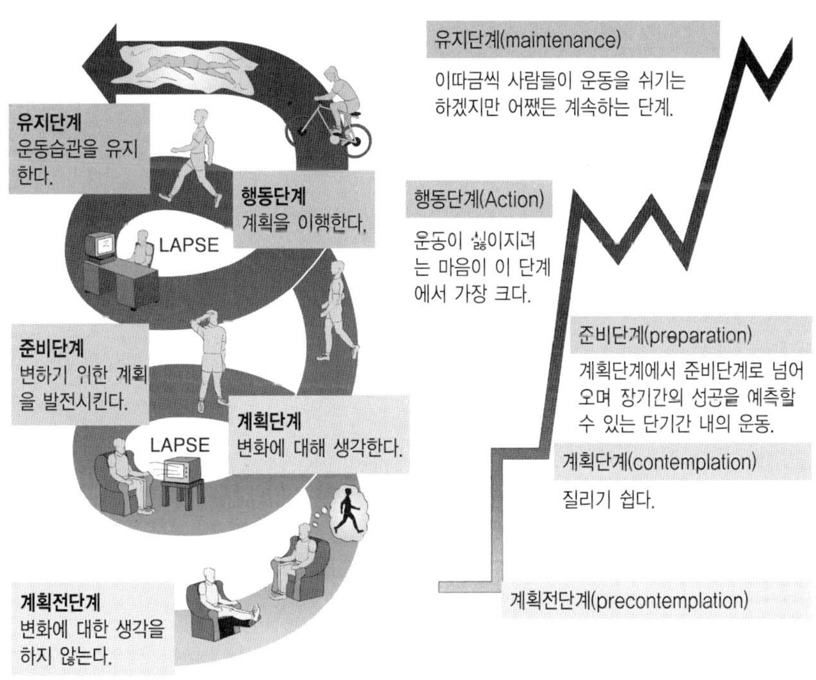

〈그림 1〉 습관을 바꾸게 되면 당신은 나선형이나 삐뚤삐뚤한 선처럼 보이는 길을 따라가게 될 것이다.

운이 좋게도, 이탈했다가 다시 운동을 하는 쪽으로 노선을 변경한 대부분의 사람들은 이전과 똑같은 방식을 택하지 않는다. 그들은 자신들의 경험으로부터 배우고, 시간이 흐른 후 새로운 접근 방법을 시도하며 다시 앞으로 나아가려 한다. 공백 기간을 조절하고 실패를 예방하는 것은 새로운 습관을 받아들이는 결정적 방법이다. 이 책은 어떻게 공백 기간을 조절하고 정기적인 운동 습관으로 빠르게 되돌아올 수 있는지에 대해 가르쳐 줄 것이다. 당신은 실수한 것을 알아내고 공백을 피하기 위해 다음번엔 어떻게 할 수 있을지를 배우게 될 것이다. 또 당신은 스스로가 만든 진행방법에 대해 신뢰해야 한다는 것을 알아차리게 될 것이다. 당신은 시작했을 때보다 더 나아질 것임에 분명하다.

성공을 예측하는 것

모든 사람들이 다르기 때문에 운동에 대한 당신만의 길은 다른 사람들과 달라지게 될 것이다. 그렇지만 몇 가지 요소들은 성공을 지속적으로 예측한다. 동기와 꾸준함, 이 두 가지가 열쇠이다. 당신은 이 두 가지와 다음 각 장에 나올 다른 요인들로부터 많은 것을 배우게 되겠지만 지금 당장 생각해 볼 몇 가지가 있다.

동기 부여가 부족하다는 것은 사람들이 운동을 하지 않으려는 가장 큰 이유 중 하나이다. 그렇지만 동기부여가 어디에서 시작되는 것일까? 어떻게 해야 운동을 하려는 자극을 받을 수 있을까? 흔한 미신 중 하나는 그 동기가 다른 사람이나 사건 같은 외부적 요인에서 유래한다는 것이다. 실제로, 당신 자신만이 스스로에게 동기를 부여할 수 있다. 우리는 당신이 운동을 위해 스스로 자극이 된 상태를 유지하고 방법을 찾을 수 있도록 도와 줄 것이다.

계속하고 또 계속하기 위해 당신은 꾸준해져야 할 필요가 있다. 많은 이들은 실패가 실패를 낳는다고 생각한다. 반복적인 실패를 경험한 사람들은 그들이 스스로 깰 수 없는 생활방식을 익히게 된다고 믿고 있는가? 만약 당신이 과거에 실패했던 방식을 계속 반복한다면 앞으로도 성공할 수 없게 될 것이다. 하지만 당신이 새롭고도 색다른 방법으로 또 다시 시도해 본다면 실패를 가져오는 방식의 틀을 깰 수 있을 것이다. 미래에 생길 성공을 예측하는 가장 좋은 방법들 중 하나는 과거에 했던 방식을 바꾸기 위해 해 보는 진지한 시도들이다. 매번 다른 방법을 써 보려고 노력하는 사람들은 다음번에 성공할 확률이 높다.

이 책 다음 장에서부터, 당신은 실패라는 단어를 구경도 못하게 될 것이다. 우리는 문제를 해결하고 실수로부터 배우는 것에 초점을 맞출 예정이다. 우리는 배울만한 기회로써 공백기와 좌절을 살펴보는 것으로 배워나갈 것이다. 변화는 가능하다. '늙은 개에게 새로운 놀이를 가르칠 수 없다'는 속담을 믿지 말아라. 건강해지기 위해 절대로 늦은 시간이 아니다. 우리는 70, 혹은 80대에도 운동을 시작하여 정기적인 프로그램을 수행하고 있는 사람들을 많이 보아왔다. 당신도 할 수 있다!

요약

당신의 신체적 능력을 돕기 위한 우리의 접근방법과 이 책은 독특하다. 표 3은 신체적인 활동 능력을 갖추기 위한 행동 지향적 접근, 그리고 단계 지향적 접근의 차이를 요약한다. 단계 지향적 접근방법이 좋다는 우리의 의견에 동의하는가? 이 접근법이 당신이 하고 싶어 하는 방법과 일치하는가?

신체적 활동성에 접근하기 위한 우리의 방법은 당신이 시도해 본 그 어떤 것보다도 더 장기간적인 성공을 보장해 줄 더 큰 기회를 제공한다고 믿는다. 많은 사람들이 더 활동적인 상태가 되고 많은 생활습관을 바꾸는 방법을 쓰기 위해 이 전략을 사용해 오고 있다.

그러므로 만약 당신이 운동프로그램을 시작하기 위해 심각하게 고민하고 있다던가 현재의 프로그램을 바꾸고 싶어 하고 있다면 페이지를 넘겨라. 당신이 준비되어 있다면 우리는 이미 준비가 되어 있다!

〈표 3〉 행동 지향적 접근, 그리고 단계 지향적 접근

행동 지향적 접근	단계 지향적 접근
변화는 이분법 적인 사건일 뿐이다.	변화는 유동적이다.
변화를 빨리 바꿀 수 있다	변화는 시간과 노력을 요한다.
변하는 것은 간단한 일이다	변화는 복잡하지만 어쨌든 가능하다.
사람은 변하거나, 변하지 않거나 둘 중 하나이다.	사람들은 변하기 위한 준비단계를 거친다.
공백 기간이 생겼다면 처음부터 다시 시작해야 한다.	만약 공백기가 생겼다 해도 제자리로 돌아올 수 있다. 당신은 예전의 방식을 답습하지 않을 것이다.
과거에 실패한 적이 있다면 아마 또 실패할 것이다.	만약 공백기가 생겼다 해도 경험으로부터 배워 다시 시도할 수 있다. 그리고 다음번에는 성공할 수 있을 것이다.

Chapter 1

당신을 위해 당신 안에는 무엇이 있는가?

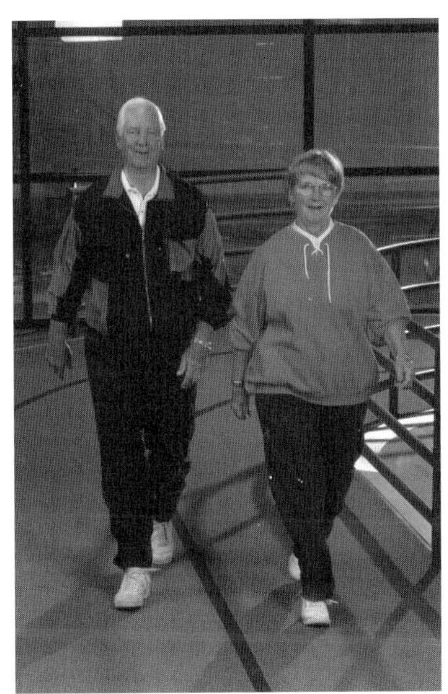

이 장에서는

- 활동량을 증가시키기 위해 당신이 얼마나 준비되어 있는지 그 단계를 알아보자.
- 신체적으로 활기찬 사람이 되는 것이 어떤 이로움이 있는지 알아보자.
- 신체 운동을 하는데 따를 수 있는 위험들에 대해 이해하자.
- 운동을 시작하기 전에 의사를 만나 상담을 받을 필요가 있는지 알아보자.
- 의사와 신체 운동에 대해 어떻게 이야기를 나눌지 계획하여 보자.
- 당신이 더욱 활력이 넘치는 사람이 되어야하는 이유에 대해 생각해 보자.

이 책 '노화혁명 길라잡이'의 목적은 여생동안 당신이 신체적으로 활력 있는 사람이 되도록 돕기 위함이다. 이 목표를 목적지가 아닌 여정이라고 생각하라. 평생 해야 할 신체 운동이라는 여정에서 당신은 시작점이나 현재 활동량의 정도를 알아야 한다. 만약 당신이 어디에서 시작을 했고, 얼마나 왔는지 알지 못한다면 당신의 발전 정도를 측정할 수 없을뿐더러 성공을 축하할 수도 없다.

Action Box 1.1의 변화에 대한 준비도 질문지는 당신의 출발점을 표시할 수 있는 한 방법이다. 당신은 지금 활동적인가? 과거에 어느 정도 활동적이었고, 또 얼마 동안 그랬었는가? 당신은 가까운 미래에 당신의 신체 운동량을 늘리고자 하는가? 이런 질문에 대해 정답이나 오답은 없다. 당신의 응답은 당신이 신체활동 습관을 바꾸기 위한 준비의 다섯 단계 중 어느 한 단계에 있다는 것을 말해줄 것이다. 준비의 다섯 단계 중 당신이 어떤 단계에 있는지 인식하는 것은 당신을 계속 앞으로 나아가게 해줄 방법과 전략에 초점을 맞추도록 도와줄 것이다. 우리는 이 책을 통해 당신이 진보하는 동안 여러 번에 걸쳐 이 질문지에 응답 하도록 장려할 것이다.

당신이 어느 단계인지 아는 것은 당신이 올바른 방법을 활용하도록 하여 당신이 운동을 시작하고 현재의 신체활동 정도를 유지하는 것을 도와줄 수 있다. 예를 들어, 당신이 단지 활동적인 사람이 되고자 생각만 하고 있는 초반 단계라면, 당신은 신체 운동과 이런 운동이 당신에게 어떠한 도움을 주는지에 대해 배울 필요가 있다. 만약 당신이 이미 매우 활동적이라면, 당신이 하고 있는 운동에 다양성을 첨가하는 방법이나 당신이 운동하는데 어려움을 겪게 되는 순간들을 다루는 방법을 찾는데 관심을 가질 것이다. '노화혁명 길라잡이'는 당신에게 맞춰진다! 이 책의 어느 부분에서 당신이 필요한 정보를 얻을 수 있는지 알고 싶다면, 표 1.1을 보아라. 우리는 당신이 1장부터 시작하여 이 책 전체를 통해 당신만의 운동 방법을 세우도록 장려한다. 하지만 표 1.1은 당신이 가장 관심을 가질지도 모르는 부분들만 강조하여 보여주고 있다.

Action Box 1.1 변화에 대한 준비도 질문

1. 당신은 일주일의 대부분 (일주일에 5일 이상) 적어도 30분간의 적당한 정도의 신체활동을 하고 있다.
   그렇지 않다면, 2번 질문으로 가시오.
   그렇다면, 7번 질문으로 가시오.
2. 당신은 일주일 중 하루는 적어도 30분간의 적당한 신체활동을 하고 있다.
   그렇지 않다면, 3번 질문으로 가시오.
   그렇다면, 6번 질문으로 가시오.
3. 당신은 신체활동량을 늘리고자 하는가?
   그렇지 않다면, 4번 질문으로 가시오.
   그렇다면, 5번 질문으로 가시오.
4. 당신이 운동하는 것을 생각조차 하고 있지 않다면, 당신은 미리숙고의 단계이다.
5. 당신이 때때로 운동을 해야 한다고 생각하기는 하지만, 실제로 그렇게 하고 있지는 않다면, 당신은 숙고 단계이다.
6. 당신이 신체 운동을 불규칙적으로 하고 있다면, 당신은 준비단계이다.
7. 지난 6개월 동안 규칙적으로 운동을 했는가?
   그렇지 않다면, 8번 질문으로 가시오.
   그렇다면, 9번 질문으로 가시오.
8. 당신이 지속적으로 운동을 하고 있지만, 그 기간이 6개월 미만이라면, 당신은 활동 단계이다.
9. 당신이 6개월 동안, 혹은 그 이상 새로운 습관을 유지하고 있다면, 당신은 유지 단계이다.

* 적당한 정도의 신체활동은 가벼운 산책, 15분에서 20분 정도 하는 1마일(1.6 킬로미터)의 산책등과 동등하다. 다음은 적당한 정도의 신체활동의 예이다.
  자전거타기(10-12mhr 또는 16-19kph), 춤추기, 정원 가꾸기, 골프치기(카트 없이), 하이킹, 아이들과 놀아주기, 나뭇잎 치우기, 청소기로 카페트 밀기, 배구하기, 세차하기.

S. Blair, A. Dunn, B. Marcus, R. Carpenter, P. Jaret (2001), Active living every day (Champaign, IL: Human Kinetics), 9 인용 (허가받음)

〈표 1.1〉 당신이 필요한 것을 찾는 방법

변화에 대한 당신의 준비 단계 (Action Box 1.1의 변화에 대한 준비도 질문으로부터)	이 책에서 봐야 할 부분
미리숙고단계	신체 운동이 당신에게 필요한지 확신이 들지 않는다면 1장부터 3장까지 보시오.
숙고단계	왜, 그리고 어떻게 시작해야 하는지 궁금하다면 1장부터 4장까지 읽어보시오.
준비단계	1장부터 시작하시오. 하지만 당신은 아마 4장부터 8장에 당신에게 유익한 정보가 있다는 것을 발견할 것이다.
활동단계	1장부터 시작하시오. 6장부터 10장은 당신의 계획을 향상시키는데 도움을 줄 것이다. 또한 실책을 예상하고 방지하는 것은 12장을 보시오. 이것은 특히 시작할 때 중요하다.
유지단계	균형잡힌 프로그램을 계획하고자 한다면 6장에서 10장을 읽어보시오. 공백기를 예상하고 방지하고 싶다면, 11장을 보시오. 다른 사람에게 영향을 주고 싶다면, 12장을 보시오.

신체적으로 보다 활동적인 상태가 되기 위해 어느 지점에서 당신의 운동 여정을 시작한다고 하더라도, 당신은 스스로의 이득에 대해 생각해 보아야 한다. 당신은 충동적으로 이 책을 집어 들었을 것이고 운동이 꼭 필요한 것인지 확신할 수 없을 테다. 혹은 당신이 매우 활동적이며 건강상태를 유지할만한 색다른 방법을 찾고 있었는지도 모른다. 또는 다친 상태이거나 건강상의 문제를 안고 있어서 나이가 들어감에 따라 운동이 인생에 있어서 한 부분을 차지할 수 있을지에 대해 궁금했을지도 모른다. 대부분의 사례에서 운동은 매일의 일상에 일정부분을 차지할 수 있을 것이고 그래야만 한다. 50세 이상의 사람들에게 특별히, 이득은 무시하기에는 너무나도 인상적이다.

알고 계셨습니까? *Do you know?*

70대 남성의 약 30퍼센트, 여성의 약 40퍼센트가 잘 움직이지 않는다. 전체적으로 성인의 약 25퍼센트가 잘 움직이지 않고 나이가 들어감에 따라 그 비율은 점점 높아진다. 31퍼센트의 어린아이들이 필요한 만큼의 운동을 하지 않고 있다(Center for disease control and prevention 2004).

사회는 어째서 비활동적으로 변해갈까?

운동의 이점을 논해보기 전에, 시대가 변해감에 따라 어떻게 우리의 운동 방식이 달라졌는지에 대해 생각해 보도록 하자. 산업화된 나라에서 사는 사람들의 운동량은 지난 100년 동안 하락세를 보였다. 운동은 일상생활과는 관계가 없는 것으로 치부되어 왔다. 근무시간의 증가와 여가 시간의 감소가 합쳐져 잘 움직이지 않는 생활방식을 만들어 냈다.

2차 세계 대전 이후 경제가 성장하던 기간 동안 그러한 감소세는 빨라졌다. 직장, 집 그리고 여가시간 도중 신체적 노동을 절약할 수 있는 도구의 사용은 몇몇 일에 필요한 에너지의 양을 계속해서 감소시켰다. 당신은 리모콘으로 처음 텔레비전 채널을 돌린 것이 언제인지, 차에 탄 채로 은행 업무를 본 것이 언제부터인지 기억하지 못할 것이다. 이러한 행동들은 우리 대다수에게 일상이 되었다. 이제 당신은 깨어있는 시간의 대부분을 앉거나 최소한만 움직일 수 있는 상태로 보낼 수 있게 되었다. 게다가 책상 앞에 앉아 대부분을 보내는 그런 사람들에게는 엄청난 재정적, 전문적인 보상이 주어진다.

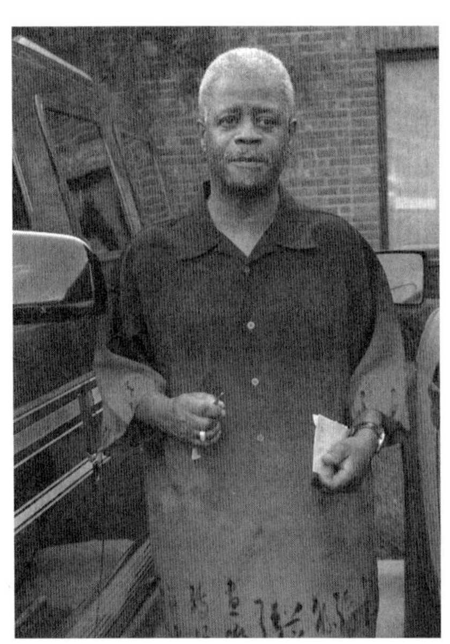

승차한 상태에서 서비스를 받을 수 있는 창구를 이용하는 것보다 차에서 내려 직접 업무를 보러 걸어가는 것이 낫다.

어떻게 우리의 삶에서 운동이 별 볼일 없게 되어 버렸는지에 대한 예는 표 1.2가 보여준다. 매일 달성해야 할 더 많은 운동들은, 조금만 더 생각하면 당신이 떠올릴 수 있을 것이다. 이 표에 언급된 칼로리는 150에서 160 파운드, 즉 68에서 72킬로그램이 나가는 사람을 기준으로 한 것이다. 한 달 간의 코스를 통해, 당신은 덜 활동적인 접근 태도를 취하는 것 보다 더 많은 에너지를 움직이면서 소비할 수 있다. 똑같은 식습관을 유지한다고 가정했을 때, 활동적인 접근 태도를 언제나 유지하고 있으면 1년에 30파운드, 즉 8킬로그램 정도를 감량할 수 있게 된다. 일을 하면서 할 수 있는 이러한 방법들 중 그 어느 것도 그 자체만으로 효과가 있지는 않지만 많은 사람들에게 전체적인 운동량의 큰 증가를 공동으로 만들어 줄 수 있다. 매일의 일상에 더해지는 여분의 에너지를 소비할 수 있는 방법은 무엇일까?

〈표 1.2〉 아래의 일상 업무를 어떻게 처리하고 있는가?

움직임을 피할 방법을 찾고 있는가?	칼로리 소모 (킬로쥴 소모)	여분의 칼로리를 소비할 방법을 찾고 있는가?	칼로리 소모 (킬로쥴 소모)
채널을 돌릴 때 리모콘을 쓴다	〈1 (〈4.2)	일어나서 TV채널을 돌린다.(하루에 총 5분)	3 (12.5)
쉬고 있을 때 무선 전화기로 통화한다.	4 (16.7)	일어나서 전화를 받으러 가고 서서 10분씩 3번정도 전화 통화를 한다.	20 (83.6)
차고 문을 열 때 리모콘을 쓴다.	〈1 (〈4.2)	하루에 두 번 차고 문을 연다.	2-3 (8.4-12.5)
집안일 할 사람을 고용한다	0 (0)	주당 각 30분을 청소와 다림질에 쓴다.	152 (635.4)
피자 배달 기다리는 데에 30분을 쓴다	15 (62.7)	30분 동안 요리.	25 (104.5)
세차하러 나갔다가 돈을 지불하고 다시 차로 돌아온다	18 (75.2)	한달에 60분, 세차.	300 (1,254)
뒷문으로 개를 놀러나가게 내보낸다	2 (8.4)	개와 30분동안 산책.	125 (522.5)
차로 출근하는데 40분, 그리고 주차장에서 5분 걷기.	22 (92)	버스정류장까지 20분 걸어가고 30분동안 버스를 탄다. 그리고 일터까지 5분을 걷는다.	60 (250.8)
4분 동안, 하루에 두 번 동료에게 e-mail보내기	2-3 (8.4-12.5)	1분 걸어가서 3분간, 하루에 2번 동료와 대화	6 (25)
엘리베이터 타기	〈1 (〈4.2)	하루에 세 번, 계단으로 한 층 올라가기	15 (62.7)
1시간 동안 인터넷 쇼핑	30 (125.4)	쇼핑몰을 한달에 한 번 직접 가서 빠르게 걷기(240칼로리), 느릿하게 산책하기(145칼로리)	145-240 (606-1,003)
차를 탄 채 볼일을 볼 수 있는 곳에 총 30분, 주에 3번쯤 간다	15 (62.7)	레스토랑, 은행, 세탁소나 편의점 옆에 주차를 하고 그 곳들을 방문하는 데에 주 3번, 총 30분을 쓴다.	70 (292.6)

운동으로 얻을 수 있는 건강

고대 중국과 그리스의 과학자들과 철학자들은 정기적인 운동이 주는 효과에 대해 기록했지만 최근까지 우리는 정기적인 운동이 건강과 신체 기능을 지키는 데에 얼마나 중요한지 모르고 있었다. 정기적인 운동이 주는 효과에 대한 과학적 연구는 1950년대 중반에서야 겨우 시작되었다. 지난 50년 동안 출판된 수많은 연구들은 운동을 함으로써 얻는 다양한 이득에 대해 증명해 왔다. 표 1.3에 나타난 인상적인 리스트를 살펴보라. 어떠한 것이 지금 당신에게 가장 중요한가? 나이가 들어감에 따라 무엇이 가장 중요할까? 사람들은 만약 운동으로 얻을 수 있는 이득을 알약으로 만들 수 있다면 그것은 엄청난 돌풍을 일으킬 신약이 될 거라고 종종 말하고는 했다.

〈표 1.3〉 정기적인 운동이 가져오는 이득

운동을 하면 향상되는 것	운동을 하면 줄어드는 것
장수	심장마비의 위협
유연성	뇌졸중의 위협
효율적이고 독립적인 삶	제2형 당뇨병의 위협
뼈의 건강	암의 위협
편안한 수면	골절 위협
몸무게 관리	우울증
웰빙	비만
	기억력 감퇴와 치매
	쓸개 질환의 위협

알고 계셨습니까? *Do you know?*

50대 이상의 사람들은 운동의 중요성을 알고 있다. 여기 AARP에서 조사한 이점들이 정리되어 있다.

전체적인 건강 상태의 호전	83%	몸무게 조절	60%
더 많은 힘	69%	외모에 주는 영향	48%
질병 예방	67%	다른 사람들과 사귀기	34%
스트레스 감소	60%	더 나은 성관계	28%

2002년 AARP 조사 결과

당신을 위해 무엇이 준비되어 있는지 보이기 시작하고 있는가? 운동은 당신이 스스로의 건강을 위해 할 수 있는 가장 중요한 것들 중 하나이다. 그렇지만 이는 너무 일반적이고 모호해 보이기도 한다. 아마도 당신은 자세한 지침과 방향을 원할 것이다. 정기적인 운동이 가져다주는 구체적인 이점에 대해 알아보도록 하자.

- **죽음에 가까워지는 시간을 늦추고 삶을 연장한다.** 만약 당신이 건강하고 활동적이라면 아마도 건강하지 않거나 활동적이지 않은 사람보다 오래 살 것이다. 당신은 건강을 위해 딱 알맞을 정도로만 운동을 하면 된다(그림 1.1) 하루 세 번, 10분씩 걷는 것을 일주일에 적어도 5일만 걸어도 적당한 건강상태를 유지하는 데에 충분하다.
- **제2형 당뇨병 위험의 감소.** 제2형 당뇨병은 심장마비와 뇌졸중의 주요 요인이며 실명이나 신장 장애 등 다른 심각한 건강상의 문제를 야기할 수도 있다. 평균정도의 건강 수치와 보통 수준의 몸무게를 유지하고 있는 사람은 제2형 당뇨병에 걸릴 확률이 극히 드문 편이다. 만약 당신이 제2형 당뇨병으로 투병하고 있다면 정기적인 운동이 혈당을 유지하는 데에 도움을 줄 것이고 죽음의 위협을 줄여 줄 것이다.
- **암에 대한 위험의 감소.** 운동부족은 현재 몇몇 암 질환의 가장 큰 요인으로 받아들여지고 있다. 운동하지 않는 것이 대장암에 기여한다는 증거는 충분하

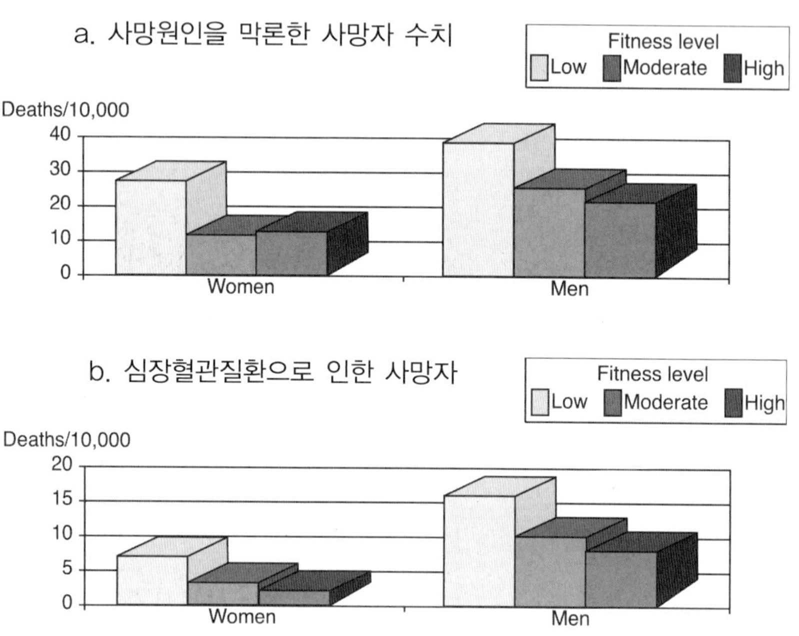

〈그림 1.1〉 심장혈관질환 및 다른 모든 이유로 인한 사망자 수치와 신체적 건강도를 나타낸 표이다(Blaire et al, 0996). 이 연구는 지난 8년간 25,341명의 남성, 7,080명의 여성을 대상으로 이루어졌다. (a) 사망 원인을 막론한 사망자 수치는 건강 정도에 따라 낮음low, 중간moderate, 아주건강함high으로 표시되었다; (b) 심장혈관질환에 의한 사망자 수치는 건강 정도에 따라 낮음low, 중간moderate, 아주건강함high으로 표시되었다

다. 또한 운동을 하지 않으면 유방암과 폐암, 전립선암에 대한 위험이 증가한다. 이 모든 것들은 흔하고, 사람들이 두려워하는 암 질환들이다. 과학자들은 또한 운동이 암 치료에 큰 도움이 된다고 말한다.

- **뼈를 튼튼하게 한다.** 비록 과거에 그렇지 않았다 하더라도 여성과 남성 둘 다 운동을 함으로써 제 나이에 맞는 상태를 유지할 수 있다. 걷기나 역기를 들거나 정원을 가꾸는 등 무게를 견뎌야 하는 일들은 유익하다. 운동으로 얻을 수 있는 좋은 효과는 뼈 건강에 곧바로 전달된다. 예를 들어, 당신이 만약 활동적이라면 더 나은 몸 상태를 균형감 있게 유지하고 있을 테고 그렇다면 넘어질

일도 적을 것이다(넘어지는 것은 골반뼈 골절의 주요 원인이다). 튼튼한 근육 또한 당신이 넘어질 확률이 적다는 것을 의미한다. 게다가, 튼튼한 사람은 큰 근육이 있을 것이고 그것은 만약 다시 넘어지더라도 골절을 예방할 수 있는 방지책이 될 수 있다.

- **신체 기능과 독립성을 유지하게 한다.** 노년층의 약점은 거의 신체적 활동이 없는 기간들 때문에 생겨난다. 오랜 기간에 걸친 비활동성은 근육 건강과 신체 산소 소비 양쪽 모두를 줄어들게 한다. 당신이 이 두 가지 모두를 목욕, 요리 혹은 열쇠를 돌리는 것과 같은 일상생활에서 충분히 수행해 내지 못한다면 아마도 기능적인 건강을 잃게 될 것이다. Action Box 1.2를 보도록 해라. 지금, 그리고 미래에 당신이 하고 싶은 것이 무엇인지에 대해 생각해 보자.
- **관절 통증과 뻣뻣함을 완화시켜준다.** 당신이 골관절염을 앓고 있다면, 규칙적으로 적당한 신체활동을 하는 것을 두려워하지 말아라. 이것은 당신의 신체와 건강을 향상시켜주고 관절통증과 뻣뻣한 증상을 줄여준다. 특히 당신이 이미 골관절염을 앓고 있다면 더욱 신체적으로 활동적인 사람이 되어야 할 다음의 이유들을 보라.

  더욱 쉬운 움직임
  더욱 안정적인 관절을 위한 튼튼한 근육
  통증 감소
  약물 사용 감소
  체중 조절
  건강한 심장과 향상된 지구력
  올바른 자세와 향상된 외모
  숙면
  웰빙에 대한 의식 향상

- **기분과 기억력을 향상시킨다.** 신체활동을 통해 생활방식을 비활동적인 것에서 활동적으로 바꾼 사람들이 그들의 웰빙에 대한 전반적인 생각이 향상되었다는 사실을 여러 연구에서 보여주고 있다. 이는 대부분 신체활동이 긴장감과 근심을 덜어주기 때문이다. 신체활동은 또한 우울증을 완화시키는데 도움을 줄 수

Action Box 1.2 일상생활에서의 활동--자신을 위해 당신은 무엇을 할 수 있기를 원하는가?

당신이 더 나이를 먹었을 때 당신이 할 수 있기 원하는 일상생활에서의 활동을 체크하시오.

____ 적당한 레크레이션 활동--레저 자전거 타기, 낚시, 볼룸 댄스
____ 에너지를 많이 소모하는 레크레이션 활동--조깅, 크로스컨트리 스키타기, 테니스 치기, 팀 스포츠
____ 가벼운 집안 일--요리, 다림질, 실내에서 그림그리기
____ 적당한 집안 일--일반적인 목공일, 청소, 갈퀴질
____ 에너지를 많이 소모하는 집안 일--마당에 구멍파기, 잔디 깎기, 눈 치우기
____ 적당한 정도의 개인을 위한 활동--목욕, 화장실가기, 옷 입기, 침대에 눕고 일어나기, 의자에 앉고 일어나기, 욕조에 들어갔다 나오기
____ 손재주를 요하는 활동--글쓰기, 열쇠 돌리기, 단추 잠그기

있다. 많은 심리학자들과 정신과 의사들은 불안감과 우울증을 앓고 있는 사람들을 치료하는데 신체활동을 활용한다. 우리는 아직 신체활동이 기억력 감퇴나 다른 정신적인 기능 상실을 예방하는데 어떠한 역할을 한다고 확신할 수는 없다. 하지만 최근 연구에서 신체적으로 활동적이었던 65세 이상의 사람들이 알츠하이머병에 걸릴 위험도가 비활동적인 같은 나이의 사람들에 비해 31퍼센트 정도 낮았다는 것을 밝혀냈다(Lindsay 외 2002).

- **체중 조절에 도움이 된다.** 당신은 나이가 들면서 체중을 조절하기 위해 고군분투하고 있는가? 체중 조절은 일반적인 문제이다. 당신은 비만인 사람들(성인 및 어린이)의 수가 과거에 비해 상당히 증가하였다는 사실을 인식했을 것이다. 비만인 사람들은 고혈압, 심장병, 뇌졸중, 제2형 당뇨병, 여러 종류의 암 등에 걸릴 확률이 높다. 비만은 또한 무릎 관절염을 앓고 있는 사람들에게도 문제가 된다. 감정적인 문제와 사회적인 문제들 또한 비만과 연관되어 있다. 아무도 뚱뚱해 지고 싶지 않다! 여기 어떻게 신체활동이 체중 조절에 영향을 끼치는지에 관한 내부 정보가 있다.

잘못된 생각 타파하기 *Myth Buster*

잘못된 생각: 무릎과 엉덩이 등과 같은 관절염에 걸린 관절을 운동하는 것은 연골과 뼈의 손상이 악화될 것이다.

사실: 당신이 관절염을 앓고 있다면 쉬면서 활동을 하지 않는 것은 당신이 할 수 있는 것 중 가장 나쁜 행동이다. 사실 신체활동은 치료의 중심이다. 신체활동은 관절이 더욱 잘 움직이도록 도와주고, 관절 주변의 지지 조직을 강화시키며, 뻣뻣함을 완화시키고 더욱 쉽게 움직일 수 있게 한다. 동시에 증가된 신체활동은 혈압, 콜레스테롤 수치, 제2형 당뇨병에 걸릴 위험 등을 낮춤으로써 전반적인 건강을 향상시킨다. 걷기나 수영과 같은 규칙적인 신체 운동은 관절염을 앓고 있는 사람들에게 중요한 건강의 혜택을 제공한다. 만약 당신이 관절염을 앓고 있다면, 신체활동을 늘리는 것에 대해 당신의 의사와 상담해 보라.

▶ **체중을 조금 줄이자:** 체중을 줄이는데 신체활동의 역할은 상대적으로 크지 않다. 신체활동은 유익하지만 체중을 많이 줄여주지는 못한다. 특히 과체중에 비활동적이고 신체활동을 시작하는데 부적당한 사람들에게 신체활동으로 상당한 양의 에너지를 소모하는 것은 어렵다. 하지만 이것이 당신의 체중 감소 프로그램에 신체활동을 포함하지 말라는 의미는 아니다. 당신은 신체활동을 통해 짧은 시간 내에 많은 체중을 줄일 수 있을 것이라고 기대하지 말아야 한다. 신체적으로 활동적이어야 하는 다른 중요한 이유들이 있다.

▶ **체중 감소 후 그 체중을 유지하자:** 어떤 사람이 장기간 체중을 유지할 수 있을까? 체중을 많이 감소한 후 그 체중을 유지하는 사람들은 신체적으로 활동적이다. 성공적으로 체중을 유지하는 사람들의 대부분은 하루에 60분에서 80분 정도 신체활동을 한다. 당신이 앞으로 계속 성공적으로 체중을 조절하고자 한다면 신체활동을 늘리는 방법과 장기간 그것을 유지하는 방법을 배워라.

▶ **우선 체중 증가를 막자:** 오랜 기간 동안 비활동적인 상태를 유지하는 사람들은 규칙적인 신체활동을 하는 사람들에 비해 살이 더 많이 찐다. 한 연구에 따르면, 만약 당신이 비활동적이지만 신체적으로 활동적으로 된다면,

당신은 5년 안에 20파운드(9킬로그램)가 찔 확률이 60퍼센트까지 줄어든다. 따라서 무엇보다 당신이 과체중과 비만을 피하고자 한다면, 비활동적인 생활방식에서 활동적인 것으로 바꾸는 것은 좋은 계획 중 하나이다.

▶ **체중이 얼마나 나가든 건강의 혜택을 즐기자:** 규칙적인 신체활동과 적당한 정도에서 고강도의 유산소 건강은 사람들의 키나 몸무게에 상관없이 당신의 건강에 혜택을 가져다 준다. 다시 말하자면, 규칙적인 신체활동이 당신의 친구들 모두가 부러워하는 날씬한 몸매를 만들어 주지는 않지만, 당신의 건강을 향상시킬 것이다. 활동적이면서 건강해지는데 초점을 맞춰라. 다음 그림 1.2에서 보여주듯이, 당신이 과체중이라 할지라도 신체활동과 건강은 당신의 건강에 도움이 되며 수명을 연장해 준다.

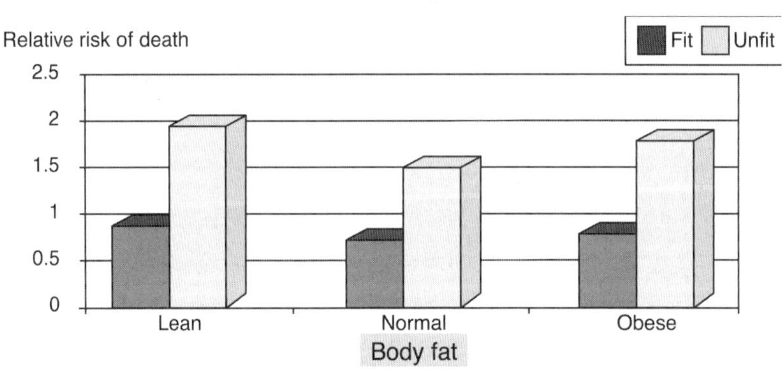

그림 1.2 건강도, 비만도, 사망 위험도 (Lee, Blair, Jackson 1999). 마른 남성은 체지방률이 17% 미만인 사람들이다. 보통 체격의 남성은 체지방률이 17~24.9%를 가지고 있었다. 비만 남성은 체지방률이 25% 이상인 사람들이다. 남성들은 또한 러닝머신에서의 최대 운동 테스트 수행 정도에 따라 건강함 또는 건강하지 않음으로 분류되었다. 최하위 20%의 남성들은 건강하지 않음으로 분류되었고, 나머지는 건강함으로 분류되었다. 이런 산출법을 통해 마르면서 건강한 남성들이 기준 집단이고, 이들의 사망 위험도를 1.0로 정하였다. 나머지 다른 집단의 사망 위험도는 이 기준 집단과 비례하여 표시하였다. 따라서 한 집단의 사망 위험도가 2.0이라면, 이것은 사망 위험도가 기준 집단에 비해 두 배 더 높다는 것을 의미한다.

운동의 위험성

아마도 러닝 머신을 달리다가 넘어진 사람의 이야기를 들어본 적이 있을 것이다. 운동을 하려다가 발목을 삔 사람도 한 사람 쯤은 알고 있을 테다. 이런 것들이 흔치 않은 일일까, 아니면 주의해야만 하는 사항들일까?

대부분의 사람들에게 운동을 하다가 다칠 위험은 낮은 편이다. 활동적이지 않은 사람들은 100퍼센트에 가까운 확률이지만 말이다. 운동에 관련된 두 가지 범주의 위험들이 있다.

- 운동도중 심장마비나 돌연사
- 뼈나 관절, 인대, 근육을 다칠 위험

심장마비나 돌연사

운동을 하다가 죽을 일은 거의 없지만 운동을 하다 누군가가 죽었을 때 그 사건은 책상 앞에 앉아있거나 텔레비전을 보고 있는 사람들을 더 많이 염려하게 한다. 큰 휘트니스 센터에서 일어난 죽음에 대해 조사한 최근의 연구결과가 있다(프랭클린 센터 등, 2005년). 2천 9백만의 회원들 중 2년간 죽음을 맞이한 사람은 71명

표 1.4 운동 도중 나타날 수 있는 증상

평범한 증상	평범하지 않은 증상
심장박동수 증가	가슴이 갑갑함(협심증)
심장이 쿵쾅거리며 뛴다	가슴 통증, 팔, 목, 턱의 통증
숨을 깊게 쉰다	불규칙적인 심장 박동
빠르게 숨을 쉰다	숨을 잘 못 쉬게 됨
땀을 흘린다	숨을 색색 들이마시게 되어 호흡을 제대로 잡을 수 없음
	약한 두통
	메스꺼움
	저림 현상
	모든 종류의 통증

을 무시해 버린다. 문제는 사소한 것일 수도 있지만 유감스러운 일을 당하는 것 보다는 주의를 기울이는 편이 더 낫다. 만약 그 통증이 동맥 혈관 질병 때문이라면 심장에 피가 잘 흘러가지 않는 상태일 것이고 몇 분 안에 아마도 심장마비를 불러올 것이다. 빨리 치료를 받을수록 심장에 위험이 갈 확률은 적어지고 참상은 줄어 들 것이다.

잘못된 생각 타파하기 *Myth Buster*

잘못된 생각 운동은 심장마비나 돌연사를 불러올 수 있다

사실 사람이 움직이고 있지 않을 때보다 움직이고 있을 때 위험이 더 크기는 하지만 일반적으로 정기적인 운동을 하는 사람들은 움직이지 않는 사람들보다 심장마비나 돌연사로 사망할 전체적 위험이 낮다. 활동적인 사람은 운동하고 있지 않을 때보다 격하게 움직이고 있을 때 심장마비를 당할 확률이 높겠지만 활동적이지 않은 사람은 운동 중 심장마비를 당할 위험이 그보다 50배나 더 높다.

활용할 수 있는 조사결과들 *Research News You Can Use*

질문 심장 회복 프로그램에 참여하고 있는 사람들에게 운동이 얼마만큼이나 위험할까?

답변 그다지 위험하지 않다. 167개의 프로그램 총 참여자 51,303명의 사람들 중 단 3명만이 갑작스런 심장마비로 사망했다(프랭클린 외, 1998). 5년 이상 2백30만 시간 이상 프로그램에 참여한 사람들이었다. 이 확률은 한 사람이 운동 도중 사망하기 전 5년 이상, 일주일에 3번 프로그램에 참여했을 때와 비슷한 확률이다.

이 뉴스를 어떻게 활용해야 할까 이 책에 나와 있는 운동방법들이 보통 사람들, 혹은 심장에 이상이 있는 사람들에게도 안전한 수준임에 안심하면 된다.

사소한 고통과 통증들

근육통과 경직은 오랜만에 운동했을 때 흔히 겪는 일이다. 이는 지속적이지도 않고 심각한 부상도 아니며 단지 정기적으로 쓰지 않은 근육을 쓴 것에 대한 자연스런 반응일 뿐이다. 처음 운동을 시작하거나 운동량을 바꾸었을 때 이런 통증을 기

대할 수 있다. 이 통증은 일시적이며 운동은 정기적으로 하게 되면 사라지게 된다.

또한 운동을 하면서 인대나 힘줄, 근육을 긴장시킬 수 있다. 이런 종류의 통증은 운동을 너무 오래 했거나 근육, 관절을 너무 혹사시켰을 때 나타난다. 이러한 부상 위험은 격렬한 운동으로 인해 늘어나게 된다. 무언가 긴장되었다고 생각이 된다면 더 많은 정보를 위해 11장을 살피면 된다.

가장 심각한 부상은 삐거나, 골절이 되거나, 인대가 끊어지고 근육이 파열되는 것이다. 주로 발목, 무릎, 어깨를 삐게 된다. 너무 힘을 주거나 비틀게 되면서 심각하게 삐거나 인대가 파열되면 관절에 영향을 준다. 골절은 주로 넘어질 때 생겨나거나 주로 스키나 스케이팅 등 크게 넘어질 수 있는 운동들과 관련이 있는 것이다. 흔치 않은 상황에서 운동 뼈에 잔금이 가게 되는 스트레스성 골절을 유발할 수 있다. 이러한 골절은 주로 발이나 다리뼈 아래, 엉덩이 등 약한 부위에 지속적인 압력이 가해지면서 생겨난다. 스트레스성 골절의 주요증상은 지속적인 통증이다. 보통의 엑스레이에서는 잘 나타나지 않는 까닭에 스트레스성 골절은 진단을 내리기가 힘든 편이다. 이는 뼈 스캔이나 MRI를 요구한다.

근육, 관절, 뼈가 나이에 따라 다칠 확률이 높기는 하지만 부상을 방지하기 위해 몇 가지 할 수 있는 일이 있다. 예를 들어 만약 걷는 시간이 적다면 3마일 정도를 꾸준히 뛰는 것은 좋은 선택이 아니다. 점차적으로, 자기 자신의 페이스에 따라 운동을 조절할 줄 알아야 한다. 건강을 획득하기 위해 그렇게 정열적으로 운동할 필요는 없다는 것을 기억하라. 운동을 이제 막 시작했다면 모든 것을 다 해 보려고 노력할 필요가 없다. 적절한 기술과 노구를 씀으로써 또한 삐거나 통증이 생기는 등의 부상을 예방할 수 있다. 후에 우리는 안전하고도 효과적인 프로그램을 계획하는 방법에 대해 배울 것이다. 더 나아가, 일반적으로 부상을 덜 당하기 위해 적당한 운동 형태와 양이 책에서 추천 될 것이다.

의사를 만나야만 할까?

걷는 것과 같이, 건강을 위해 점진적인 운동을 할 계획을 세웠다면 꼭 의사를 만나보아야 할 필요는 없다. Action Box 1.3의 PAR-Q (Physical Activity

Action Box 1.3 PAR-Q(신체활동 준비도 질문지)

[신체활동 준비도 질문지],
2002년 개정판

PAR-Q & YOU

정기적인 운동은 재미있고 건강에 이로우며 더 많은 사람들이 매일매일 운동을 할 수 있게 해 준다. 더 활동적이어 진다는 것은 매우 안전하다. 그러나 소수의 사람들은 운동을 시작하기 전 의사를 만나 몇 가지를 점검해 보아야 한다.

만약 당신이 지금보다 더 운동을 하고 싶다면 아래 박스에 있는 7가지 질문에 답을 하여라. 15세에서 69세 사이의 연령층이라면 PAR-Q는 의사를 만나 상담을 해야 할지에 대해 알려줄 것이다. 만약 69세 이상이고 그다지 운동을 즐기지 않는다면, 의사와 함께 점검해 보도록 해라.

이 질문에 답을 할 때에는 상식적으로만 대답하면 된다. 질문을 주의 깊게 읽고 솔직히 답하는 것이 좋다.

예	아니오	
□	□	1. 의사가 당신에게 심장 문제가 있으니 추천받은 운동만 하는 것이 좋겠다는 말을 한 적이 있습니까?
□	□	2. 운동을 할 때, 가슴에 통증을 느낍니까?
□	□	3. 지난 몇 달 간, 아무것도 하지 않았는데 가슴에 통증을 느낀 적이 있습니까?
□	□	4. 어지럼증 때문에 휘청거리거나 더 나아가 의식을 잃어 본 적이 있습니까?
□	□	5. 운동을 함으로써 더 나빠질 위험이 있는 뼈나 관절 문제가 있습니까?
□	□	6. 혈압이나 심장문제 때문에 의사에게 약을 처방받은 적이 있습니까?
□	□	7. 운동을 해서는 안 되는 이유가 당신에게 한 가지라도 있습니까?

만약 대답 했다면

1개 혹은 그 이상

운동을 시작하기 전 전화나, 혹은 직접 의사를 찾아가 상담을 하라. 의사와 PAR-Q, 그리고 YES로 응답한 항목에 대해 이야기를 나누는 것이 좋다.

- 천천히, 점차적으로 한다는 가정 하에서라면 원하는 운동을 할 수 있다. 혹은 안전한 운동에 한해 제한적으로 할 수 있다. 하고 싶은 운동에 대해 의사와 이야기해 보고 의사의 조언을 따르는 편이 좋겠다.
- 어떤 프로그램이 안전하고 도움이 될지 찾아보아라.

해당사항이 없음

모든 질문에 아니오로 답했다면 원하는 운동을 할 수 있다.

- 천천히, 그리고 점차적으로 좀 더 활동적인 운동을 시작하라. 이는 가장 안전하고도 쉬운 방법이 된다.
- 당신의 상태를 평가할 수 있는 프로그램에 참여하라. 기초체력을 검사할 수 있는 가장 좋은 방법이기 때문에 활동적으로 살 수 있는 가장 좋은 방법을 계획할 수 있도록 해 준다. 또한 혈압측정을 해 볼 것을 추천한다. 만약 혈압이 144/94를 넘으면 운동을 시작하기 전 의사와 상담하라.

운동량을 늘리기 전 휴식기간

- 감기나 열 같은 일시적인 질병으로 기분이 좋지 않다면 나아질 때까지 기다리거나,
- 임신을 했다면 운동량을 늘리기 전 의사와 상담을 하여라.

꼭 알아두기 : 만약 위의 질문에서 어떤 것이라도 '예'에 체크를 했었지만 건강 상태가 바뀌었다면 전문가와 상담하라. 운동 계획을 바꾸어야 할지 말아야 할지에 대해 묻는 것이 좋다.

PAR-Q에 대한 정보 : The Canadian Society for Exercise Physiology, Health Canada와 그 요원들은 운동을 하려는 사람들에 대한 책임이 없으며 질문지에 대한 사항에 의문이 있다면 의사와 상담하는 것이 운동보다 우선이 되어야 한다.

전체 양식을 쓰고 싶을 경우에는 복사를 할 수 있지만 변형은 할 수 없다.

주의 : 운동을 하거나 기초체력 검사 프로그램에 참여하기 전 PAR-Q를 접했다면, 이 항목은 법적, 행정상의 목적으로 사용될 것이다.

"나는 이 질문지를 읽고 이해한 후 작성하였다. 내가 작성한 질문들에 완벽히 만족하는 바이다."

이름 ______________________

서명 ______________________ 날짜 ______________________

부모님 서명 ______________________ 증인 ______________________

주의 : 작성된 날로부터 최대 12달 이후에 이 문서는 폐기할 수 있고 7개 문항 중 '예'라고 대답한 항목이 변했을 경우에만 유효하다.

Readiness Questionaire)를 작성하기 위해 시간을 내 보도록 하자. 캐나다 연구팀에 의해 개발된 PAR-Q는 활동량을 늘이기 전에 의학적 검사를 거치는 것이 이로울지 아닐지 결정을 내릴 수 있도록 도와준다. 이는 휘트니스 전문가들과 센터들이 고객들에게 사용하는 가장 유명한 수단들 중 하나이다.

만약 모든 항목에 '아니오' 라고 대답했다면 천천히, 점진적으로 운동량을 늘려갈 수 있다. 미래 어느 기간에라도 당신의 대답이 '예' 로 바뀐다면 운동 계획에 대하여 의사와의 상담이 필요하다.

한 가지 이상의 질문에 '예' 라고 대답했다면 운동을 시작하기 전 단계에서 꼭 의사와 상담을 해야 한다.

당신은 아마도 활발하게 산책하는 것과 비슷한 정도의 노력을 요하는 평범한 운동에 관심이 많을 것이다. 만약 이미 충분히 활동적이라면 좀 더 격한 운동을 원할지도 모른다. 그런 운동은 숨을 가쁘게 하고 땀을 흘리게 한다. 조깅은 그런 격한 운동의 한 예가 된다. 그런 수준으로 운동을 하고 싶다면 아래의 사항을 점검한 후 의사를 만나라.

- 45세이상의 남성, 혹은 55세 이상의 여성인가?
- 2가지 이상의 위험요소 : 심장병에 가족력이 있거나, 흡연자이거나, 혈압이 높거나, 콜레스테롤 수치가 높거나, 혈당이 높거나 30파운드, 즉 16.5 킬로그램 이상 과체중이거나 전혀 운동을 하지 않거나.
- 심장, 혹은 혈관 질환이 있거나 당뇨, 폐 질환, 천식, 갑상선, 신장 질환이 있는가?(Blair 2001)

의사를 위한 질문들

시작 전 승인을 받는 것이 의사를 만나야 하는 이유이다. 나이가 들수록 좀 더 활동적이어야 한다는 것에 대해 이야기를 나누어 보는 것이 두 번째 이유이다. 정기 건강 검진의 한 부분으로, 운동에 대해 상담하러 의사를 방문해보도록 해라. 운동에 대한 조언을 듣고자 의사에게 이 책을 보여주고 싶어 할 지도 모른다. Action Box 1.4는 의사를 방문할 때 할 수 있는 질문들이다. 그 리스트에 스스로 하고 싶은 질문과 문제점들을 포함시켜 다음 방문 때 들고 가는 것이 좋겠다. 방문을 위해서는 준비가 되어 있어야 한다. 의사처방 없이 팔리는 약과 보충제들을 포함한, 당신이 먹는 약을 들고 가도록 해라.

50세 이상을 위한 의학적인 정보가 3장에 더 나와 있다. 특별한 필요성을 위해 어떻게 운동 프로그램을 받아들일 수 있을지에 대해 배울 수 있게 될 것이다.

Action Box 1.4 운동을 위해 의사에게 하고 싶은 질문

의사와 운동에 대해 이야기를 나누기 위해 이 질문 리스트를 사용해라. 빈 공간에는 당신에게 중요한 질문을 적는다. 의사와 이야기 할 때는 필기를 하는 것이 좋다.

질문	답변, 필기
운동량을 늘리는 것이 안전할까?	
내가 피해야 할 운동이 있을까?	
내가 너무 많이 하는지, 적게 하고 있는지 어떻게 알 수 있을까?	
운동 도중 어떤 증상들이 문제가 있음을 말해줄까?	
운동량을 늘리기 전 테스트가 필요할까?	
운동량을 늘리기 위해 먹고 있는 약을 바꿀 필요가 있을까?	

운동에 대한 당신의 생각과 느낌

운동습관을 바꾸기 위한 준비 단계를 확실히 하는 것이 지금까지의 내용이었다. 50세 이상의 사람들에게 중요한 운동의 특정한 이점에 대해 배웠을 것이다. 그리고 또한 운동으로 인한 이점이 위험성보다 더 가치가 있다는 것에 대해서도 알게 되었다. 지금 운동 수준을 높이는 것에 대해 심각하게 고민을 하고 있는가? 운동 습관을 바꿀 생각을 했을 때 기분이 어떠한가?

변화를 환영하는 사람은 드물 것이다. 대부분의 사람들은 변화와 유지의 사이에서 고민하는 경향을 보인다. 더 활동적으로 바뀌는 것은 당신이 목표에 도달할 수 있도록 해 준다. 보이지 않는 힘이 당신으로 하여금 운동을 하지 않게 할 것이다.

더 활동적으로 되는 목표에 도달하게 하는 긍정적인 힘과 그 목표로부터 멀어지게 하는 부정적인 힘을 평가하는데 Action Box 1.5를 활용하라. 책 뒷부분에서 우

Action Box 1.5 긍정적인 압력과 부정적인 압력 평가하기

당신이 지금 겪고 있는 압력을 표시하시오. 당신은 어떤 다른 것들을 이 표에 더하겠는가?

비활동적인 사람으로 남는 것의 이점: 만약 내가 비활동적인 상태를 유지한다면…	활동적인 사람이 되는 것의 단점: 내가 활동적이게 된다면…
나는 어떤 취미도 바꿀 필요가 없을 것이다. ___ 비활동적인 내 친구들은 비활동적인것이 두렵다고 느끼지 않을 것이다. ___ 나는 노력할 필요가 없을 것이다. ___ 나는 실패라는 위험 부담을 가지지 않을 것이다.	___ 나는 부상을 입을 수 있다. ___ 나는 TV 시청을 하지 못할 것이다 ___ 나는 땀을 흘릴 것이다. 하지만 나는 땀 흘리는 것을 싫어한다. ___ 나는 나의 친구나 가족과 보내는 시간이 줄어들 것이다.

비활동적인 사람으로 남는 것의 단점: 만약 내가 비활동적인 상태를 유지한다면…	활동적인 사람이 되는 것의 장점: 내가 활동적이게 된다면…
___ 내 건강이 점점 악화 될지도 모른다. ___ 나의 지구력은 점점 감소할 것이다. ___ 내 몸이 기능할 수 있는 능력이 점점 줄어들지도 모른다. ___ 나는 독립적인 삶을 살 수 없을지도 모른다.	___ 나는 새로운 친구들을 사귈 수 있다. ___ 나는 더욱 자신감을 가질 것이다. ___ 나는 더 좋아 보일 것이다. ___ 나는 더 많은 에너지와 강한 체력을 얻게 되어 내가 즐기는 것들을 할 수 있을 것이다.

리는 당신이 활동적인 사람이 되도록 돕는 긍정적인 힘을 향상시키고 당신을 방해하는 부정적인 힘은 줄이기 위해 이 정보를 활용할 것이다.

요 약

당신은 변화에 대한 준비 정도에 관한 질문을 완성하는 것으로 이 장을 시작하였다. 우리는 뒷장에서 이 질문을 반복하도록 하여 당신이 얼마나 발전하고 있는지 확인하게 할 것이다. 또한 우리는 50세 이상의 사람들에게 신체활동과 신체 건강이 주는 혜택을 강조했다. 신체활동의 규칙적인 참여가 당신과 당신의 건강을 위해 당신이 할 수 있는 최선의 것들 중 하나라는 점을 인식할 준비가 되었는가? 활동적인 상태와 건강을 유지하는 것은 수명을 연장해주고 50세 이상의 사람들에게 일반적으로 나타나는 많은 질병이 발생하는 것을 예방해 준다. 이것은 또한 삶의 질을 향상해주고, 신체 기능을 유지해주며 오랜 기간 동안 독립적인 삶을 살 수 있게 해 준다. 우리들 대부분에게 이 마지막 혜택은 다른 것들보다 가장 큰 의미를 가지고 있다.

우리는 이 장을 통해 당신이 더욱 활동적인 사람이 되기 위한 가장 중요한 첫걸음을 내딛는데 도움이 되었으면 한다. 축하한다! 당신은 지금 활동적으로 되는 길로 가고 있다!

이 장의 체크리스트

다음은 당신이 이 장에서 배운 것들을 당신의 일상에 적용할 수 있는 방법들이다. 며칠 또는 몇 주 동안 시간을 가지면서 다음과 같이 추천하는 것들을 행동으로 옮겨보자.

- □ 당신이 지금 어디 쯤 와있는지 고려해보자--당신의 신체활동 습관을 바꾸기 위한 당신의 준비 단계. 준비도 질문을 완성하라.
- □ 당신에게 중요한 신체활동이 가져다주는 혜택을 생각해 보자.
- □ PAR-Q를 완성해보자. 필요하다면 병원에 예약하여 의사와 상담해 보라.

□ 변화에 대해 당신이 어떻게 생각하는지 고려해 보자. 당신은 보통 변화에 대해 저항하는가? 아니면 변화를 받아들이는가? 활동적이기 위한 당신의 노력에 영향을 주는 긍정적인 힘과 부정적인 힘은 무엇인가? 당신이 아직 신체활동을 시작할 준비가 되어 있지 않다고 느낀다면, 더욱 활동적으로 되는 것에 대해 생각을 해보는 데 초점을 맞춰보자. 신체활동에 대해 심각하게 고려해 보는 것은 시작하는데 첫 발을 내딛는 것이다.

Chapter 2

당신이 생각하는 문제는 무엇인가

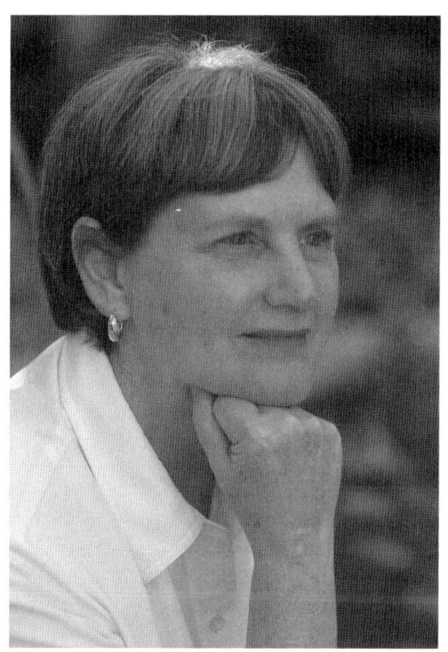

이 장에서는

- □ 생활을 바꾸기 위한 방법 돌아보기
- □ 무엇이 효과 있을 것이라고 생각하고 있는지 배워보기
- □ 운동을 하지 않는 변명을 극복하고 인지하기
- □ 운동에 대한 장단점 생각하기

거의 모든 사람들이 운동이 좋다는 사실을 알고 있다. 하지만 몇몇 사람들은 극적인 상황이 닥쳐서야 운동을 하려고 한다. 게리, 캐시, 마리의 예를 살펴보자.

개인 프로필

게리, 50세

20년 이상을 회사에서 근무한 후 게리는 개인 사업을 경영하고 싶어 했다. 그의 사업은 외부의 자금을 필요로 했고 한 은행이 그의 계획에 관심을 보여 사업에 돈을 대주기로 했지만 자금에 대한 보증의 일부로 생명 보험을 요구했다. 게리가 생명보험 신체검사를 받으러 갔을 때 그는 자신의 혈압이 높은 편이며 과체중이라는 사실에 놀랐다. 의사는 위험요소를 줄이고 새 사업의 스트레스를 줄이기 위한 방법으로 운동을 추천했다.

캐시, 56세

15년 이상 혼자 살아온 캐시는 드디어 이상형의 남자를 만났다. 그들은 다음 여름에 작은 결혼식을 열기로 했다. 그녀의 약혼자는 활동적인 사람이다. 그는 골프, 낚시, 항해, 하이킹, 산악자전거와 여행을 즐기는 사람이다. 그는 활동성과 모험, 그리고 로맨스 모두를 포함한 허니문을 계획 중이다. 6개월 동안 그녀는 힘과 스태미너를 높이고 더 매력적으로 보이기 위해 살도 빼고 싶어 하며 몸을 단련하고 싶어 한다.

마리, 68세

마리보다 3살 어린 여동생 자넷은 갑작스런 뇌졸중으로 부분적인 마비를 일으켰고 몇 달간 운동 치료를 받아야 했다. 마리는 몇 년간 높은 혈압을 무시해 왔다. 그녀는 자넷이 뇌졸중에 걸렸있으니 나도 그럴 수 있고, 결국 우리는 같은 병에 걸리게 될 것이며 너무 늦었다는 생각이 들기 전 무언가 대책을 세워야겠다고 생각했다.

과거가 도움이 될 수 있게 하자

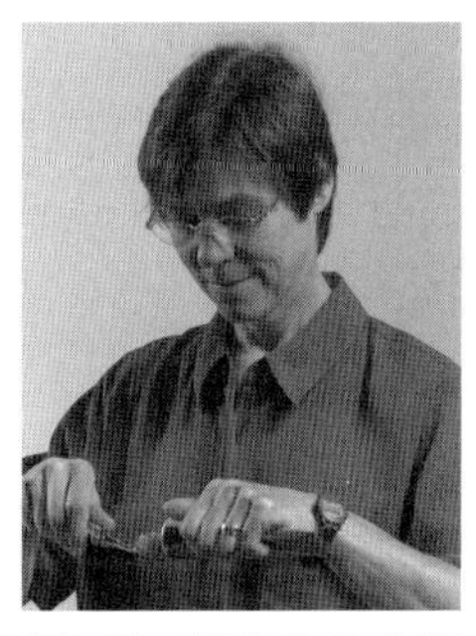

운동을 하는 것은 칫솔질이나 치실질 같은 평범한 일상생활이 되어야 한다.

과거의 어떤 시점에서 삶의 방식을 바꿀 기회가 있었는지도 모른다. 몇몇 시도는 성공적이었겠지만 반면 그렇지 않았던 적도 있었을 것이다. 아마도 매일매일 치아 건강을 위해 치실질을 했을지도 모른다. 흡연에 대한 건강 부담이 무시하기에는 너무 크다는 이유로 몇 년 전 금연을 했을지도 모른다. 매년 독감 예방주사를 맞거나 포화

지방이나 콜레스테롤, 나트륨 섭취를 줄이기 위해 식자재를 구입할 때면 성분표를 읽어 보기도 했을 것이다. 어떤 경우에라도 당신은 현재 삶의 방식과 함께 할 수 있는 긍정적인 방식을 찾아냈을 것이다. 간단한 것이라 할지라도 긍정적인 변화를 만들어 냈다는 것은 운동량을 높이는 것과 같은 다른 변화도 만들어 낼 수 있겠다는 자신감을 심어준다.

과거의 성공

삶의 방식을 바꾼 당신의 행동들에 대해 생각해 보도록 하자. Action Box 2.1

Action Box 2.1 변화를 위해 했던 과거의 행동들

	예시	과거의 성공	과거의 성공
무엇을 바꾸었는가?	금연을 결정했다.		
왜 바꾸고 싶어 했는가?	심장마비에 대한 걱정도 있었고 또 아이들에게 모범이 되고 싶었다.		
어떻게 바꾸었는가? 무엇이 그렇게 되도록 도왔는가?	금연 교실에서 사람들과 니코틴 대체 치료를 받았고 담배 피우는 사람들과 어울리지 않았다.		
성공하기 전 몇 차례나 시도해 보았는가?	과거 10년 동안 네다섯 번, 나쁜 습관을 고쳐 보려 노력했다.		
성공적이지 않았던 시도에서 무엇을 배웠는가?	니코틴 중독이 내 생각보다 심하다는 사실을 알았다.		
무엇이 그 습관을 계속 유지하도록 했는가?	건강과 내 자신이 더 나아짐을 느낀다. 호흡이 더 쉬워졌으며 예전처럼 기침이 잦지 않다. 담배를 끊으면 뭐든 할 수 있을 거라고 생각한다.		

을 작성해 보라. 과거에 효과가 있었던 것은 미래에도 효과를 발휘할 가능성이 높다.

성공적이지 못했던 시도

삶의 방식을 바꾸기에 성공적이었던 경험들을 짚어낼 수 있는 것과 같이 또한 그렇지 못했던 시도들에 대해서도 알아볼 수 있다. 시도해 보고 실패해 보는 것은 변화를 이루어내기에 좋은 방법이다. 효과가 없었던 방법을 시도한 적이 있다면 그 경험에서 배울 것도 있으며 새로운 계획을 짤 수도 있고 다시 시도해 볼 수도 있다.

Action Box 2.2 성공적이지 못했던 시도 분석하기

	예시	성공적이지 못했던 시도	성공적이지 못했던 시도
무엇을 바꾸고 싶었는가?	근육의 힘을 키우고 싶었다		
왜?	더 건강해보이고 싶었다.		
바꾸지 못한 이유는?	헬스클럽에 가는 게 싫었다. 보디빌더에게 좀 겁을 먹었다.		
직면했던 문제들	내가 기대했던 것 보다 더 열심히 해야 했고 집중해야 했다.		
어떤 방법을 썼었는가?	시작할 때 개인 트레이너를 고용했었지만 세션이 끝나자 스스로 하지 않았다.		
단기간에는 성공했는가?	처음 3주 동안은 좋았다		
무엇이 그만두게 했나?	즐길 수 없었고 뚜렷한 결과를 보지 못했다		
미래에는 뭘 할 수 있을까?	집에서 혼자 할 수 있는 프로그램을 찾아봐야 할 것 같다		

같은 방법을 반복하기 보다는 조금 다른 것을 시도해 보는 것이 중요하다. 성공적이지 못했던 시도는 기회를 배우고 있다. Action Box 2.2를 작성하면서 성공적이지 못했던 방법들을 둘러보도록 하자.

무엇이 효과가 있었고 무엇이 없었는지를 분석함으로써 운동량을 늘리기 위한 중요한 발걸음을 내딛은 것이다. 예를 들어 그룹으로 이루어지는 금연치료 방법은 성공적으로 담배를 끊고 싶은 사람에게 도움이 될 것이다. 지속적인 도움의 부족이 웨이트 트레이닝을 계속하는 데에 효과가 없다는 것도 놀랄 일은 아니다. 이런 사람에게 같이할 친구가 있으면 결과를 볼 만큼 충분히 긴 기간 동안 도움이 될 것이다. 다음 장에서 다른 이들의 도움을 얻을 수 있는 전략에 대해 알아보게 될 것이다.

생각을 바꾸기

대부분의 사람들은 특정 사건이나 상황이 그들의 기분이나 행동에 대한 이유가 된다고 믿는다. 예 #1를 살펴보자. 산책 파트너가 겨울에 직장을 옮겼다(포인트A). 파트너가 시간이 충분하지 않았던 것이 이유였고, 당신은 산책 일정을 포기해야 한다(포인트C).

예 #1

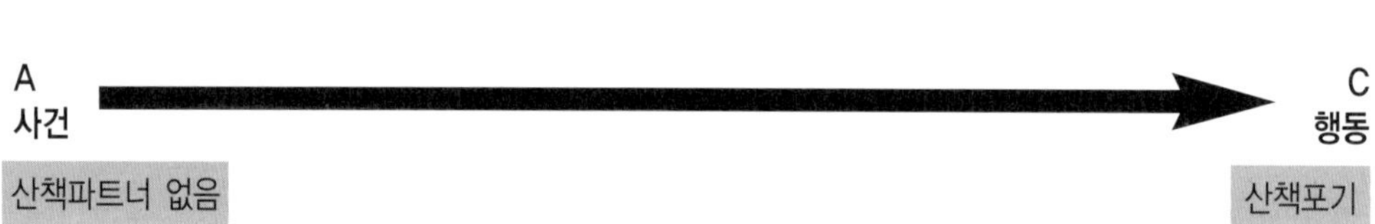

그러나 포인트A와 C사이, 당신이 생각하고 있는 포인트B에서 어떤 사건이 일어난다. 그 생각은 내면 대화라고 불리기도 한다. 포인트B에서 생각한 것은 이성적일 수도 있고 그렇지 않을 수도 있다. 대부분은 그 시점에서 이성적인 판단을 내리지 못한다. 이런 평범한 비이성적 판단은 Action Box 2.3에 나타나 있다. 당신이 생각했었던 것들이 그 곳에 서술되어 있는가?

예 #2를 살펴보자. 산책 파트너가 몇 달 간 그 지역을 떠나 있기 때문에 아마 당신은 혼자 걷는 것이 안전하지 못하다고 여길지도 모른다(포인트B). 의욕이 없어지고 자동적으로 산책 일정을 포기하게 된다(포인트C).

예 #2

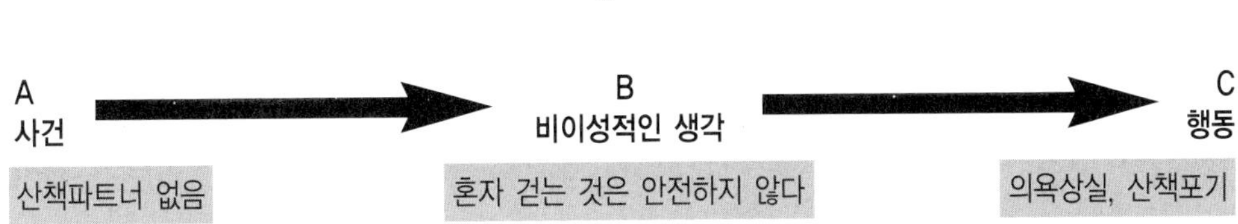

비이성적인 생각은 비논리적이며 자기 파괴적이고, 당신으로 하여금 목표를 성취하지 못하게 한다. 대조적으로 이성적인 생각은 책임감이 있으며 현실적이다. 이성적인 생각은 부정적인 생각을 자동으로 거부하거나 단순히 긍정적인 생각을 대신하게 된다. 사실 부정적인 생각은 정확할지도 모르고 긍정적인 생각은 그렇지 않을지도 모른다. 이성적으로 생각한다는 것은 생각이 이성적이라면 행동도 그에 따라서 이성적일지도 모른다는 것을 의미한다. 만약 생각이 비이성적이라면 이성적인 기분과 행동이 따라오도록 이성적인 생각으로 그 생각을 바꿀 수도 있다.

기존의 생각을 바꿀 수 있다. 생각을 바꾸는 것은 당신이 스스로의 충고를 받아들일 것이라는 이유 때문에 중요하다. 당신은 스스로의 카운슬러나 트레이너가 될 수 있다.

예 #3을 보자. 포인트B 시점에서 이것이 이 상황에서 적당한 것일까 라고 묻고 있다. 비록 어둡거나 특정 장소에서 혼자 걷는 것이 안전하지 않을 수도 있다는 것은 사실이지만 파트너가 없다고 해서 운동을 하지 못한다고 생각하는 일은 사실이 아니다.

예 #3

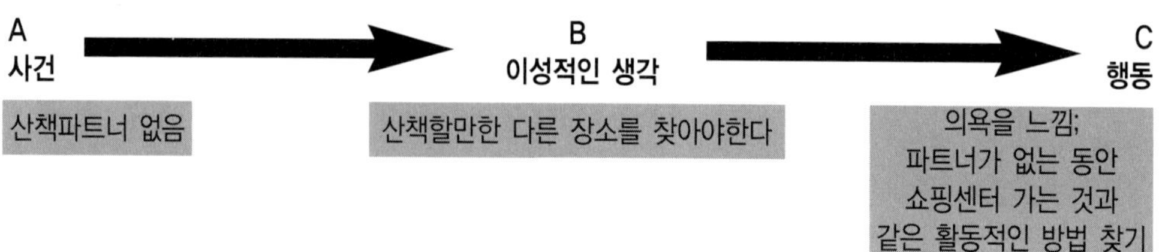

포인트B에서의 비이성적인 생각 대신에, 당신은 당신 자신에게 "나는 산책할 만한 다른 장소나 시간을 찾아야 할지 몰라," 또는 "다른 사람에게 함께 산책하자고 물어봐야겠어"라고 말할 수 있다. 포인트B에서 당신의 생각을 바꾸는 것은 포인트C에서 당신이 느끼는 감정과 행동에 변화를 가져온다.

Action Box 2.3 일반적으로 나타나는 비이성적인 생각들

모든 사람들은 때로 비이성적으로 생각한다. 여기에 당신의 생각의 밑바탕이 되고 있을지도 모르는 일반적인 비이성적 생각들이 있다. 각각의 것들은 가장 극단적인 경우를 언급한 것이지만, 당신은 어떻게 이런 생각들이 활동적이게 되는 당신의 능력에 영향을 끼치는지 알게 될 것이다. 처음 4개의 생각들이 가장 중요하면서 가장 일반적인 것들이다(Ellis 1973).

찬성--당신은 당신에게 중요한 모든 사람들로부터 항상 인정을 받아야만 한다고 느낀다. 예를 들어, 당신의 친구들 중 비활동적인 몇몇이 당신의 활동적인 생활방식을 인정하지 않고 칭찬하지 않는다고 걱정할 것인가?

완벽주의--당신은 자신이 완벽하게 능력이 있다는 것을 증명해야 한다. 당신은 어떤 것을 시작하기 전에 당신이 정말로 능력이나 재능을 가지고 있어야만 한다. 예를 들어, 다른 사람들 보다 잘하지 못한다는 이유로 골프나 테니스 치는 것을 거부하겠는가?

요구하기--사람들이나 어떤 것들이 당신 마음대로 되지 않을 때 당신은 삶이 끔찍하고 지긋지긋하다고 생각한다. 예를 들어, 처음 운동을 시작해서 조금 당기거나 아프다고 해서 그것을 포기할 것인가?

무책임--많은 어려움들에 대해 책임을 지는 것 보다는 회피하는 것이 더 쉽다고 생각한다. 예를 들어, 당신이 활동적이지 않는 이유에 대해 변명을 늘어놓는가?

무력감--당신은 아무것도 하지 않음으로써 행복을 느끼면서 수동적으로 "스스로 즐긴다". 예를 들어, 당신은 신체활동의 이득을 얻는 것 보다 비활동적인 상태를 유지하고자 하는가?

이것들 중 어떤 것이 당신에게 적용되는가? 과거에 어떻게 생각이나 감정이 당신의 신체활동에 영향을 끼쳐왔는지에 대해 써보라.

____

____

____

____

멈춰라 그리고 생각하라

신체활동에 대한 말도 안 되는 믿음이 때때로 당신의 머릿속에 떠오를 것이다. 하지만 당신은 당신의 생각을 바꾸는 방법을 배울 수 있다 (Ellis 1974). 당신이 행동하기 전에 잠시 멈춰서 당신의 생각들을 분석하라. 필요하다면 더 현명하고 정확한 생각으로 대체하라. 당신은 자동적인 사고 과정을 멈출 수 있고 감정이나 행동을 바꿀 수 있다. 다음 Action Box 2.4를 완성하면서 당신의 생각을 분석하고 바꾸도록 연습하라. 당신은 과거에 이런 생각들을 벌써 했을지도 모른다. 다음 주에 당신의 사고가 당신의 행동에 어떻게 영향을 끼치는지 인식해 보도록 하자.

Action Box 2.4 불합리한 생각들을 합리적으로 대체하라

각각의 불합리한 생각들을 분석하라. 당신 자신에게 "이것이 정확하고 타당한가?"라고 스스로 물어라. 이런 생각들을 더욱 합리적인 믿음으로 바꿔라.

예:

불합리한 생각: 운동은 체격이 좋은 운동선수 같은 사람들을 위한 것이다. 하지만 나는 그렇지 않다.	
당신 자신에게 "이 생각이 정확하고 타당한가?"라고 물어라.	아니다. 나는 나처럼 체격이 운동선수 같이 좋지는 않지만 신체적으로 활동적인 사람들을 안다. 그들은 걷기와 같은 비경쟁적인 운동에 참여하고 있고, 그것을 즐기고 있는 것 같다.
이 생각을 더욱 합리적인 믿음으로 바꿔라.	나는 체격이 좋은 운동선수 같은 사람은 아닐지도 모른다. 하지만 신체활동에 참가할 수 있고, 즐길 수 있으며 건강을 통해 얻을 수 있다.

정확하지 않고, 비합리적이며 부정적인 생각들	정확하고 합리적이며 긍정적인 생각들
나는 한번도 활동적이었던 적이 없다. 이 생각이 정확하고 타당한 것일까? 설명하시오.	
오른쪽에 이런 생각을 대체할 수 있는 정확한 생각을 쓰시오.	
비활동적인 나의 친구들은 나의 신체활동을 찬성하지 않을 것이다. 이 생각이 정확하고 타당한 것일까? 설명하시오.	
오른쪽에 이런 생각을 대체할 수 있는 정확한 생각을 쓰시오.	

변명들을 인식하고 그것에 도전하라.

변명은 심지어 생각해 보지도 않고 당신이 믿고 받아들일 수 있는 불합리한 생각의 종류 중 하나이다. 변명은 당신이 대안들을 보지 못하게 할 수 있고, 문제 해결을 막는다. 여기 우리가 50세 이상의 사람들로부터 들은 활동적인 사람이 되지 않는 가장 일반적인 두 가지 변명이 있다. 뒤이어 건설적인 답변이 따라온다. 이 변명들 중 어떤 것이 당신이 말할지도 모르는 것처럼 들리는가?

변명: "나는 활동적이기에는 너무 늙었어."

건설적인 답변: 당신은 절대로 늙지 않았다. 90세나 100세의 사람들도 근력과 aerobic fitness를 증진시킬 수 있고, 따라서 매일 일을 수행할 수 있는 능력을 향상시킬 수 있다.

변명: "나는 운동은 지루하다고 생각한다. 내가 운동을 즐길 것이라 생각하지 않는다."

건설적인 답변: 과거에 어떤 종류의 신체활동이나 운동을 시도해 보았는가? 짜여진 운동을 하지 않고도 많은 방법을 통해 신체적으로 활동적인 사람이 될 수 있다. 당신이 운동을 즐기기 위해서는 파트너와 함께 하거나 혹은 그룹의 일원이 되는 것이 핵심이다. 신체운동을 즐겁게 할 수 있는 방법들이 나와 있는 8장을 보라.

다른 사람들의 변명들은 당신의 변명보다 더 쉽게 확인할 수 있을 것이다. 당신의

Action Box 2.5 변명이 무엇인가?

Part 1. 건설적인 답변들

당신 혹은 다른 누군가가 활동적인 사람이 되는 것을 피하기 위해 할지도 모르는 각각의 "다만 무엇이라면"의 말에 새롭고 건설적인 대답을 작성하시오. 당신만의 "다만 무엇이라면" 말을 더하고, 당신의 답변을 재구성하시오.

변명	건설적인 답변
예: "다만 내가 하루의 마지막에 피곤하지만 않더라면 나는 운동할 기분이 들텐데."	"규칙적인 신체활동은 스트레스를 풀어주고 하루의 마지막에 당신이 더욱 활기차게 해준다."
"다만 내가 내 손주들을 돌보지만 않더라면 나는 더욱 활동적일 수 있을텐데."	
"다만 내가 헬스클럽을 다닐 여유만 있더라면 나는 더 활동적일 수 있을텐데."	
"내가 관절염만 없더라면.."	
"다만 내가…"	

Part 2. "네, 하지만" 변명

다음은 당신의 신체활동량을 늘리는데 나타나는 일반적인 문제들에 대한 가능성 있는 해결방법들이다. 일부러 반대 입장을 취하라. 당신이 전에 해본 적이 있거나 다른 사람이 하는 것을 들은 적이 있는 "네, 하지만" 변명을 쓰시오. 이 활동은 당신의 "네, 하지만" 변명을 더욱 인지할 수 있도록 도와줄 것이다.

해결방법	변명
예: 만약 당신이 아침에 먼저 산책을 한다면 어떤 것도 당신이 활기찬 하루를 보내지 못하도록 할 수 없다.	"네, 하지만 나는 아침에 내 남편의 아침식사를 준비해야만 한다. 그래서 산책할 시간이 없다."
당신의 신체활동을 향상시키는 가장 쉬운 방법은 당신의 집으로부터 먼 곳에 차를 주차하여 집까지 몇 미터 걷는 것이다.	"네, 하지만"
당신이 집에서 비디오를 보면서 운동을 한다면 휘트니스 센터를 이용하는데 돈을 지불하지 않고 오히려 돈을 절약할 수 있다.	"네, 하지만"
당신이 점심식사를 하러 가기 위해 걷는다면 여분의 15분 가량의 신체활동을 할 수 있다.	"네, 하지만"

변명을 인식하는 것을 배우는 한 가지 방법은 "다만 무엇이라면"이라는 말과 "그래요, 하지만…" 이라는 대답을 듣는 것이다. 다음 Action Box 2.5를 완성하시오. 얼마나 자주 당신이 이런 종류의 말을 듣고 있는지 놀랄 것이다.

준비되었는가?

1장에서 당신은 신체활동을 할 준비 단계를 결정하는 질문지를 완성하였다. 당신이 평생 운동으로의 여정에 어디쯤 와 있는지 알 수 있는 또 다른 방법은 지금 당신에게 중요한 신체활동을 늘리는 것에 대한 장단점을 고려하는 것이다. 당신은 긍정적인 자세를 유지하도록 도와주고 열심히 하도록 이끌어 주는 가장 중요한 장점들을 이용할 수 있다.

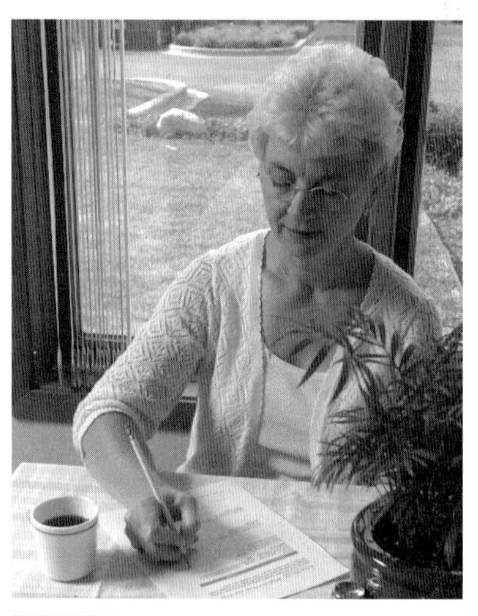

신체활동의 장단점에 대해 생각해 볼 시간을 갖도록 한다. 장점이 많아지면, 신체적 활동을 유지하고 있다는 말이 된다.

당신의 장점과 단점을 판단하라

Action Box 2.6을 완성하여 당신의 장점(이익 또는 혜택)과 단점(불이익 또는 장벽)을 판단하시오. 당신이 활동적으로 되기 위해 생각하기 시작했다면 당신의 단점 점수는 장점 점수보다 높을 것이다. 당신은 아마 여전히 신체적으로 활동적인 것보다 비활동적으로 유지하는 이유를 더 많이 발견할 것이다. 당신이 가끔 활동적이지만 대부분 그렇지 않다면, 당신의 장점과 단점 점수는 아마도 거의 같을 것이다. 당신의 장점 점수가 단점 점수보다 더 많을 때 당신은 규칙적으로 활동적일 준비가 된 것이다. 당신이 꽤 오랫동안 규칙적으로 활동적이었다면 당신의 장점 리스트는 길고, 또 그 리스트는 계속 길어질 것이다. 당신의 단점 리스트는 거의 사라졌을지도 모른다. 더 오랫동안 활동적일수록 당신은 신체활동에 대해 더 많은 장점과 더 적은 단점을 알 수 있게 될 것이다.

Action Box 2.6 당신의 장점과 단점을 판단하기

지금 당신에게 중요한 장점과 단점을 표시하라. 매우 중요한 것들에는 빈칸에 표시를 두 개 하라. 각 줄에 전체 표시의 개수를 세어라. 당신의 장점이 단점을 능가하는가?

신체활동의 이점 또는 장점

___ 나는 신체적인 활동을 즐긴다.
___ 나는 활동적일 때 기분이 더 좋다.
___ 활동적인 것은 내가 젊어진 것처럼 느끼게 해 준다
___ 신체활동은 심장마비, 뇌졸중, 그리고 암 등에 걸릴 위험을 줄여준다.
___ 신체활동은 나의 혈압, 콜레스테롤, 트리글리세리드를 조절할 수 있도록 돕는다.
___ 활동적인 것은 제2형 당뇨병을 예방하도록 돕는다.
___ 활동적인 것은 수명을 연장시킨다.
___ 활동적인 상태를 유지하는 것은 내가 오랫동안 독립적으로 살 수 있도록 도와준다.
___ 나는 내가 활동적일 때 잠을 더 잘 잘 수 있다.
___ 나는 내가 건강하다면 넘어질 위험이 적을 것이다.
___ 나는 몸에 군살이 없어 보이고 건강해 보이는 것이 좋다.
___ 나는 매사에 더욱 자신감이 넘치고, 내 삶을 스스로 관리할 수 있다고 느낀다.
___ 신체활동은 나의 체중을 관리하도록 돕는다.
___ 나는 전보다 적은 양의 약을 복용할 수 있다.
___ 내가 활동적이라면 내 뼈는 더욱 튼튼해질 것이다.
___ 나는 일상적인 일을 할 수 있고 내 자신을 스스로 돌볼 수 있을 것이다.

당신의 개인적인 장점을 여기에 더하시오.

전체 장점의 수 ___

다음 주에 적어도 하나 이상의 장점을 더하도록 노력하시오.

신체활동의 불이익 또는 장점

___ 나는 활동적이기에는 너무 피곤하다.
___ 나는 활동적이기에는 너무 늙었다.
___ 나는 멍청해 보일 것이다.
___ 내 친구들은 아무도 활동적이지 않다.
___ 나는 다칠지도 모른다.
___ 나는 땀 흘리는 것을 싫어한다.
___ 알러지 때문에 밖에 나갈 수 없다.
___ 나는 신체활동을 좋아하지 않는다.
___ 나는 내가 즐기는 다른 활동들을 할 수 없을지도 모른다.
___ 내가 움직일 때 마다 관절에 통증이 있다.
___ 나는 심장마비에 걸릴지도 모른다.
___ 나는 헬스장에 등록할 돈이 없다.
___ 나는 신체활동을 할 수 있는 안전한 장소가 없다.
___ 나는 그런 기술을 알지 못한다.
___ 나는 무엇을 해야 할지 모른다.
___ 나는 신체활동을 하기 위해 집을 떠나는 것을 원치 않는다.

당신의 개인적인 단점을 여기에 더하시오.

전체 단점의 수 ___

다음 주에 적어도 하나 이상의 단점을 제거하도록 노력하시오.

당신이 이 책을 통해 발전해가면서 당신은 장점을 늘리고, 단점은 줄이는 방법을 알게 될 것이다. 이 활동을 몇 달 동안 반복하는 것은 당신이 얼마나 진보하였는지 평가할 수 있도록 도와줄 것이다.

쉬운 단계부터 시작하라

만약 당신이 이미 활동적이라면, 훌륭하다! 계속해서 잘하라. 이 책에 있는 많은 운동들은 당신의 운동 계획에 추가적인 힘이 필요하거나 장벽에 부딪혔을 때 매우 유용할 것이다.

당신이 아직 신체활동을 하지 않고 있다면, 여기에 당신이 할 수 있는 쉬운 것들이 있다. 이번 주에 이것들 중 하나를 시도해 보는 것을 고려해 보시오.

- 어떤 시간대를 정해서 비활동적인 선택 대신에 다음과 같은 활동적인 선택을 시도해 보시오: 2층을 엘리베이터 타고 올라가는 대신에 계단으로 올라가기, 드라이브 스루를 이용하지 말고 차를 주차시키고 걸어가서 주문하기, 또는 주유 펌프에서 계산하지 말고 사무실 안에 들어가서 계산하기.
- 가까운 주차공간을 찾기 보다는 먼 곳에 주차하여 걸을 수 있을 때를 찾기.
- 2분 거리는 걷기. 이번 주 동안, 일어나서 2분간 걸을 수 있을 시간을 찾아보도록 하라. 그 후에 당신이 어떤 기분이 들었는지 인식하시오: 당신은 더 많은 에너지를 얻었는가?

요 약

이 장은 당신이 당신의 신체활동 습관과 연관된 많은 것을 생각해 보도록 하였다. 과거 당신의 긍정적인 습관에 대해 생각해 봄으로써 시작하시오. 당신이 변화하려고 들였던 성공적인 노력과 실패했던 노력을 통해 당신이 무엇을 배울 수 있는가?

당신은 어떻게 신체활동에 대한 생각이 감정과 행동에 영향을 주는지에 대해 알아보았다. 당신이 신체활동에 대해 부정적이거나 불합리적인 생각을 가지고 있다면 당신은 생각을 바꿀 수 있다. 신체활동에 대한 단점 보다는 더 많은 장점을 보는 것에 초점을 맞추어라.

당신이 활동적이게 되는 방법에 대한 계획을 세울 준비가 되지 않았다면 당신 자신에게 시간을 주어라. 그러나 너무 오래 걸리지는 말라. 변화에 대해 생각하는 단계에서 상대적으로 단기간(30일 이전)의 변화에 대한 그들의 변화 계획을 세우는 단계로 바꾼 사람들은 장기간 활동적일 경우가 매우 높다. 비활동적인 생활을 끊고 나와 규칙적인 활동 계획을 갖도록 하자.

이 장의 체크리스트

다음은 당신이 이 장에서 배운 것들을 당신의 일상에 적용할 수 있는 방법들이다. 다음 며칠, 몇 주 동안 이 활동들 중 가능한 많은 것을 하도록 노력해 보라.

- □ 습관을 바꾸기 위한 당신의 과거의 노력을 분석하라. 성공적인 전략과 그렇지 못한 전략들을 확인하라. 당신은 더욱 활동적이게 되는 계획을 세울 때 이 정보를 활용할 것이다.
- □ 당신 내면의 대화에 귀 기울여라. 당신의 불합리한 생각 및 변명에 도전하고 그것들을 긍정적이고 합리적인 생각으로 바꾸는 방법을 배워라.
- □ 신체적으로 활동적이게 되는 것의 새로운 장점 중 당신에게 중요한 것을 적어도 하나 확인하도록 하라.
- □ 신체적으로 활동적이게 되는 것의 단점을 적어도 하나 제거하도록 하라.
- □ 당신이 현재 활동적이지 않다면, 당신의 삶에 신체적인 활동을 포함시키기 위한 쉬운 단계부터 시작하시오. 당신이 얼마나 더 기분이 좋이지는지 보라.

Chapter 3

나이가 무슨 상관인가?

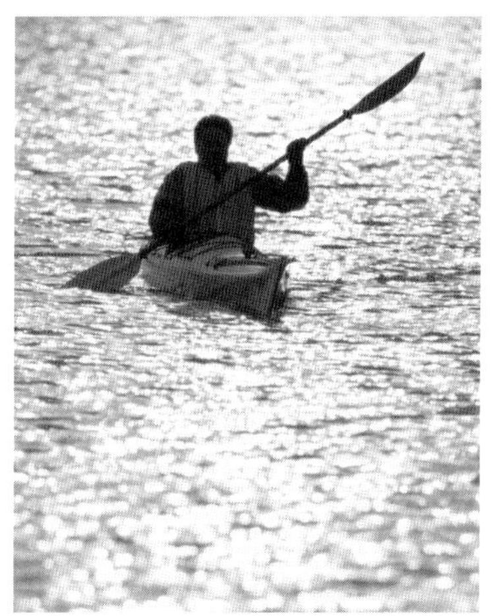

이 장에서는

- 나이를 먹으면서 예상되는 것과 그것이 어떻게 활동적이게 되는 당신의 능력에 영향을 미치는지 알아보자.
- 신체활동이 심장병이나 체중증가와 같은 예상하기 힘든 부분들을 어떻게 예방할 수 있게 도와주는지 알아보자.
- 당신이 특별한 건강문제를 가지고 있다면 활동을 하는 동안 조심해야 할 사항에 대해 알아보자.
- 활동적이도록 스스로에게 동기를 부여 하는데 도움을 주는 확신을 활용하는 방법을 알아보자.
- 신체활동과 관련된 당신의 생각과 행동을 계속 기록하라.

당신의 삶에서 신체적으로 활동적이기에 가장 적합한 때 중 하나가 지금이 될 수도 있다. 당신은 당신이 느끼고 행동하는 만큼만 늙었다. 하지만 계속 젊어 보이고, 또 그렇게 느끼게 하는 것은 신체활동 만한 것이 없다. 게다가, 신체활동은 사람들이 나이를 먹으면서 흔히 겪는 많은 상태들을 지연시키거나 예방하는데 도움을 준다.

당신의 신체는 20대 혹은 30대부터 변해왔다. Action Box 3.1을 보고 당신이 겪고 있는 신체 건강과 관련하여 당신이 나이가 들고 있다는 징후를 확인해 보자. 당신은 나이가 들면 일반적으로 나타나는 변화라고 생각했던 것들이 사실은 일반적이지 않다는 것을 알게 된다면 놀랄 것이다. 나이가 들면서 예상되는 것들을 아는 것은 안전하고 당신이 원하는 결과를 가져다주는 신체활동 프로그램을 계획하는 것을 더욱 쉽게 만든다.

Action Box 3.1 당신은 나이가 든다는 징후를 알고 있는가?

신체 건강과 관련된 나이가 드는 일반적인 징후는 특히 당신이 중년이 될 때 인식하기 쉽다. 다음의 것들이 당신에게 적용되는가? 적용되는 것을 표시하시오.

- ____ 당신의 체력은 전과 같지 않다. 몸에 산소를 공급하는 심장과 폐의 기능이 나이가 들면서 저하된다.
- ____ 당신은 유연성이 떨어진다. 관절은 당신이 20대 시절과 같이 쉽게 움직여지지 않는다. 당신은 매년 봄맞이 대청소나 소프트볼 경기를 할 때 관절이 쑤시고 뻣뻣하다는 것을 느낀다.
- ____ 근육량과 근력이 30대 이후로 줄어들기 시작한다.
- ____ 40대 초반까지 스피드와 민첩성이 사라진다. 몇 년전에 쉽게 했던 동작들이 지금은 어려운것 처럼 느껴진다.
- ____ 더 쉽게 체중이 늘고 불어난 살은 필요한 곳이 아닌 곳에 붙는다. 여성들은 출산 후에 엉덩이나 허벅지에 살이 붙고, 갱년기에는 허리 사이즈가 늘어난다. 남자는 배와 허리쪽에 군살이 붙는다.
- ____ 여성들은 뼈에 칼슘이 줄어들어 더욱 부러지기 쉬워지는 70대에 키가 줄기 시작한다. 골절은 훨씬 더 일반적이다.

좋은 소식: 이런 변화의 어떤 것도 기능이나 독립성을 제한하지 않는다. 그리고 신체적으로 활동적인 생활방식은 이런 변화들을 지연시킬 수 있다.

개인 프로필

어니, 89세

어니는 그의 딸과 딸의 가족들 근처의 노인주택단지에 살고 있다. 그는 그의 아내가 죽고 난 후 약 15년 전에 그곳으로 이사 왔다. 그는 가족들과 가까이 살면서 자식과 손주들이 성인으로 자라는 모습을 보는 것을 즐긴다. 지금 그의 증손주들이 정기적으로 그를 방문한다. 가장 어린 아이는 특히 어니가 키우는 애완용 토끼를 보러 매일 온다. 어니는 물론 나이가 많다. 하지만 그는 아마도 그의 공동체에서 가장 나이가 많은 사람으로 꼽히지는 않을 것이다. 그는 매일 가벼운 산책을 나가고, 때때로 안부 차 이웃의 집을 방문하기도 한다. 그는 그의 공동체에 살고 있는 대부분의 사람들 보다, 그중에는 그보다 약 30살 정도 어린 몇몇 사람들 보다 더욱 잘 움직일 수 있고, 더 적은 건강상의 문제를 가지고 있다. 그의 89번째 생일 파티에서 그는 "다른 것을 고려해 보면 89세가 된 것은 훌륭한 일이다!"라고 말했다. 어니에게는 그의 신체 나이와 실제 나이 사이에는 큰 차이가 있다. 누군가가 그에게 건강하게 장수하는 비결을 물어본다면, 그는 규칙적인 신체활동과 다른 건강한 습관 덕분이라고 말할 것이다.

노화의 원인

노화의 시작적인 징후를 알아채는 것은 쉽지만, 노화의 특정 원인은 거의 알려지지 않고 있다. 노화는 노인학자들(나이 드는 것을 연구하는 과학자들) 사이에서 격렬한 토론의 주제이다. 그러나 전문가들은 노화에는 두 가지 종류가 있다는 것에는 동의한다. 노화는 우리 몸에서 일어나는 예측 가능한 변화, 즉 모든 사람들에게 일어나는 변화의 결과이다. 심장질환, 뇌졸중, 암, 관절염, 그리고 당뇨병과 같은 요인들은 노화의 부분이 아니다. 이런 변화들은 예측하기 힘들고 일부 특정 사람들에게만 영향을 준다.

수 세기 동안 인간은 청춘의 샘을 찾아왔다. 비록 마법의 청춘 묘약이 존재하지는 않지만, 당신은 나이가 들면서 삶의 질을 향상시킬 수 있는 많은 것들을 할 수 있다. 건강한 생활방식은 수명을 연장해주고, 당신이 사는 동안 삶을 즐길 수 있게 해줄 것이다.

최근에 세계적으로 잘 알려진 노인학자(Oshansky, Hayflick, Carnes 2002)들

은 노화방지 의약품의 홍보와 사용이 무익하고, 과학적 가치도 없는 것이라고 비난했다. 대신, 그들은 금연, 신체적으로 활동적임, 그리고 건강한 체중을 유지하는 것 등의 건강한 습관을 갖도록 연습하는 노력을 지지했다. 건강한 생활방식을 가지고 사는 것이 노화 현상을 예방하거나 지연 시킨다는 사실을 증명해왔다. 그러나 어떤 것도 노화 현상을 막을 수는 없다는 점을 기억하라.

시간은 빨리 지나간다. 활동적인 생활방식을 가지고 살면서 건강을 유지하는 방법으로 당신은 노화를 막을 수는 없다. 하지만 당신은 노화로 일어나는 하락의 속도를 줄일 수는 있다. 당신은 또한 당신의 건강을 향상시킬 수 있고, 건강 이상 증세가 생기는 것을 예방할 수 있으며 건강하고 독립적일 수 있는 확률을 높일 수 있다. 당신은 어니처럼 될 수 있다. 노화는 빨리 일어나거나 천천히 일어난다. 이것은 당신에게 달려있다.

노화로 인해 일어나는 변화들

이 책은 신체활동에 초점이 맞춰져 있기 때문에 우리는 신체 건강과 관련 있는 심장, 폐, 혈관, 근육, 뼈, 그리고 관절 등과 같은 신체 부위의 변화에 대해 논해볼 것이다. 노화로 인해 이런 신체 부위에서 일어나는 일반적인 변화들은 문제를 일으키지는 않는다. 그러나 이런 변화들이 비활동이나 질병으로 인해 보통보다 빠르게 일어난다면 우려를 낳을 수 있다. 당신은 규칙적인 신체 운동이 이런 보든 변화들과 연관된 문제들을 지연시키거나 예방할 수 있다는 사실을 알게 된 것에 대해 기쁠 것이다.

신체적인 일을 할 수 있는 능력

세차나 계단 오르기 등과 같은 신체적인 일을 할 수 있는 능력은 다음 3가지에 달려있다: 산소를 들이 마실 수 있는 폐의 능력, 산소가 풍부한 혈액을 내뿜을 수 있는 심장의 능력, 그리고 산소를 활용할 수 있는 근육의 능력이 바로 그것이다. 이런 기능들은 노화로 인해 어느 정도 감소한다. 하지만 활동적인 사람들은 어떤 연령이

든지 상관없이 활동적이지 않은 같은 나이의 사람들보다 더 많은 일을 할 수 있다.

신체적인 일을 할 수 있는 당신의 능력이 나이가 들면서 평소보다 감소하였다면 당신은 사고나 수술로부터 회복하는 것보다 더 많은 어려움을 겪을 것이다. 당신은 낮은 의자에서 일어나는 것 또는 계단을 오르는 것과 같은 활동이 당신의 모든 힘을 요구하는 상태에 이르게 될 수도 있다. 당신은 너무 약해져서 도움 없이는 의자에서 일어나거나 걸을 수조차 없게 될 수도 있다. 당신이 신체적인 일을 하고 스스로를 돌볼 수 있는 능력을 상실했다면 당신은 독립성을 잃을 수도 있다.

나이가 들면서 당신의 심장, 폐, 그리고 근육을 튼튼하고 건강하게 유지하는 것은 질 높은 건강과 삶을 사는데 중요하다. 낮은 근력과 체력을 가진 사람들은 신체활동량을 늘리면서 많은 것을 얻을 수 있다. 걷기, 자전거타기, 또는 심장 박동수를 늘려주는 다른 활동과 같은 적당한 운동 프로그램은 신체 건강을 단기간에 향상시켜줄 것이다. 근력 형성 운동과 유연성, 균형감, 그리고 몸의 조화를 향상시키는 활동은 또한 균형 잡힌 신체 건강 프로그램의 중요한 부분이다. 균형 잡힌 신체 건강 프로그램은 정확히 이 책에서 다루고 있는 것이다.

당신은 알고 있는가? *Do you know?*

근육 상실은 30대 중반부터 일어난다. 당신이 근력 형성 운동을 하고 있지 않다면 65세가 될 때 까지 당신의 원래 근육양의 30퍼센트를 잃게 될 것이다.

혈관과 혈압

당신의 혈관은 정원에 물 뿌리는데 쓰이는 고무호스와 비슷하다. 수도꼭지에서 물을 세게 틀면 고무호스는 팽창된다. 고무호스가 팽창되면 더 많은 물이 호스에 지나치게 높은 압력을 가하지 않고 잘 흐를 수 있다. 만약 어떤 일이 생겨서 호스가 뻣뻣해지거나 좁아진다면 물의 흐름에 더 많은 저항이 생긴다. 호스 내부의 압력은 증가한다.

나이가 들면서 혈관 벽은 다소 단단해 진다. 혈액의 흐름을 조절하는 혈관에 다른 변화들이 생긴다. 지방과 콜레스테롤의 축적은 또한 혈관을 축소시키고 혈액의 흐름을 줄인다. 이런 발생은 아테롬성 동맥경화증(동맥경화증이라고도 불림)이라는 병 때문이지, 노화 때문은 아니다. 혈관의 이런 모든 변화들은 혈압을 상승시킨다. 다행히도, 규칙적인 신체활동은 혈관이 너무 단단해지는 것과 정상 혈압을 유지하는데 도움을 준다.

대부분의 사람들은 혈압은 나이가 들면서 상승한다고 생각한다. 그러나 고혈압은 정상적인 것이 아니라 치료 받아야 하는 것이다. 신체적으로 활동적인 사람들은 낮은 혈압을 유지한다. 그리고 신체적으로 활동적인 생활방식은 비록 약이 필요할지라도 혈압을 조절하는데 도움을 준다.

당신의 혈압이 현재 정상이라면, 활동적이고, 건강한 체중을 유지하며 나트륨 함량이 낮은 음식을 먹는 방식으로 지금 혈압을 유지할 수 있다. 당신의 혈압이 정상보다 높다면, 당신은 신체활동을 통해 낮출 수 있을지도 모른다. 체중 감량과 함께 신체활동은 의사들이 보통 우선적으로 처방하는 것이다. 당신은 약을 복용하지 않고 또는 약을 먹어야 한다면 적은 복용량을 통해 혈압을 충분히 낮출 수 있을 것이다. 부작용을 낳을 수 있기 때문에, 고혈압과 같은 만성적인 병은 약보다는 생활방식의 변화를 통해 조절하는 것이 더 좋은 방법이다.

당신은 알고 있는가? *Do you know?*

혈압 수치의 숫자들이 정확히 무엇을 나타내는지 궁금해 한 적이 있는가? 여기 그것들이 무엇을 가리키는지 한번 살펴보자.

- 수축혈압(위쪽 숫자)은 심장 근육이 동맥에 혈액을 내뿜기 위해 수축할 때 동맥의 벽에 가해지는 혈액의 압력을 말한다.
- 확장기 혈압(아랫쪽 숫자)은 심장이 쉴 때(맥박 사이에) 동맥의 벽에 가해지는 압력을 말한다.

  정상혈압—수축혈압: 120이하, 확장기혈압: 80이하
  전 고혈압—수축혈압: 120-139, 확장기혈압: 80-89
  고혈압—수축혈압: 140 또는 그 이상, 확장기혈압: 90 또는 그 이상

두 수치 모두 중요하다. 정상적인 휴식 혈압은 심장이 동맥에 혈액을 밀어 넣기 위해 적당한 양의 힘이 적용되고 있고, 동맥의 벽이 너무 단단하지 않다는 것을 의미한다. 전 고혈압은 당신이 변하지 않는다면 미래에 고혈압으로 발전할 가능성이 매우 높은 단계를 의미한다. 혈압이 너무 높아지기 전에 혈압을 낮추기 위해 신체활동을 늘리고, 체중을 줄이고, 소금 섭취량을 줄이며 과일과 채소의 섭취를 늘리는 등과 같은 조치를 취하라.

몸의 구성

몸의 구성은 우리 몸의 지방, 근육, 뼈의 양을 설명한다. 30세에서 70세 사이에 근육양은 줄어들고, 반면에 지방의 양은 늘어난다. 이런 변화는 당신의 체중에 변화가 없더라도 일어난다.

몸의 구성 변화는 당신의 신진대사에 영향을 주기 때문에 중요하다. 신진대사는 몸이 음식으로 얻은 에너지(칼로리)를 소모하는 속도를 말한다. 적은 근육양은 당신의 몸이 같은 체중을 유지하기 위해 더 적은 칼로리를 필요로 한다는 것을 의미한다.

몸의 구성에 변화는 노화의 일반적인 부분이기는 하지만 변화의 대부분은 비활동적인 생활방식 때문이다. 과체중은 심각한 건강 이상을 야기할 수 있다. 나이가 들면서 당신이 계속 같은 양의 음식을 섭취하면서 덜 활동적이게 된다면, 당신의 체중은 증가할 것이다. 과체중은 고 콜레스테롤, 고혈압, 그리고 제2형 당뇨병의 원

인이 되거나, 이런 질병을 악화시킨다. 과체중은 또한 특히 무릎, 엉덩이, 그리고 허리의 관절을 마모시킨다. 규칙적인 신체활동은 당신이 과체중이거나 비만이라도 이런 질병으로부터 보호하는데 도움을 준다. 활동적인 상태를 유지하는 것은 근육을 유지하고, 에너지를 소모하며 체중 증가를 피하는데 도움을 준다.

뼈와 관절

뼈와 관절의 이상은 노화의 일반적인 증세이다. 관절과 뼈의 이상은 일반적으로 다음 두 가지 요인과 관련이 있다. 골다공증(약한 뼈와 골절) 그리고 골관절염(관절 통증과 뻣뻣함)이 그것이다.

당신이 골다공증을 앓고 있다면

골다공증이 치료되지 않는다면 뼈는 매우 가늘어져서 심지어 약한 압력에도 부러진다. 미국에서 1년에 약 150만 건의 골절상이 골다공증에 의한 것이다. 가장 일반적인 골절 부위는 엉덩이, 다리 아랫부분과 발, 손목, 그리고 척추뼈이다. 척추의 아주 작은 금은 심각한 통증을 야기한다. 때때로 하나 이상의 척추뼈가 영향을 받는다. 다발성 골절은 신장의 15에서 20퍼센트까지 감소시킨다. 등의 혹은 척추의 윗부분에 생길 수 있고, 머리와 어깨가 앞으로 돌출된다. 곱사등이라고 불리는 이 상태는 골다공증을 앓고 있는 여성의 40퍼센트에게 영향을 준다.

뼈의 손실 속도는 특히 근력 향상 운동과 같은 규칙적인 신체운동을 통해 지연될 수 있다. 칼슘이 풍부한 음식을 먹고, 비타민D가 함유된 칼슘 보충제를 복용하며, 갱년기에 비스포스포네이트라고 불리는 약을 복용하는 것은 골다공증 예방에 도움을 줄 수 있다. Action Box 3.2에서 골다공증의 위험 요인들을 확인해 보라.

칼슘이 풍부한 음식을 섭취하는 것은 당신의 뼈를 튼튼하게 유지하는데 중요하다. 매일 하루에 적어도 두 끼의 식사 때 칼슘이 풍부한 음식을 포함시키도록 노력하라. 유제품은 칼슘의 훌륭한 원천이다. 그러나 전유로 만들어진 유제품은 포화지방이 높다. 유제품을 선택할 때 가능한 저지방 혹은 무지방인 것으로 선택하라. 어떤 사람들은 락토오스(젖당, 우유설탕) 때문에 유제품을 소화시키는데 어려움을 갖는다. 당신이 락토오스를 소화시키지 못한다면 락토오스가 없는 우유나 알약이나 액체 형태의 인공 락토오스 제품을 섭취하시오.

유제품을 제외한 칼슘의 보고인 음식들은 브로콜리, 시금치, 그리고 뼈째 먹는 정어리나 연어 등이다. 칼슘은 때로는 오렌지쥬스, 먹을 준비가 된 시리얼, 두부 등과 같은 음식에도 함유되어 있으므로 음식 라벨을 확인하라.

칼슘 보충제는 음식으로부터 얻지 못하는 칼슘을 보충해 줄 수 있다. 당신이 칼슘 보충제를 섭취해야 하는지 여부에 대해 의사와 상담하시오. 50세 이후에 대부분의 사람들은 하루에 1500밀리그램의 칼슘과 400에서 800IU(국제 단위)의 비타민D가 필요하다. 당신의 몸은 칼슘을 흡수하는데 도움을 주는 비타민D가 필요하다. 하루에 400IU의 비타민D를 포함한 칼슘 또는 멀티비타민과 미네랄 보충제를 복용하라.

Action Box 3.2 당신은 골다공증의 위험에 있는가?

당신이 가지고 있는 위험요소들을 표시하시오. 당신이 골다공증의 위험 요소들을 가지고 있다면 당신은 골밀도 테스트를 받아볼 필요가 있을 것이다. 골밀도 테스트는 당신이 가지고 있는 뼈의 양을 측정하는 엑스레이 형태의 테스트이다. 미국에서 골밀도 테스트가 노인의료보험제에 의해 보험 처리되고 있다.

____ 갱년기 이후의 여성, 또는 45세 전에 자궁을 제거한 여성
____ 80세 이상의 남성
____ 낮은 테스토스테론 수치를 가진 남성
____ 마르거나 키가 작은 사람
____ 백인이나 아시아인
____ 가족중 골다공증 환자가 있는 사람
____ 30세 전에 칼슘 섭취가 낮은 음식(하루에 3잔 이하의 우유 섭취)을 먹은 사람
____ 신경성 무식욕증(거식증)이나 식욕 이상 항진증을 앓은 적이 있는 사람
____ 뼈 골절된 적이 있는 사람(아무뼈나)
____ 뼈의 강도를 낮출 수 있는 약을 장기적으로 복용한 사람(스테로이드나 갑상선 호르몬제)
____ 흡연자
____ 하루에 2잔 이상의 알코올을 섭취하는 사람
____ 비활동적인 생활방식

당신이 골관절염을 앓고 있다면

관절의 통증과 뻣뻣함과 같은 증상이 있다면 당신은 골관절염을 앓고 있을지도 모른다. 노화에 따라 일어나는 관절의 변화에 대해 알려진 바가 거의 없다. 하지만 대부분의 관절은 고령에도 제 기능을 잘하며 규칙적인 신체활동은 관절이 제 기능을 하는데 도움을 주는 것으로 나타났다. 관절은 인대와 힘줄의 탄성력이 줄어들면서 유연성을 잃는다. 당신은 특히 스트레칭과 같은 규칙적인 운동을 통해 유연성을 유지할 수 있다. 좋은 유연성 없이 당신은 신발끈을 묶기 위해 몸을 구부리거나, 머리를 빗기 위해 위로 손을 올리거나, 또는 주차장에 주차할 때 뒤를 돌아볼 수 없을지도 모른다.

골관절염은 노인들에게 흔히 나타난다. 연골이 관절염에 의해 손상되면 관절은 뻣뻣해지고 통증을 유발한다. 심각한 관절 통증을 가진 사람들은 관절을 사용하는 것을 꺼릴 것이다. 관절염이나 다른 관절 이상 증세를 가진 사람들은 종종 신체활동이나 운동은 해롭다고 생각하지만, 이것은 사실과 다르다. 적당한 신체활동은 관절의 통증을 줄여주고, 유연성과 기능을 향상시킨다. 스트레칭, 가벼운 근력 운동, 걷기, 헬스자전거타기, 수영, 그리고 수중 에어로빅 등과 같은 운동은 관절 손상이나 부상을 야기하지 않고 활동적이게 되는 훌륭한 방법이다.

신체활동, 체중감량, 처방전 없이 살 수 있는 진통제 등이 통증을 완화시키지 못하고, 움직임을 향상시키지 못할 때 의사와 다른 치료법에 대해 문의하시오. 다른 치료법으로는 피부에 바르는 통증 완화제, 신체적인 치료, 버팀목 하기, 글루코사민과 황산콘드로이틴 보충제, 스테로이드 주사, 침 치료, 그리고 극단적인 경우에는 수술 등을 포함한다.

다행히도, 대부분의 사람들은 수술 없이 골관절염을 관리할 수 있다. 그러나, 일

당신은 알고 있는가? *Do you know?*

관절염은 100가지 이상의 형태로 나타난다. 골관절염은 관절의 연골을 파괴시켜 관절 통증과 뻣뻣함을 유발하는 질병이다. 골관절염은 보통 엉덩이, 무릎, 척추, 손가락, 발 등에 발생한다. 이 질병은 손목, 팔꿈치, 어깨, 발목, 그리고 턱 등에는 거의 영향을 주지 않는다.

부에게 관절 치환술은 하나의 선택이다. 전체 관절 치환술은 관절염 또는 손상된 관절을 제거하고 플라스틱이나 금속으로 만들어진 인공관절을 삽입하는 것을 포함한다. 엑스레이나 MRI는 관절의 손상 정도를 알아내기 위해 행해진다. 정형외과 의사는 관절 치환술을 집도한다. 엉덩이와 무릎 관절 치환술은 가장 일반적이다. 무릎의 경우 뼈의 손상된 끝부분과 연골을 무릎의 움직임과 기능을 회복하도록 만들어진 금속과 플라스틱 표면으로 교체된다. 엉덩이의 경우 손상된 볼록한 엉덩이 부분(다리뼈의 위쪽 끝부분)을 다리뼈에 고정되는 뼈 줄기에 붙는 금속 공으로 대체한다. 플라스틱 소켓은 골반에 이식되어 손상된 소켓을 대신한다. 관절 치환술은 또한 발목, 발, 어깨, 팔꿈치, 손가락 등을 포함하는 다른 관절에 시술될 수 있다.

개인 프로필

마뉴엘, 63세

마뉴엘은 항상 활동적인 것과 스포츠를 즐겨왔다. 그는 학창시절에 그리고 30대 중반이 될 때까지 레크레이션 리그에서 축구를 했다. 몇 년 동안 그는 심각한 무릎 부상을 입었다. 어떤 부상은 수술이 요구되기도 했다. 그가 지금 따뜻한 기후에서 살고 있기 때문에 그는 일 년의 대부분을 소프트볼 팀에서 경기를 한다. 당신은 그가 무릎에 관절염 통증을 경험하기 시작할 때 그의 걱정을 상상할 수 있을 것이다. 그는 의사에게 관절 치환술이 필요한 것인지 물었다. 그의 의사는 우선 신체적인 치료, 글루코사민, 처방전 없이 살 수 있는 진통제 등과 같은 보수적인 치료법을 추천하였다. 테라피스트는 그에게 무릎 주변의 근육을 강하게 만드는 운동법을 보여주었다. 몇 달 안에 마뉴엘은 통증이 줄어들어 베이스를 돌아다닐 수 있었다. 가끔 그는 지지를 위해 무릎 보호대를 착용했다. 전반적으로 그는 그가 보수적인 치료법을 선택한 것에 대해 기뻤다. 소프트볼만이 그가 선택할 수 있는 유일한 운동은 아닐 것이라는 점을 이해한 그는 야외 자전거타기와 볼룸 댄싱을 즐기고 있다.

특별한 상태를 위한 활동을 적용시키는 방법

당신이 건강 이상 증세가 있다면, 당신은 아마도 이 점을 알고 이미 의사에게 치료를 받고 있을 것이다. 65세 이상의 사람들 중 3분의 2는 적어도 지속적인 치료가 필요한 한 가지 증상을 가지고 있다. 따라서 만약 당신이 관리 받아야 하는 증상을 가지고 있다면 당신은 혼자가 아니다. 당신이 특별한 증상을 가지고 있을 때 활동적이게 되는 방법을 알아보기 위해 표 3.1을 보시오. 당신은 당신의 특별한 요구에 맞추기 위한 신체활동 프로그램을 적용하는 것이 얼마나 쉬운지 놀라게 될 것이다.

〈표 3.1〉 특별한 증상을 가지고도 활동적임

건강 상태	신체활동 주의사항과 방법
고혈압 · 원인: 동맥경화(아테롬성 동맥경화)와 혈관의 변화 · 증상: 보통 증상이 없기 때문에 조용한 살인자라고 불림.	· 혈압이 160/100mg이상이라면 운동하지 마시오. 당신의 혈압이 이 정도를 넘어선다면 활동량을 늘리기 전에 의사에게 가서 혈압을 조절하시오. 그러나 신체활동은 잘 관리 되는데(140/80이하)도움이 될 것이다. 또한 신체활동은 혈압 조절 프로그램의 일부가 되어야 한다. · 당신이 베타 차단제를 복용하고 있다면 운동 도중 쉽게 피로를 느낄 것이다. 만약 당신이 그렇다면 복용량을 낮추거나 혈압을 낮추기 위해 다른 약으로 교체하는 것에 대해 의사와 상담하시오. · 근력 형성 운동을 하는 동안 무거운 기구를 들지 마시오. 가벼운 기구를 사용하여 드는 동작을 여러 번 반복하시오. 운동하는 동안 숨을 고르게 쉬시오.
관상동맥 심장병 · 원인: 관상동맥의 막힘 때문에(동맥경화) 심장 근육에 혈액이 충분하지 않음. · 증상: 심장 통증(협심증) 또는 신체활동 중 심장마비.	· 당신이 심장마비 또는 심장 수술을 받은 적이 있다면 그 후 12주 동안은 지시된 심장 재활 프로그램에 참여해야 한다. 심장 재활프로그램이 끝난 후에도 당신의 집이나 공동체에서 신체 운동을 계속 하시오. · 덥거나 습한 장소에서 신체적인 운동을 피하도록 하시오. · 높은 고도에서 격렬한 운동을 피하시오.
말초혈관질환 · 원인: 다리에 혈액을 운반하는 동맥 막힘. · 증상: 활동 하는 동안 장딴지, 허벅지, 엉덩이의 통증(파행, 즉 절뚝거림이라고 불림). 활동이 끝나면 보통 통증도 멈춤. 확진받기 위해 진찰을 받으시오. 증상은 관절염이나 다리 신경 손상과 혼동될 수 있다.	· 신체활동을 시작하는데 도움을 줄 수 있는 심장 재활 프로그램에 등록하시오. 말초혈관질환을 가진 사람들은 또한 관상동맥 심장질환을 가지고 있을 수 있고, 12주 동안 안전한 프로그램을 교육받을 필요가 있다. · 신체활동으로 걷기나 헬스장에 있는 자전거 운동을 선택하시오. 이런 운동은 통증을 줄여주고 통증 없이 활동적일 수 있는 시간을 늘려줄 것이다.
심장판막증 · 원인: 심장판막이 막히거나 샘. · 증상: 몸에 혈액 공급이 충분하지 않음. 신체활동을 하는 동안 실신할 수 있음.	· 심장 전문의와 신체활동에 대해 상담해 보시오.

건강 상태	신체활동 주의사항과 방법
울혈성 심부전증 · 원인: 비정상적인 심장 박동. 종종 심장마비를 일으킬 수 있음. · 증상: 폐와 다른 부위에 혈액 고임, 숨이 가쁨, 불규칙한 심장박동, 약한 근육	· 신체적으로 활동적이고 싶다면, 심장 재활 프로그램의 지시 하에 해야 한다.
천식 · 원인: 염증이 나고 좁아진 기관지. · 증상: 숨 헐떡임과 숨이 가쁨. 신체활동은 알러지 증상을 가진 사람들에게 천식 발작을 일으킬 수 있음(운동 유발 기관지 수축이라 불림).	· 천식을 앓고 있는 거의 모든 사람들은 안전하게 신체활동을 할 수 있다. · 몹시 춥고 건조한 날씨에 운동하는 것을 피하시오. 따뜻하고 더 습한 상황에서 신체활동을 하시오. · 추울 때에는 마스크나 스카프로 얼굴을 감싸고 코로 숨을 천천히 쉬시오. · 가능하다면 공기 오염도가 높거나 꽃가루가 많이 날릴 때 활동을 피하시오. · 필요하다면 약을 복용하시오. 약은 신체활동 전 보통 15분에서 30분간 흡입하시오.
골관절염 · 원인: 척추, 엉덩이, 무릎, 발, 손의 작은 연골과 관절의 손상. · 증상: 특히 관절 사용할 때 통증과 뻣뻣함.	· 에어로빅, 달리기, 또는 경쟁적인 스포츠 등과 같은 관절에 압력이 많이 가해지는 운동을 피하시오. · 걷기, 수영, 수중 에어로빅, 헬스자전거타기, 근력 형성 운동, 스트레칭 등을 포함시키시오. · 활동 30분 전에 아세트아미노펜, 이부로펜, 또는 다른 약한 진통제를 복용하시오. · 특정 관절에 심한 통증을 야기하는 활동은 피하시오. 여러 관절을 사용하는 다른 활동을 선택하시오. · 필요하다면 운동 전문가나 신체 테라피스트에게 상담받으시오.
요통 · 원인: 허리 근육과 인대 염좌. 척추 압박, 골절, 척추 협착, 또는 종양 등과 같은 심각한 문제는 또한 지속적인 요통을 유발할 수 있다.	· 근육 불균형을 바로잡는데 도움을 주는 스트레칭을 매일 하시오. · 걷기, 수영, 수중 에어로빅, 가벼운 기구를 이용한 근력 형성 운동을 하시오. · 사이클링, 라켓을 이용한 스포츠, 골프, 조깅 등과 같은 요통을 악화 시킬 수 있는 운동은 삼가시오. · 통증이 심해지면 즉시 활동을 멈추시오. · 필요하다면 약한 진통제를 복용하시오. 가능한 많이 일상적인 활동을 계속 하시오. 하루 이상 침대에서 휴식을 취하는 것은 치료에 도움이 되기보다 치료를 더디게 한다. · 통증이 덜 할 때 규칙적인 신체활동 프로그램을 다시 시작하시오.

건강 상태	신체활동 주의사항과 방법
골다공증 · 원인: 뼈가 얇아짐. · 증상: 뼈가 매우 약해져 골절되지 않는 이상 증상 없음. 골절은 주로 척추, 엉덩이, 다리 아랫부분, 손목에서 발생함.	· 뼈 손실을 늦추는데 도움을 주는 걷기와 근육 형성 운동과 같은 체중 부하운동에 참여하시오. · 하루에 400에서 800IU의 비타민D와 함께 1,500밀리그램의 칼슘 보충제를 복용하시오. · 비스포스포네이트나 의사에게 추천받은 다른 약을 복용하시오. · 골절 부위의 특정 근육을 강화시키는 방법을 배우기 위해 신체 테라피스트를 만나 보시오.
제1형 당뇨병 · 원인: 췌장에서 인슐린이 분비되지 않거나 매우 소량이 분비되기 때문에 혈액 속의 포도당 축적. 제1형 당뇨병 환자들은 평생 인슐린 주사를 맞아야 함. · 증상: 피로, 잦은 갈증과 소변, 뿌연 시야, 급격한 체중 감소, 반복적인 감염.	· 신체활동 후 낮은 혈당으로 인한 발작을 예방하기 위해 혈당을 면밀히 체크하시오. · 활동 중에는 스낵을 가지고 다니시오. · 탈수를 피하기 위해 충분한 물을 마시시오. · 잘 맞는 양말과 신발을 신고 매일 발을 체크하시오. · 당신이 당뇨병 환자라는 것을 알려주는 신분증을 소지하시오. · 혼자 격렬한 활동을 하는 것을 삼가시오.
제2형 당뇨병 · 원인: 인슐린에 저항하는 세포, 혈액 속의 높은 포도당과 인슐린 축적. · 증상: 제1형 당뇨병의 증상과 유사함.	· 신체활동 후 낮은 혈당으로 인한 발작을 예방하기 위해 혈당을 면밀히 체크하시오. · 활동 중에는 스낵을 가지고 다니시오. · 탈수를 피하기 위해 충분한 물을 마시시오. · 잘 맞는 양말과 신발을 신고 매일 발을 체크하시오. · 당신이 당뇨병 환자라는 것을 알려주는 신분증을 소지하시오. · 혼자 격렬한 활동을 하는 것을 삼가시오.
암	· 규칙적인 활동과 운동에 참여하는 것을 두려워 하지 마시오. · 수술 후 당신이 언제 안전하게 활동을 할 수 있는지에 대해 의사에게 조언을 구하시오. · 항암치료나 방사선 치료 기간 동안 피로는 규칙적인 신체활동을 방해하는 요인이 될 수 있다. · 폐암 환자는 구조화된 폐 재활 프로그램의 부분으로 신체활동을 시작해야 한다. · 상체 스트레칭과 근력 향성 운동을 하는 것은 유방암 환자들에게 중요하다.
비만	· 관절에 압력을 가하는 높은 강도의 운동(조깅 등)은 삼가시오. · 장심(掌心)을 지지해줄 수 있는 신발을 신으시오. · 무릎이 과체중으로 인해 과도한 압력을 받는 것을 피하기 위해 다리 근력 형성 운동을 하시오.

확신을 시도하라

긍정적인 자세는 신체활동이 당신의 삶의 중요한 일부분이라면 필수적인 요건이다. 긍정적인 자세를 갖게 하는 방법 중 하나는 확신을 활용하는 것이다. 확신은 당신이 규칙적으로 반복한다는 긍정적인 표현이다. 당신이 만약 운동을 이제 시작하려고 한다면, 확신은 당신이 긍정적인 변화를 만들 수 있다는 자신감을 극대화 시켜준다. 당신이 이미 신체적으로 활동적이라면, 확신은 특히 어려운 상황에서 당신이 활동적임을 유지하는데 도움을 줄 수 있다.

당신은 확신을 큰 소리로 또는 조용히 말할 수 있다. 진심으로 전념하겠다는 뜻으로 확신을 자주 반복하여 말하시오. "나는 ..이 아니다" 라고 말하기 보다는 "나는.. 이다", "나는 할 수 있다", 또는 "나는 ..일 것이다"라는 표현으로 확신을 시작하시오. 양치하는 시간과 같이 확신을 말하는 시간을 지정하시오. 어떤 사람들은 거울

Action Box 3.3 시도해볼 확신들

하나 또는 두개의 확신을 선택하여 다음 주에 규칙적으로 연습하시오.

당신이 신체활동을 이제 시작하려고 한다면, 다음과 같이 말하시오.	당신이 이미 활동적이거나 그렇게 유지하기를 원한다면, 다음과 같이 말하시오.
나는 지금보다 더욱 활동적일 수 있다. 내가 활동적이라면 나는 더 많은 에너지를 얻을 것이다. 나는 더욱 활동적이기 위해 계획을 세우기 시작 할 것이다. 나는 더욱 활동적으로 되는 것을 즐길 것이다. 나는 내가 활동적일 때 더욱 건강해 질 것이다. 나는 내가 활동적일 때 더 많은 자신감을 얻을 것이다. 나는 내가 활동적일 때 더욱 좋아 보이고, 또 그렇게 느낄 것이다. 나는 더욱 활동적인 사람이 되는 것을 고대한다. 여기에 더 많은 확신을 첨부하시오:	나는 정말로 신체적으로 활동적임을 즐긴다. 활동적인 사람이 되는 것 이외에 어떤 것도 젊어진 느낌을 얻게 하는 것은 없다. 활동적인 사람이 되는 것은 나에게 중요하다. 나는 활동적이기 때문에 건강하다. 나는 활동적이기 때문에 더 좋아 보이고, 그렇게 느낀다. 나는 내 생활방식을 조절한다. 나는 평생 동안 활동적임을 유지할 것이다. 내가 활동적일 수 없다면 나는 활동적이었던 때를 그리워 할 것이다. 내가 활동적일 수 있다면 나는 어떤 것이든 할 수 있다! 나는 다른 도전들과 맞설 준비가 되어있다. 여기에 더 많은 확신을 첨부하시오:

앞에 서서 확신을 말하는 것은 도움이 된다고 믿는다. Action Box 3.3은 신체활동의 다양한 단계에 따른 확신들을 보여주고 있다. 지금 현재 당신에게 맞는 하나 또는 두 개의 확신을 선택하거나 당신의 확신을 적어보시오. 색인카드에 당신의 확신을 옮겨 적어서 당신의 가방이나 서류가방에 가지고 다니시오. 냉장고나 당신이 자주 볼 수 있는 다른 장소에 붙이시오. 1-2주 후에 새로운 확신을 시도해 보시오. 확신을 가지고 한 경험을 평가하시오. 신체활동을 늘리는데 더욱 의욕적이라고 느끼고 있는가? 추가적인 확신은 이 책에 나타날 것이다.

활동적인 생활방식에 전념하기

당신은 당신의 생각을 행동으로 옮겨서 진정한 신체활동을 할 준비가 되었는가? Action Box 3.4의 부분 1을 활용하여 신체활동과 관련된 당신의 생각과 행동을 기

Action Box 3.4 당신의 생각과 행동을 기록하시오

부분 1: 생각과 행동 기록하기

이 양식을 사용하여 당신이 신체활동을 하는 것에 대해 생각하는 횟수를 기록하시오. 당신이 신체활동을 하는 것에 대해 생각하는 때를 다음 표의 왼쪽에 간단히 표시하시오. 당신의 생각을 수행했거나 당신이 생각하고 있던 것을 했다면, 다음 표의 오른쪽에 표시하시오.

요일	신체활동에 대해 생각했던 때의 횟수	신체활동에 대한 나의 생각대로 실행했거나 신체활동을 했던 횟수
일요일		
월요일		
화요일		
수요일		
목요일		
금요일		
토요일		
	신체활동에 대해 생각했던 때의 전체 횟수: ________	신체활동에 대한 생각을 실행했던 전체 횟수: ________

부분 2: 당신의 생각으로부터 배우기

1. 무엇이 내가 신체활동에 대해 생각하게끔 했는가?
   예: 나는 내 친구가 활동적이게 된 것을 보았다.

2. 신체활동에 대해 당신은 어떤 생각을 가지고 있었는가?
   예: "나는 샐리가 실외에서 걷기운동을 하고 있는 것을 본다. 나도 할 수 있을지도 모른다. 아마 우리는 같이 운동할 수 있을 것이다." 또는 "나는 실외에서 걷기운동을 하는 샐리를 본다. 그녀는 추워 보인다."

3. 당신의 생각이 부정적이라면, 당신이 신체적으로 활동적으로 될 가능성을 높이는데 당신은 스스로에게 뭐라고 말할 수 있겠는가?
   예: "내가 좋은 코트를 입는다면, 나는 완벽히 따뜻해 질 수 있을 것이다."

4. 당신의 생각이 긍정적이라면, 신체활동을 하는 것을 통해 그 생각을 실천하였는가? 왜 또는 왜 아닌가?

Active Living Partners로부터

록하시오. 신체활동에 대한 당신의 생각을 기록하고 검토하는 것은 더욱 신체적으로 활동적이게 되는데 도움을 준다. 당신은 당신이 말할 수 있는 신체활동의 장벽을 확인할 수 있거나 스스로에게 동기부여 하기 위해 활용한 신체활동에 대한 긍정적인 느낌들을 활용할 수 있을 것이다. 당신이 생각을 하거나 하루를 마감할 때 신체활동에 관한 생각에 대해 Action Box의 부분 2의 질문에 대답하시오. 이 양식은 또한 부록에 수록되어 있다. 따라서 당신은 여분의 복사물을 만들어 규칙적으로 당신의 생각과 행동을 기록할 수 있다.

요 약

이 장에서 당신은 50세 이후에 나타나는 변화들에 대해 배웠다. 신체활동은 일반적인 노화의 속도를 늦추거나 지연시키고, 나이가 들면서 일반적으로 발생하는 많은 건강 문제들을 예방한다. 당신이 관리를 받아야 하는 상태라면, 신체활동은 당신의 증상을 감소시키고, 합병증을 예방할 수 있을 것이다. 사실 특정한 상태의 사람들은 신체활동을 통해 많은 것을 얻는다. 당신은 노화를 촉진할 수 있거나 늦출 수 있다는 점을 명심하시오. 이것은 당신에게 달려있다.

이 책의 나머지 부분은 당신의 특정한 요구에 맞추기 위한 균형 잡힌 신체활동 프로그램을 세우는데 도움을 줄 것이다.

이 장의 체크리스트

다음은 당신이 이 장에서 배운 것들을 당신의 일상에 적용할 수 있는 방법들이다. 다음 몇일, 몇 주 동안 이 활동들 중 가능한 많은 것을 하도록 노력해 보라.

- □ 당신이 특별한 건강 문제를 가지고 있다면 어떻게 당신의 신체활동 프로그램을 적용할 것인지 고려해 보시오.
- □ 신체활동에 대한 몇 개의 확신을 적어보고 매일 아침과 저녁에 양치할 때 적어도 일주일에 한번 그것을 소리 내이 반복하시오.
- □ 신체활동에 대한 당신의 생각과 행동을 지속적으로 기록하는 것을 시작하시오.
- □ 신체활동의 장점과 단점을 검토해 보시오. 당신은 당신의 표에 적어도 하나 이상의 장점을 추가하였는가?

Chapter 4

앞으로 나아가기

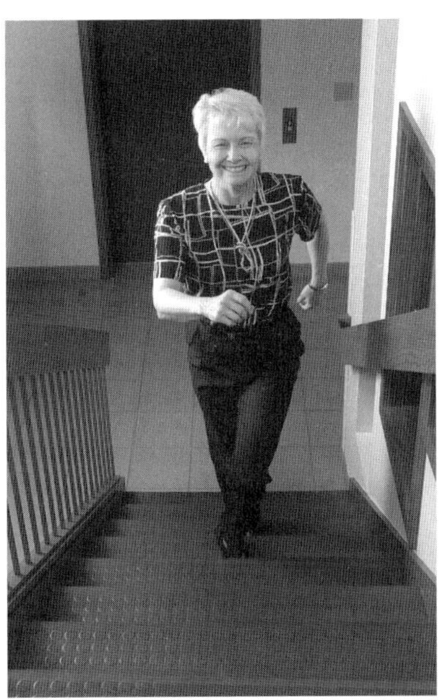

이 장에서는

- □ 전체적인 운동에 대한 평가를 내리기 위해 스텝 카운터 사용하기
- □ 운동을 할 때 안 할 때의 시간에 주의하기
- □ 시간 조절하는 법 배우기
- □ 운동하기에 적당한 시간 찾기

당신이 운동량을 늘리는 것에 적극적이기를 바란다. 그러나 일단 현재 운동 상태를 평가해 보는 시간을 갖도록 한다. 당신의 수준을 아는 것은 도움이 될 만하다:

- 현재의 상태에 대해 명확하게 알고 있는 것은 당신에게 현실적인 목표를 세울 수 있게 한다.
- 시간에 따른 당신의 진전 상태를 알 수 있게 한다. 성공 확률을 보는 것은 당신에게 동기를 부여한다.
- 운동량을 모니터 하는 것만으로도 동기 부여에 도움이 된다. 정기적으로 운동 내역을 점검하는 사람들은 그렇지 않은 사람들보다 성공할 확률이 높다.

이 장에서 당신은 하고 있는 운동 방식을 유지할 수 있는 몇몇 방법에 대해 배울 것이다. 또한 운동하는 양과 시간을 맞추는 법도 배우게 된다. 어떤 방법이 매력이 있는지 찾아보고, 시도해 보도록 하라.

당신이 활용할 수 있는 연구 관련 소식 *Research News You Can Use*

질문 : 계단 오르는 것이 건강에 도움이 될까?

답변 : College Alumni Study(Paffenbarger and Lee 1998)는, 1주당 20개 이상 계단을 오르는 사람은 그렇지 않은 사람에 비해 사망 확률이 10퍼센트 정도 낮다고 하였다. 이러한 사망률 감소는 걷기나 스포츠 같은 다른 신체적 운동을 했을 때에도 수반된다.

북 아일랜드에서, 7주간 계단을 이용한 젊은 여성들은 휘트니스가 좋아졌으며 HDL(좋은) 콜레스테롤 수치가 높아졌다(Borehan, Wallace, and Nevill 2000).

뉴스 활용 방법 : 건강을 키우고 사망 확률을 절감하기 위해 엘리베이터나 에스컬레이터 대신 계단을 이용하라. 자주 방문하는 건물의 계단 위치를 파악해 두어라. 한 번에 3, 4층 이상 오르지 말라. 더 운동이 익숙해 졌을 때 오르는 층수를 증가시키도록 하라. 4, 5층 이상을 올라가고자 할 때, 엘리베이터를 타고 가다 중간에서 내려 나머지는 계단을 이용하자. 시간도 절약하고 남아도는 에너지도 태워버릴 수 있다.

매일 매일의 걸음 수 세기

매일 걷는 걸음 수를 세는 것은 전체적인 운동량을 파악하는 데에 도움이 되며 만보기를 사용하면 더 편리하다. 허리띠 같은 곳에 이 작고 가벼운 기구를 달 수 있다. 약 30달러 정도면 대부분의 스포츠 용품점에서 이 기구를 구입할 수 있다. 또한 http://aarp.stepuptobetterhealth.com에서도 구입할 수 있다. 만보기는 얼마만큼을 걸었는지 거리를 세어 주지는 않지만 그날 걸은 걸음 수는 세어준다. 어떤 만보기는 정확히 걸음걸이를 세어주지 않지만 몇몇 브랜드는 상당한 정확성을 보인다. www.pedometers.com을 방문하여 다양한 만보기를 살펴보는 것이 좋다.

첫 번째로 매일 걷는 걸음 수를 파악해 두어야 한다. 1주일 동안 만보기를 차고 일상생활을 해 보도록 하자. 하루 동안 걸은 수를 Action Box 4.1에 기록하여라. 일주일의 마지막 날 평균을 내어 기초를 설정해 두어라. 당신의 목표는 일상생활 중 어떻게 하면 더 활동적일 수 있게 될까를 알아내는 것이다. 매일매일 걸음걸이 수를 파악하여 운동량을 높이도록 하자.

알고 계셨습니까? *Do you know?*

활동적이지 않은 사람의 하루 평균 걸음 수는 2500에서 5000사이이다. 특히 더 활동적이지 않은 날은 1500에서 2000걸음에 불과하다. 여행을 갔거나 공항에서 걷게 되는, 평범한 날 보다 더 걷게 되는 날이라면 걸음걸이 수는 더 높아진다.

일상적인 생활이 그리 활동적이지 않아도 매일 8000에서 12000걸음을 걷는다면 건강상의 이점을 얻을 수 있을 만큼 충분히 신체적인 활동을 하고 있는 셈이다.

만보기를 사용하기 위해 다음과 같은 팁을 따르도록 하자.

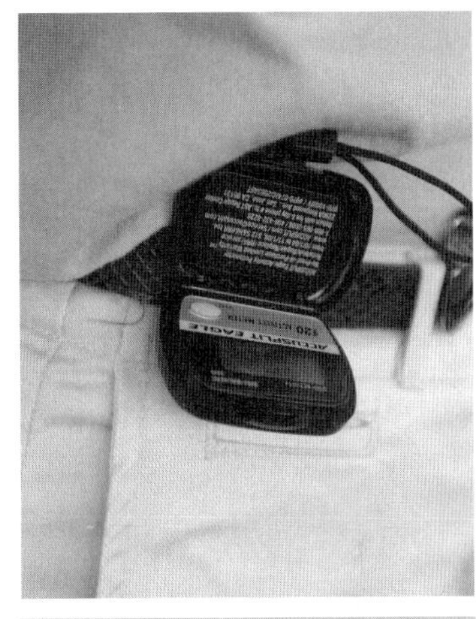

허리띠 같은 곳에 만보기를 수평으로 몸에 잘 붙어있도록 달아야 한다.

- 만보기를 찬 동안에는 뚜껑을 닫아 놓도록 하자. 걸음 수를 파악할 때만 뚜껑을 열어라. 뚜껑이 열려있으면 숫자가 올라가지 않는 만보기가 대부분이다.
- 만보기를 떨어뜨리거나 물에 적시지 말아라. 어떤 이들은 만보기를 고정시키기 위해 끈이나 리본으로 매달기도 한다.
- 만보기를 속옷에 매달았을 경우 화장실에 갈 때 주의하여라. 낚시를 해야 하는 상황이 올지도 모른다.
- 만보기가 걸음 수를 잘 재고 있는지 확인을 하는 것이 좋다. 만보기를 달고 50걸음을 걷

Action Box 4.1 하루에 몇 걸음이나 걷고 있을까?

1주일 동안 매일 얼마만큼이나 걷는지 기록할 때 이 양식을 사용하자. 주중과 주말을 비교해 보자. 한 주의 마지막 날에 총 합을 7로 나누어 평균 걸음수를 파악하여라. 그것이 당신의 기본이다. 매일매일 어떻게 해야 걸음걸이 수를 늘릴 수 있을까? 제공된 공간에 아이디어를 적어보자. 매일의 걸음걸이를 늘이기 위해 목표를 세울 수 있다.

	일	월	화	수	목	금	토	평균
하루동안의 걸음걸이								
예시	3578	1094	1372	1255	1106	1289	4122	1974

매일 내가 걷는 걸음 횟수를 늘리는 방법:

____

____

다음 주 목표량은 매일 __________ 을 걷는 것이다.

고 확인해 보아라. 47에서 53 사이의 숫자 안쪽이면 괜찮은 것이다. 걸음 수가 이 범위 안에 속해있지 않으면 다른 곳에 달아서 다시 한 번 시도해 보는 것이 좋다. 만보기는 다리를 떨고 있을 때나 자전거를 타거나 아래위로 뛰고 있을 때 제대로 작동하지 않는다.

알고 계셨습니까? *Do you know?*

엘리베이터를 기다리는 것은 175파운드(79킬로그램)의 사람에게 분당 1.5칼로리(6 킬로줄)의 에너지 소모를 가져온다. 같은 사람이 계단을 오를 때에는 분당 8에서 9칼로리(34, 35 킬로줄)을 소모할 수 있다. 시간이 지날수록 이 작은 차이는 큰 변화를 불러온다.

운동할 시간 찾기

왜 운동량을 더 늘리지 않느냐고 물었을 때 많은 이들이 시간이 별로 없기 때문이라고 답한다. 사실 사는 것은 참 바쁜 일이다. 시간에 대한 부담감은 고려할 만하지만 모든 이들이 같은 양의 시간을 가지고 있다. 한 시간에 60분, 하루에 24시간, 일주일에 168시간 말이다. 어떻게 시간을 쓸 것인가에 대한 선택은 당신의 가치관이나 우선권에 대해 많은 것을 말해 준다. 미국의 평균적인 성인들은 매일 평균 5시간을 TV시청에 소비한다. 앉아서 보내기에는 많은 시간이다. 명백하게, 시간은 다른 목적으로 쓸 수 있다. 운동에 30분을 쓸 수 없는 걸까? 이 문제는 우선권에 대한 것이다. 심지어는 매우 바쁜 세계적인 지도자들도 운동할 시간을 내는 것에 대한 중요성을 인식하고 있다. 그들이 시간을 낼 수 있다면, 당신도 그렇게 할 수 있다.

개인적인 시간에 대해 연구하기

Action Box 4.2의 개인적 시간 조사표는 당신이 어떻게 시간을 쓰는지에 대해 더 잘 자각할 수 있게 해 준다. 주중 이틀, 주말 하루에 걸쳐 이 조사를 진행하도록 하라. 벤과 캔디스의 예가 주어져 있다. 그들은 개인적인 시간 조사표를 더 활동적이게 운동할 수 있는 방법을 찾는 데에 썼다.

후에 이 양식이 더 필요할지도 모르니 미래를 위해 더 복사를 해 두는 것이 좋다. 빈 양식은 부록에 수록되어 있다.

Action Box 4.2 개인적 시간 조사표

양식 3부를 복사하라. 주중 이틀, 주말 하루를 투자하여 이 양식의 빈 칸을 작성하도록 한다. 기록한 후, 걷고, 계단을 오르고 정원을 다듬거나 집안일을 하는 등의 신체활동에 들인 시간을 적고 자거나 앉아 있거나 차, 버스를 타고 TV를 보거나 전화 통화를 하는 시간도 파악해 두자. 양식의 맨 아래쪽에 활동시간의 합계를 더하고 활동하지 않은 시간도 계산하라. 빈칸 하나는 240분이 되어야 하고 하루 전체의 통계는 1440분이 되어야 한다.

		신체활동을 했습니까?	
시간	**일, 활동**	**예**	**아니오**
자정~새벽4시			
새벽4시~오전8시			
오전8시~정오			
정오~오후4시			
오후4시~오후8시			
오후8시~자정			
		총 활동시간:	총 비활동 시간:

운동하지 않은 대신에 한 일들.

■ ______________________________

■ ______________________________

■ ______________________________

앞으로 할 일들

■ ______________________________

■ ______________________________

■ ______________________________

개인 프로필

벤, 59세

벤은 보험 회사에서 일한다. 그는 보통 주당 40시간 일한다. 예시 #1, #2에서 그의 개인 시간 조사표는 생활방식을 바꾸기 전과 후에 따른 운동 시간을 보여준다. 단편적인 두 부분을 보도록 한다.

	예시 #1, 벤(전)	신체활동을 했습니까?	
시간	일, 활동	예	아니오
정오~오후4시	점심 식사, 동료와 함께 걸어서 사무실 돌아오기 프로젝트 상황 점검 차 동료에게 전화 책상에 앉아 일, 보고서 쓰고 전화 받기	5	50 45 140
오후4시~오후8시	회의 주관 엘리베이터 타고 주차장 집까지 운전 옷 갈아 입고 신문 읽음 저녁 식사 준비 돕고 저녁 먹고 부엌 치우고 아내와 TV시청	5	60 45 40 50 40
	각 요소들이 나타내는 총 시간(분)	10	470

운동하지 않은 대신에 한 일들.

- 점심먹으러 감
- 회의
- 신문 읽기

앞으로 할 일들

- 점심 먹으러 걸어감
- 문제가 해결 될 때까지 걷기
- 아내와 산책하며 대화

예시 #2, 벤(후)		신체활동을 했습니까?	
시간	일, 활동	예	아니오
정오~오후4시	점심 식사, 동료와 함께 걸어감		30
	걸어서 돌아옴	20	
	프로젝트 확인 차 다른 사무실로 걸어감	5	
	책상에 앉아 일, 보고서 쓰고 전화 받기	10	35
	(전화하면서 스트레칭)	5	135
오후4시~오후8시	회의 주관		60
	계단으로 주차장	5	
	집까지 운전		45
	옷 갈아입고 아내와 산책하며 대화	30	10
	저녁 식사 준비 돕고 저녁 먹고 부엌 치우고 아내와 음악을 들으며		50
	여름휴가 계획을 짰음		40
	각 요소들이 나타내는 총 시간(분)	10	470

캔디스, 61세

캔디스와 남편은 은퇴했다. 일 주에 한 번, 며느리가 볼일 보러 갔을 때 오전에 4살 난 손자를 돌본다. 다음의 표는 이전에 가만히 있었던 30분의 비는 시간에 운동을 하게 된 변화를 보여준다. 추가로 손자도 활동하는 것을 즐기게 되었다!

예시 #3, 캔디스(전)		신체활동을 했습니까?	
시간	일, 활동	예	아니오
오전 8시~정오	아침에 며느리가 손자를 데려다 줌	5	45
	손자와 만화 봄		30
	보드게임, 카드게임		25
	스낵을 준비하고 같이 먹음		60
	손자가 혼자 놀거나 TV보고 있을 때 편지나 이메일 씀		45
	집에 돌려보내기 전 며느리와 커피		30
	친구들에게 전화		
	각 요소들이 나타내는 총 시간(분)	5	235

운동하지 않은 대신에 한 일들.

- 보드게임

앞으로 할 일들

- 손자와 공원 산책하거나 그네를 밀어준다.

예시 #4, 캔디스(후)		신체활동을 했습니까?	
시간	일, 활동	예	아니오
오전 8시~정오	아침에 며느리가 손자를 데려다 줌		45
	손자와 만화 봄		
	공원에 가서 손자와 산책, 그네 밀어주고, 다른 활동적인 놀이	20	
	걸어오기 싫어하는 손자를 달래서 걸어 옴	10	25
	스낵을 준비하고 같이 먹음		25
	손자가 혼자 놀고 있을 때 편지나	5	60
	이메일 쓰고 전화	5	
	집에 돌려보내기 전 며느리와 커피		45
	각 요소들이 나타내는 총 시간(분)	40	200

어떻게 시간을 쓰고 있는지에 대해 개인 시간 조사표로부터 무엇을 배웠는가? 운동하지 않았던 시간들에 대한 변화는 당신을 놀라게 할 것이다. 일상생활에 조금 더 신체적인 활동을 넣고 싶지만 어떻게 해야 할지 잘 모르겠다면 계속 이 책을 읽어 보아라!

성취도 평가하기

시간에 대한 압박감이 스트레스를 주고 불안감을 느끼게 하는가? 바쁜 사람들에게 시간 관리는 스트레스를 줄이는 효과적인 방법이며 운동을 함으로서 몸 상태를 유지하게 해 줄 방법을 찾게 해 준다. 이미 완성시켜 놓은 개인 시간 조사표를 Action Box 4.3을 이용할 때 쓰도록 하여라. 성취도를 평가하고 나아가 이루고 싶은 조정 방법에 대해 생각해 보자.

활동량을 늘리기 전, 벤의 결과값(예시 #1, 90쪽)을 보도록 하자. 벤은 배우자와 주중에 가치 있는 시간을 많이 보내지 않는다는 사실을 알아차렸다. 예시 #2에서 보여주듯이, 그는 아내에게 같이 산책을 하거나 같이 어딘가를 가보지 않겠냐고 제안했다. 또한 그 둘은 저녁을 먹은 이후에 TV를 끄고 활동적인 휴가를 위해 음악을 들으며 대화를 나누기로 했다.

Action Box 4.3 성취도 평가

3개의 개인 시간 조사표에서 얻은 기록을 주요한 성취도를 평가하는 데에 쓰도록 하자. 3개의 주요 영역에서 쓴 각각의 시간을 계산하라. 세 영역의 총 합은 3일에 72시간으로 같아야 한다.

생산적인 근무 시간 – 직장, 자원 봉사, 출퇴근, 집에서 하는 직장 관련 일, 용건 처리, 집에서 하는 일들(청소, 요리 등)과 같은 생산적인 활동들.

다른 이들과 함께 보내는 시간 – 다른 사람들과 상호작용하는 시간(배우자, 부모, 친구들이나 가족구성원)을 포함, 육아나 양육 등 사회 활동.

개인적 시간 – 수면, 낮잠, 휴식, 치장과 개인위생을 위해 쓰는 시간을 포함하여 운동을 하거나 독서, 명상, 기도 등 스스로를 위해 하는 일들.

예시 #1 벤			
일	생산적인 근무 시간	다른 이들과 함께 보내는 시간	개인적 시간
주중	9시간 45분	1시간 50분	12시간 25분

일	생산적인 근무 시간	다른 이들과 함께 보내는 시간	개인적 시간
주중	시간	시간	시간
주중	시간	시간	시간
주말	시간	시간	시간
총 합 = 72	시간	시간	시간

균형 맞추기

균형은 시간 관리에 대해 이야기할 때 자주 사용되는 단어이다. 당신은 일, 관계, 개인이라는 인생의 3가지 중요한 영역에서 시간과 힘을 적절히 배분하고 있는가? 어떤 사람들은 일이나 다른 생산적인 노력에 대해 굉장히 맹목적이기도 하다. 그들은 일을 즐기고 깊이 관여하는 수준을 넘어선다. 어떠한 특징들이 나타날까?

- 생산적인 활동을 하지 않으면 죄책감을 느낀다.
- 자유롭거나 정해지지 않은 시간을 즐기기가 힘들다.
- 일을 하지 않는 사람들을 비난한다.
- 평균 작업량을 통제할 수 있다는 것을 부정한다.

다른 사람들과의 관계는 당신의 복지에 비판적이다. 그러나 일이나 생산성과 같이, 좋다고 생각한 것들 중 많은 일들이 불균형을 일으킬 수 있다. 어떤 이들은 시간과 에너지를 타인에게 쓴다. 그들은 스스로와 스스로의 일을 게을리한다. 당신도 이런 특징들을 가지고 있는가?

- 주위에 있는 사람들의 요구를 만족시키고 낙으로 삼아야 하는가?
- 다른 사람들이 당신에게 기대는 것을 허용하는가?
- 더 많이 일할수록 다른 사람들이 당신에게 더 많이 기대한다고 느끼는가?

스스로를 돌보는 것은 생산성과 관계에 대한 소망의 기초이다. 모든 영역들이 상호 연관되어 있다. 이러한 특징들을 가지고 있는가?

- 혼자만의 시간을 가질 때 죄책감이 느껴진다.
- 개인적인 필요를 위해 다른 사람들의 책임을 가져간다.
- 치장을 하거나 위생에 들이는 시간을 아낀다.
- 스트레스 해소를 위해 음식이나 술, 담배를 한다.

정기적으로 운동할 시간을 찾는 것은 스스로를 돌보는 하나의 방법이다. 스스로를 돌볼 시간을 잡을 때 아마도 그간 성취한 많은 것들에 대해 놀라게 될 것이다.

지금까지 당신의 삶을 너무 과대평가 하거나 과소평가 하지는 않았는가? 어떤 경우에건, 이번 주에 성취하고자 하는 균형감 있는 변화를 확인 하도록 하자. Action Box 4.4에 할 일을 적도록 한다.

Action Box 4.4 삶에 균형감을 가져오기 위해 해야 할 것

벤, 59세

이번 주에 삶의 균형을 위해 이러한 일을 할 것이다.

■ 일 끝나면 아내와 산책하고 하루 있었던 일에 대해 이야기 한다

■ 저녁을 먹고 나면 TV를 끄고 아내와 대화의 시간을 갖는다.

■ 아내와 함께 활동적인 휴가를 위한 계획을 짤 것이다.

이번 주에 삶의 균형을 위해 이러한 일을 할 것이다.

■ ______________________________

____

■ ______________________________

____

■ ______________________________

____

시간을 더 효율적으로 쓰기

당신에게 얼마나 많은 요구사항과 책임이 있건 간에 당신은 시간을 더 효율적으로 쓴 방법을 찾을 수 있다. 시간 관리법을 잘 수행하는 것은 신체적 정신적 건강을 향상시킬 것이다. 스스로의 삶을 잘 관리하고 있다는 느낌이 들 것이고 다른 책임이나 흥미와 타협하지 않고도 활동적일 수 있는 시간을 찾는 것이 가능해질 것이다. 아래에 나와 있는 시간관리 팁을 살펴보아라. 한두 가지를 택하여 다음 주 동안 실행해 보자.

시간 관리 팁

- 우선순위를 정해라. 꼭 해야 할 것, 하고 싶은 것, 시간이 있다면 할 것에 따라 구성하라.
- 무리하지 말라. 한계를 설정하여 스스로를 보호해라. 죄책감 느끼지 말고 안 된다고 말하자.
- 완벽주의자가 되려 하지 말라. 받아들일 수 있는 과정은 시간을 덜 잡아먹는다.
- 정돈하는 데에 시간을 쓰자. 돈 계산을 위한 시스템을 구축하는 것이 가능한가? 출장이나 휴가 갈 때 짐을 더 잘 쌀 수 있는 방법이 있을까?
- 일하는 시간을 효율적으로 정리하라. 가장 기운이 좋을 때 힘든 일을 처리하라. 중요한 일을 가장 처음 한다. 시간에 맞는 일을 하도록 한다.
- 다른 사람과 협동하는 법을 배운다. 필요할 때는 도움을 요청하라. 8장에서 다른 사람에게 도움을 구하는 방법에 대해 알아볼 수 있을 것이다.
- 돈 주고 시간을 사라. 돈이 있으면 그걸 써서 쉬운 일을 다른 사람에게 하도록 해라.
- 운전하면서 음악을 듣거나 산책하며 친구와 대화할 때와 같이 복합적인 일을 할 수 있을 때 일람표를 만들어라.

신체적인 활동을 하는 건강한 삶의 방식

5분에서 15분 정도 걸리는 수 백 개의 신체활동은 당신을 건강하게 한다. 짜여진 운동보다는 신체적으로 활동을 하는 삶의 방식 하에서 많은 효과가 오지만 그 종류는 너무 많다. 당신 개인적인 시간 조사표를 살펴보아라. Action Box 4.5를 하루 동안 어떤 활동들로 효과를 낼 수 있을 지에 대해 계획하기 위해 완성하라. 벤과 캔디스가 업무나 책임을 무시하지 않고 더 활동적으로 될 수 있었는지에 대해 상기해 보라. 다음 아래는 몇 가지 아이디어들이다. 당신의 마음을 끄는 것이 있을까?

집에서

- 힘차게 집안일 하기. 런지 자세를 하면서 힘 있게 청소기를 민다. 운동이 되는 집안일에 대해 생각해 보자.
- 효율적이지 않은 것을 계획하라. 식료품을 내려놓을 때나 쓰레기통을 비울 때 더 많이 움직일 수 있는 방법을 만들어라.

- 메일박스에서 우편물을 꺼낼 때 더 많이 걸을 수 있다.
- 운전을 하는 것 대신 자전거를 타거나 걷자. 주차 공간 찾는 것 보다 걷거나 자전거를 타는 게 더 쉽다.
- 이웃들에게 봉사하자. 나무를 심거나 쓰레기를 치우거나 놀이터에 기구를 설치하는 일 들이 있다.

직장에서

- 몇 분 일찍 출근하여 입구에서 먼 곳에 주차할 수 있도록 하자.
- 버스를 타되 몇 정거장 전에 내려서 걸어오도록 하자.
- 동료들과 산책 팀을 만들자
- 컴퓨터 위에 타이머를 올려두고 보면서 더 자주 일어나 움직이자고 상기한다.
- 전화보다는 직접 가서 이야기하자.
- 걸어 다니면서 프로젝트를 짜고 감독한다.
- 전화통화 하면서 걷거나 스트레칭을 한다. 운동을 위해 튼튼한 고무줄을 쓴다. 책은 손에 드는 아령 같은 기능을 할 수 있다.
- 하루의 마무리를 약간만 늦추자. 집으로 가기 전 조금 걷는다. 아마도 끔직한 교통체증을 겪지 않게 될 것이다.

여행, 여가 시간에서

- 비행기를 기다리면서 터미널을 걷는다.
- 수영장이나 운동시설이 있는 호텔을 이용하고 그런 시설을 쓸 수 있는 시간을 마련한다.
- 관광하면서 걷자. 박물관에서 식물원까지, 역사적인 장소들을 보며 걷는 것이 좋다.
- 둘 다 활동적인 상태를 만들기 위해, 아이와 게임을 한다. 예를 들어 스캐빈저 헌트(파티용품 공짜로 얻어오기)는 좋은 방법이다.
- 운동경기를 볼 때, 좌석에 앉아있지 말고 통로를 걸어 다닌다.

- 골프, 정원 손질, 목공, 춤이나 카누 같이 활동적인 취미를 갖자.
- 극장이나 콘서트장, 스포츠 시설물에서 안내원으로 일하라.

Action Box 4.5 건강을 위한 나만의 방법

평소 생활에 신체적인 활동을 녹아들게 할 수 있는 새로운 방법을 적어 보도록 하자. 명확하게 써야 한다. 예를 들어 "일을 마치고 나서 걷는다"라고 적기 보다는 "신문을 읽기 전에 적어도 한 번 집 주변을 산책한다"라고 적는 것이 좋다. 경보와 비슷한 강도로 할 수 있는 일을 적도록 한다. 한 번에 적어도 5분은 하도록 목표를 세운다.

집에서 할 수 있는 것.

1. ______________________________

____

2. ______________________________

____

3. ______________________________

____

직장에서 할 수 있는 것

1. ______________________________

____

2. ______________________________

____

3. ______________________________

____

여가시간에 할 수 있는 것

1. ______________________________

____

2. ______________________________

____

3. ______________________________

____

요 약

이 장에서 우리는 당신의 현재 레벨과 시간을 살펴보기 위한 도구로 만보기를 소개했다. 움직이지 않고 스스로가 얼마나 많은 시간을 보내고 있는지에 대해 놀랐는가? 만보기를 이용하는 것은 전체적인 활동량을 자각할 수 있게 해 주고 더 많이 걸을 수 있는 방법을 찾게 도와준다. 당신이 보통의 평범한 사람이라면 시간 관리안을 만드는 것이 신체적 활동을 늘이는 것에 도움이 될 것이다. 또한 시간 관리안을 만드는 것은 스트레스를 줄여 주며 스스로가 삶을 잘 관리하고 있다는 생각을 갖게 해 준다.

다음 장에서는 어떻게 하면 신체적 활동을 구체화 할 수 있는지에 대한 방법에 초점을 맞추고 있다. 당신은 맞는 신발과 옷을 택할 필요가 있다. 또한 집이나 다른 장소를 새로운 습관에 도움이 될 만한 방향으로 정돈하는 법도 알게 될 것이다. 당신은 스스로 활동적이어야 함을 상기해야 한다.

이 장의 체크리스트

다음은 당신이 이 장에서 배운 것을 실제 생활에 적용시킬 몇 가지 방법들이다. 며칠, 몇 주에 걸쳐 가능한 한 많이 해보도록 한다.

- ☐ 얼마나 오랫동안 움직이지 않고 있었는지 평가하라. 그 시간동안 할 수 있는 다른 활동들을 생각해 보라. 3장에 나온 양식을 이용하여 당신의 행동과 신체적 활동에 대한 생각을 기록하도록 하자.
- ☐ 만보기를 장만하여 하루 걷는 걸음 수를 한 주간 파악하라. 걸음 수를 늘리기 위한 목표를 설정한다. 만보기를 계속 찬 후 걸음 수를 검사한다. 일일 걸은 수를 파악해 두어라.
- ☐ 개인적 시간 관리 표에 따라 시간을 쓰도록 한다. 활동을 허락할 만큼 조절하도록 한다. 시간 관리를 할 때 유용히 쓸 수 있는 팁을 사용한다.
- ☐ 집, 직장 그리고 여가시간 동안 신체적으로 활동적일 수 있을 삶의 방식을 적어도 5가지쯤 생각해 본 후 실행한다.

Chapter 5

체계적인 준비

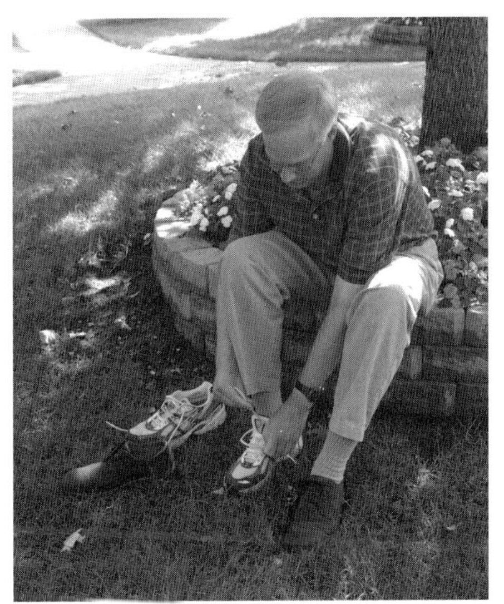

이 장에서는

- 활동성 있는 신발과 옷 고르기
- 활동량을 높이기 위한 환경 만들기
- 매일매일 운동에 대한 생각하기
- 활동성을 높이기 위해 스스로에게 줄 상에 대해 생각해 보기
- 신체적인 활동을 높이기 위한 단기간의 목표 설정

이제 당신은 얼만큼이나 스스로의 삶에 운동이라는 단어를 포함시킬 수 있을지에 대해 알았기 때문에 기회가 나타났을 때 모든 준비가 갖추어져 있기를 원할 것이다. 운동을 하기 위해 가장 필요한 것은 편한 신발과 적당한 옷차림이다. 하지만 그것만 준비한다고 전부가 아니다. 스스로 운동을 하겠다고 생각을 해야 한다. 한주 대부분을 활동적인 상태로 보내는 사람들은 스스로의 습관을 돕기 위해 주변 환경을 잘 갖추어 놓는다.

활동성 있는 신발

당신은 편안하고 활동에 도움이 되는 신발을 신어야 한다. 계단을 오를 때나 운전 대신 걸어다닐 때에 전문적인 운동화가 필요한 것은 아니다. 매일매일 언제나 신었을 때 편한 신발을 신어야 한다.

많은 신발 회사들이 오랜 시간 신었을 때를 위한 쿠션이나 기능이 들어간 멋진 신발들을 만든다. 10분, 혹은 2시간 쯤 신어보고 신발을 택해야 한다. 선호하는 디자인을 찾았다면 색깔별로 몇 켤레 사는 것이 좋다. 여성은 굽이 낮은 것을 고르는 것이 좋다. 남성은 조이는 정도를 선택할 수 있도록 로퍼 보다는 끈이 달린 신발을 택하는 것이 좋다. 다음 페이지에 있는 팁을 살펴보자.

일상에서 신을 수 있는 편한 것 대신 좀 더 본격적인 운동을 할 때 신을 운동화가 필요할지도 모른다. 흔히 크로스 트레이닝 신발이라고 불리는 이런 운동화는 다양한 활동을 위해 디자인 되었다. 다른 신발들은 다음에 나오는 좀 더 특정한 활동들을 위해 제작된 편이다.

- 효과 - 땅을 밟았을 때의 느낌을 위해 적당한 완충제를 넣은 신발
- 수직, 수평 운동 - 걷거나 조깅을 할 때 같은 수직 운동이나 테니스, 농구를 할 때와 같은 수평 움직임과 같은 특정 요구를 충족시키는 신발.
- 발목이 삐일 우려 - 어떤 경우에, 신발은 발목을 다칠 경우를 대비해 더 많은 보호 장치를 제공한다.

다양한 종류의 신발을 설명하기 위해 걸을 때, 테니스를 할 때, 피트니스 센터에

다닐 때 쓰는 신발들을 비교해 보자.

- 걸을 때 쓸 신발은 어떤 스타일도 가능하다. 굽이 부드럽고 발바닥 아치에 편안하며 적당한 굽이 있고 발가락에 공간이 넉넉하면 된다. 엄지발가락과 신발 끝부분 사이는 공간이 넉넉해야 한다. 경사 진 굽은 발 앞부분을 편안하게 해 준다.
- 테니스화는 발꿈치와 발 앞부분의 충격을 흡수하기 위해 신발 창 중간 부분에 적당한 완충제가 들어가야 한다. 튼튼한 외관은 테니스를 하는 시간 동안을 위해 튼튼해야 한다. 서브를 할 때 앞발가락을 쓸면 신발이 마모가 되므로 앞부분에 캡이 씌워져 있다. 좌우의 움직임과 발목 보호를 지지할 수 있어야 한다.
- 그룹형 피트니스를 위한 신발은 특히 발 앞부분에 충격이 쏠리기 때문에 신발 창이 부드러워야 하고 완충제가 많아야 한다. 유연함과 넓은 지지대 또한 중요

적당한 신발을 고르기 위한 팁

- 처음으로 운동화를 고르는 것이라면 개인적으로 조언을 줄 수 있는 직원이 있는 상점에 가는 것이 좋다. 직원은 질문에 답을 해 줄 수 있으며 당신의 요구에 맞는 신발을 골라 줄 것이다.
- 다양한 브랜드와 종류를 갖춘 곳에서 쇼핑하라.
- 저녁때 발이 좀 더 커지므로 그 때 신발을 신어 보도록 한다.
- 신발과 함께 신을 양말을 가져가 보는 것이 좋다.
- 보정기구를 낄 거라면 깔창을 뺄 수 있는 신발을 택한다.
- 발가락 부분에 여유가 있는지 발가락을 펴고 움직여 본다. 앞 공간이 넉넉해야 한다.
- 신발 끈을 묶어 끈 구멍과 신발혀 사이의 공간을 확인한다. 약 1인치(2.54 cm) 정도가 적당하다. 공간이 좁은 것은 신발이 너무 크다는 뜻이다. 공간이 너무 크면 신발이 너무 작다는 뜻이다.
- 굽이 미끄럽지 않은지 확인하려면 발끝으로 서 본다.
- 발바닥의 편안함을 위해 신발의 아치 부분을 확인한다.
- 편안함과 완충이 되는지의 여부를 위해 상점을 걷거나 조깅한다. 카펫이 깔린 곳 대신 딱딱한 곳에서 해야 한다.
- 신발을 집으로 가져와 몇 시간 신어 본다. 밤에 신어보는 것이 좋다. 활동 종류에 따라 신을 바꾸어 신어 본다. 만약 편하지 않다면 환불을 하고 다른 것을 찾아본다.

하다. 발목이 삐는 것을 줄이고 뒷부분을 지탱하기 위해 앞부분이 조금 더 높은 신발이 좋다.

만약 잘 맞는 신발을 찾았다면 그 상품을 쓴다. 미래를 위해, 혹은 상황에 대비해 한 켤레 더 사는 것도 좋다. 만약 발에 땀이 많으면 번갈아 가면서 신고 완전히 말려야 한다. 매일매일 신발을 닳게 하는 것 보다 두 켤레가 번갈아 가면서 닳는 것이 낫다.

신발과 발 점검

신고 있는 신발은 당신의 발과 필요한 신발에 대한 많은 것을 이야기해 준다. 갖고 있는 신발들을 나란히 놓아 보라. 신발을 어떻게 신었는가? 대부분의 신발들은 뒷굽으로 알 수 있지만 다음과 같은 구분법을 파악하도록 한다.

- 보통 – 신발이 똑바르고 균등하게 닳아 있다.
- 안쪽으로 닳음 – 신발이 안쪽으로 기울었고 엄지발가락 아래쪽과 앞발 안쪽이 닳아 있다.
- 바깥쪽으로 닳음 – 신발이 바깥쪽으로 기울었고 새끼발가락부터 뒤꿈치까지가 닳아 있다.

표 5.1는 당신에게 특별한 점을 가진 신발이 필요할지에 대해 쉽게 알 수 있게 한다.

만약 달리기 좋아하는 사람들이 신발에 대해 이야기 하는 걸 들은 적이 있다면 당신은 그들이 차의 타이어에 대해 이야기 하고 있다는 생각을 했을 것이다. 달리는 사람들은 신발 한 켤레로 몇 마일을 달릴 수 있는지 안다. 모든 운동화들은 제한된 시간만큼만 신을 수 있다. 당신은 이럴 때 새 신발이 필요하다.

- 밑창 무늬가 닳았을 때
- 뒷굽이 닳았을 때
- 발가락 부분이 얇아지고 닳았을 때

- 오래 걸었을 때 피곤함을 느낌, 특히 발바닥 아치가 불편하다.
- 운동 후 정강이, 무릎, 엉덩이가 아프다.
- 500마일을 걸은 후, 혹은 10달 내지 12달 지난 후 신발이 닳기 시작한다.

표 5.1 신발이 어떻게 닳아 있는가?

	상태	해결방법
보통	발 앞부분과 뒤꿈치가 걸을 때마다 완벽하게 균형이 맞는다.	별다른 것이 필요 없다.
안쪽으로 닳음	안쪽으로 너무 많이 기댄다. 걸을 때 우선 바깥쪽으로 바닥을 치고 그 후 안쪽으로 기울어 진다.	안정적이고 움직임을 제어해 줄 수 있는 신발
바깥쪽으로 닳음	바깥쪽으로 너무 많이 기댄다. 걸을 때 우선 안쪽으로 바닥을 치고 그 후 바깥쪽으로 기울어진다.	발이 안쪽으로 기울지 않기 때문에 충격을 흡수해 줄 수 있는 완충재가 많이 들어간 신발이 필요하다. 또한 발 안쪽에 충격이 주로 가기 때문에 튼튼한 완충재가 필요하다.

개인 프로필

게리, 75세

게리는 지금까지 마라톤은 21번이나 했지만 지금은 주로 조깅을 한다. 그를 만나면 바로 그가 굉장히 활동적인 삶을 살고 있다는 사실을 알아챌 수 있다. 그는 날씬하고 튼튼하며 걸음걸이가 가볍다, 자켓과 넥타이를 할 때도 그는 운동화를 신는다. 그것이 그의 트레이드 마크이다. 그는 어느 때에나 3켤레 내지는 4켤레의 운동화를 갖고 있다. 호숫가의 오두막, 보트 안, 그의 차, 차고, 아내의 차, 가방 등 운동하고 싶은 어느 때에나 그는 그 신발들을 갖고 있다. 그는 신체적인 활동을 위해 늘 맞는 신발을 가지고 다닌다.

발 돌보기

잘 안 맞는 신발을 신기 때문이기도 하지만 신발이 닳는 시간은 노년층에게 발 문제를 일으키는 가장 흔한 이유이다. 류마티스 관절염이나 퇴행성 관절염, 다리 혈액순환 문제, 발 기형이나 통풍은 다른 문제도 일으킬 수 있다. 흔한 발 문제나 그 원인, 증상에 대한 정보를 위해 표 5.2를 확인하라. 이런 특정 문제에 대한 예방, 치료를 위한 팁도 제공되어 있다. 발을 다쳐서는 안 되고 활동을 위해 보호해야 한다.

발을 건강하게 유지시키기 위해 아래의 추가적인 팁을 따라보자.

- (뜨겁지 않은) 따뜻한 물과 비누로 발을 닦는다. 부드러운 수건으로 발을 닦되 발가락 사이도 닦는다.
- 수분 공급과 마사지를 위해 로션을 쓴다.
- 발가락을 건조하고 깨끗하게 유지시키려면 발가락 사이에 항진균제 파우더를 바른다.
- 발톱은 가장자리를 둥글게, 나머지는 직선 모양으로 정리한다.
- 티눈이나 굳은살을 정리할 때는 의사나 발병 전문의를 찾는다.
- 발 모양에 잘 맞는, 윗부분이 부드럽고 유연한 신발을 신는다. 미끄럽지 않은 밑창과 낮은 굽은 편안하고 안전하다.
- 신발을 천천히 길들인다.
- 혈액순환을 위해 몇 시간마다 걷는 시간을 갖는다(칼로리 소모에도 도움이 된다).

〈표 5.2〉 노년층에 흔한 발 문제

상태	원인 혹은 증상	예방과 치료
균상종 및 세균 문제.	홍조, 물집, 피부 벗겨짐, 가려움을 동반. 제대로 치료가 되지 않으면 감염이 더 심해지고 치료도 어렵다.	발, 특히 발가락 사이를 깨끗하고 건조하게 유지시킨다. 공기 중에 발을 내 놓는다. 살균 파우더를 매일 뿌린다. 심각하거나 재치료 하는 경우에는 의사에게 가서 약 처방을 받는다.
티눈과 굳은살	뼈가 있는 부분이 신발에 문질러지며 생기는 마찰과 압력 때문에 생긴다.	제대로 맞는 신발을 신는다. 좋은 패드를 쓴다. 스스로 치료하려 하지 말라. 특히 당뇨가 있거나 혈액순환이 나쁘다면 더더욱.
엄지발가락 안쪽의 염증	엄지발가락 관절이 밖으로 튀어나와 있어서 부어오르고 만지면 아프다.	발등이 드러난 신발을 신는다. 월풀 목욕을 한다. 주사나 수술 상담을 위해 의사를 찾아간다.
살로 파고드는 발톱	잘못 손질된 발톱 때문이다.	발가락 끝 부분에서 수평이 되도록 발톱을 자른다.
노랗게 된 발톱	세균 문제. 나이와 연관된 문제이기도 하다.	보통은 별 치료를 요구하지 않는다.
통증	발의 근육 긴장 문제. 장기간 서 있는 것, 잘 맞지 않는 신발이나 과체중 때문이다.	제대로 된 신발, 발꿈치 패드를 쓴다.

다리 아래부분(정강이)이나 무릎에 통증이 오래 서 있을 때마다 심해진다면 보조기구를 쓰는 것으로 도움을 받을 수 있다. 신발 안의 발 위치를 교정하거나 발 문제를 해결하기 위해 보조기구가 들어간다. 평발인 사람들은 이런 보조기구가 가장 필요한 사람들이다. 보조기구에는 많은 종류가 있다. 발 전문의나 치료사들이 당신의 발과 신발을 딱 맞게 하기 위해 맞춤으로 만들어 주기도 한다. 보통의 아치 지지대나 주형은 상점에서 구할 수 있다.

심각한 경우에는 수술이 발 문제 해결을 위해 필요할 수 있다. 비록 성공적이라고 할지라도 수술은 고통스럽다. 또한 수술은 몇 주에서 몇 달 동안 걷거나 서는 것에 제한을 둔다. 다른 방법들이 통하지 않았을 때만 수술을 고려해 보아야 한다. 꼭 수술을 받아야 한다면, 치료 기간 동안에는 근육의 힘과 스태미너를 위해 무게를 견

디지 않아도 되는 사이클 운동을 하는 것이 좋다.

50세 이상의 사람들에게 흔한 당뇨는 심각한 발 문제를 일으킬 수 있다. 당뇨는 발에 혈액 공급을 낮추고 기분을 저하시킬 수 있다. 상처나 통증 문제는 예고 없이 찾아올 수 있으며 제대로 치료되지 않을 수 있다. 더 나쁜 경우, 절단해야 할지도 모른다. 당뇨가 있다면 매일매일 발을 잘 돌봐야 한다. 발바닥을 체크하기 위해 거울을 쓰거나 다른 사람의 도움을 받는 것이 좋다. 다음 사항을 살펴보자.

- 온도의 변화 – 뜨거운 부분
- 크기 변화 – 부어있거나 손으로 눌렀을 때 아픔
- 피부 변화 – 물집, 상처, 쓰림, 발가락 사이의 갈라짐
- 색깔 변화 – 푸른색, 붉은 색, 혹은 창백해진 부분

당뇨에 걸린 사람을 위한 사항이 아래에 준비되어 있다.

당뇨에 걸린 사람들을 위한 발 보호 법

해야 할 것

- 신발 속에 들어간 물질이나 거친 부분을 살피기 위해 매일 신발을 점검한다.
- 바위나 돌, 보도의 연석과 가구의 다리를 주의하라.
- 매일 양말을 신고 매일 갈아 신어라.
- 구멍이 나거나 닳은 양말을 신지 말라.
- 고무줄이 발목에 있는 합성 재질로 된 배수 기능이 있는 양말을 택한다.
- 발을 따뜻하게 한다. 잘 때도 양말을 신는다.

하지 말아야 할 것

- 빌톱을 짧게 깎는다.
- 뜨거움 물로 발을 닦는다.
- 핸드크림이나 로션을 발가락 사이에 칠한다.
- 발에 뜨거운 전기장판이나 물병, 난로를 대고 있는다.
- 발에 반창고를 붙인다.
- 봉제선이 두꺼운 양말을 신는다.
- 면양말을 신는다. 면양말은 땀을 흡수하고 덜 연마되는 경향이 있다.
- 하이힐이나 오픈토 신발을 신거나 맨발로 걸어다닌다.
- 요오드나 알콜, 소금, 과산화수소 같이 마르게 하는 약물을 발에 바른다.

운동을 위한 옷

어디서 운동을 할 것인가가 무엇을 입을 것인가를 결정한다. 집이나 이웃, 헬스클럽에서 실내운동을 할 때는 편하게 느껴지는 옷 무엇이든 입어도 좋다. 실생활에서 활동적이어 질 때의 장점은 옷을 바꾸어 입을 필요가 없다는 것에 있다. 어디에 있던 간에 무엇이든 입어도 좋다.

무엇을 입을 것인가는 야외 활동을 할 때 가장 중요하다. 야외 활동을 위해 다음과 같은 4가지의 L을 기억하라.

- 밝은 색(Light-colored)
- 헐렁한 옷(Loose-fitting)
- 가벼운 옷(Lightweight)
- 겹쳐서 입기(Layered)

날이 따뜻하다면 느슨하며 밝고 빨리 마르는 재질의 옷을 입는다. 날이 서늘하면 가벼운 옷을 겹쳐 입는다. 껴입은 몇 겹의 옷 사이에 공기가 가두어져서 두꺼운 옷을 한 겹 입은 것 보다 따뜻하다. 필요에 따라 입고 벗을 수도 있다.

처음 입은 옷이 면이나 울이 되는 것을 피하라. 이 섬유들은 수분을 흡수하려 당신의 피부로 바로 전달하기 때문에 추워질 수 있다. 수분이나 땀을 바깥으로 내보내는 폴리프로필렌 소재의 옷을 택한다. 울이나 합성섬유로 된 옷을 보온을 위해 바깥쪽에 입는다. 자유로운 활동을 위해 느슨하게 입는다. 바깥에 입은 옷은 바람으로부터 지켜주고 수분을 날아가게 하며 안에 입은 옷을 마른 상태로 유지하게 한다. 만약 젖을 것 같은 상황이라면, 특히 날씨가 춥다면 특별한 주의사항이 필요하다. 비올 때 입는 옷은 반드시 목과 손목, 발목부분에 라텍스로 된 고무 막이가 필요하다. 앞에 달린 지퍼는 누수의 원인이 되므로 후드가 달린 풀오버 자켓을 입는다. 마른 상태를 유지하는 것은 따뜻하고 편안한 상태를 유지한다는 것과 같다.

야외 활동 중에, 돈이나 열쇠, 신분증, 썬크림이나 손수건을 넣을 수 있는, 허리에 달 수 있는 작은 가방이 필요할 수도 있다. 만약 물을 구할 수 있는지 없는지 알 수 없는 곳에 간다면 물을 가져가도록 한다. 어깨끈이 달린 물병은 물을 가지고 다니는 것을 쉽게 해 준다. 다른 야외 활동이나 스포츠, 즉 자전거나 하이킹, 카누,

수영, 스키, 라켓으로 하는 스포츠, 골프와 같은 것은 특별한 옷이나 도구가 필요하다.

탈수와 과열

탈수는 움직이고 있을 때 나타나기 쉬운 현상이다. 탈수는 나이가 있는 사람들에게 심각한 문제를 일으킬 수 있다. 심각한 탈수는 병원 치료를 부른다.

운동 중 땀을 흘리고 열을 생산해 내는 것은 자연스러운 현상이다. 만약 당신이 적당한 옷을 입고 있으며 온도와 습도가 적당하다면 땀은 증발하여 온도를 낮추어 줄 것이다. 만약 당신이 덥고 습도가 높은 곳에서 운동중이라면 평소보다 땀을 심하게 흘릴 것이다. 분명히 당신은 탈수로 잃은 수분을 물로 채우려 할 것이다. 나이가 들수록 목이 마를 때 물에 의지를 덜 하게 된다.

탈수는 과열과 열사병을 부른다. 둘 다 심각한 증상이다. 112쪽에서 과열과 열사병으로 인한 위험 신호를 확인하도록 한다. 탈수는 또한 변비, 신장활동 저하, 혈압 하락을 부른다. 이뇨제, 항히스타민제, 항우울제 등 약품이 탈수를 부를 수도 있다. 카페인이나 알콜이 들어간 음료도 수분을 잃게 하거나 물을 원하게 만든다.

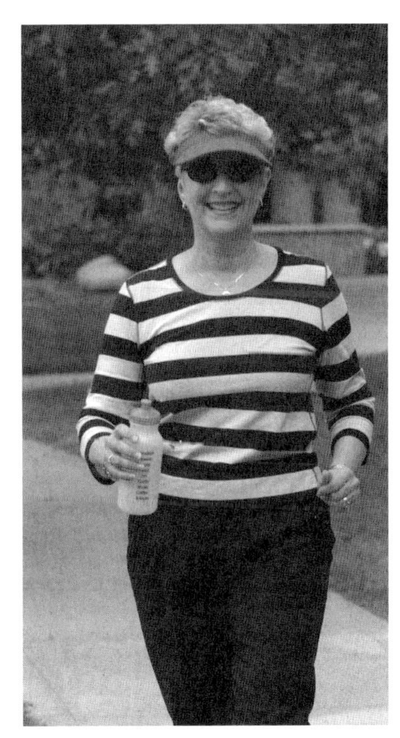

쨍쨍한 야외에서 걷기운동을 할 때는 바람에 날아가지 않을만한 선글라스와 햇빛을 가릴 모자를 지참한다.

탈수를 예방하기 위해 충분한 물을 마셔야 한다. 소변이 진한 노란색이라면 탈수현상을 의심할 수 있다. 목표는 매일 6컵에서 8컵의 수분을 섭취하는 것이다. 운동 전후로 물을 한 잔씩 마신다. 덥고 습기 찬 상황이라면 더 마신다. 30분 이상 운동을 한다면, 운동 중 물 한 컵을 마셔야 한다.

단순한 물 한잔이 가장 좋은 음료이다. 카페인

과 알콜이 들어있지 않은 과일, 야채 쥬스나 레모네이드, 저지방, 무지방 음료도 좋다. 몇 시간동안 격한 운동을 하지 않고서야 굳이 스포츠 음료를 마실 필요는 없다. 요실금이 있다고 해서 물을 덜 마시려 하지 말라. 요실금을 통제하려면 어떻게 물을 마실 것인지에 대해 의사와 상담한다. 덥고 습도가 높은 상황에서나 높은 고도에서 운동을 한다면 스스로 시간을 조절한다. 또한 적당한 옷을 입을 것을 기억하라.

과열과 열사병의 징후

운동 중 아래와 같은 증상이 있다면 운동을 멈추고 해가 들지 않는 곳으로 가서 물을 마신다.

- 두통
- 어지럼증
- 혼란
- 둔해지고 넘어짐
- 메스꺼움, 구토
- 쥐가 난다
- 땀을 너무 많이 흘리거나 전혀 흘리지 않는다.
- 오한

운동을 촉진시키기 위한 주변 환경을 구성한다.

매일 활동적이어지고 싶다면 주변을 잘 구성하는 것이 도움이 된다. Action Box 5.1은 당신의 의도를 지지하기 위해 주변 환경을 구성할 만한 방법을 제안하고 있다. 집에서, 직장에서, 그리고 여가시간 동안 활동할 수 있도록 상기시키기 위해 눈에 보이는 목표나 시도를 스스로 만들 수 있다. 아마도 움직임을 촉진시키기 위해 주변에서 어떤 것들을 제거할 필요도 있을 것이다.

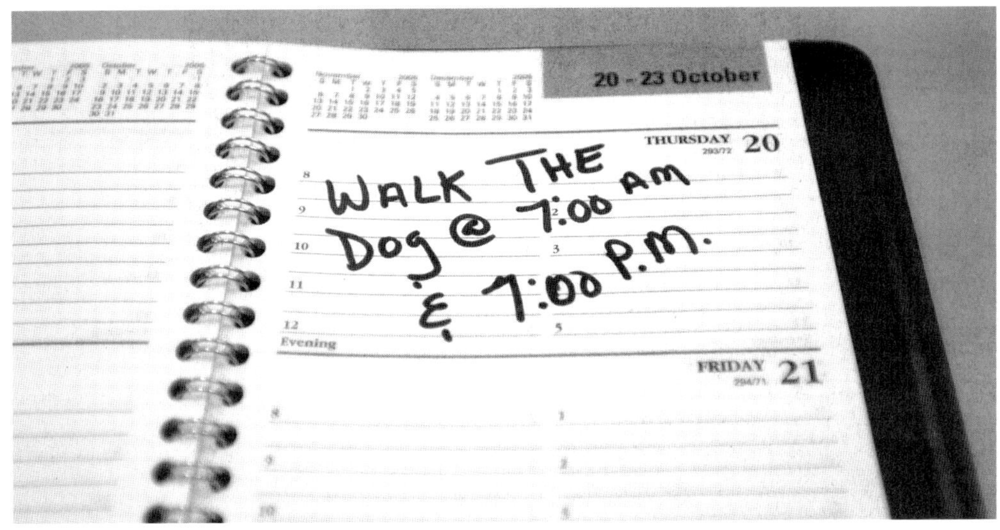

운동을 위해 메모를 활용하도록 한다.

Action Box 5.1 신체적 활동을 위한 촉진제와 계기

어떻게 스스로를 활동적이 되도록 상기시킬 수 있는가에 대한 아래의 제안을 읽어보아라. 당신에게 효과가 있을 만한 것에 표시한다. 제공된 공란에 스스로 생각하고 있는 추가적인 아이디어를 적는다. 다가오는 주에 각각의 부야에 있는 새로운 계기를 적용시켜 보도록 한다.

집에서

_____ 아침 일찍 운동하러 가기 전날 밤에 옷을 준비한다.
_____ 차고, 차 등 자주 가는 몇몇 장소에 신발을 보관해 둔다.
_____ 언제나 운동 가방을 싸 놓고 들고 다니기 쉽게 준비한다.
_____ 집 주위에서는 운동을 위한 옷을 입는다.
_____ 저녁식사 후에는 TV를 끄고 산책하러 나간다.
_____ 걸으러 나가기 전 까지는 신문이나 우편물을 읽지 않는다.
_____ 운동할 때 입는 옷은 옷장 한 칸에 몰아넣는다.
_____ 산책을 갈 때 물병을 얼려둔다.
_____ 욕실 거울에 신체적 활동을 위한 약속을 붙여 놓는다.

운동을 위한 계기

■ ______________________________
■ ______________________________
■ ______________________________

직장에서

_____ 일하는 틈틈이 운동하거나 스트레칭할 시간을 짠다.
_____ 달력에 스스로 다짐한 내용을 메모로 적는다.
_____ 매 시간마다 스트레칭을 위해 시계나 컴퓨터를 설정한다.
_____ 운동을 독려할 만한 사진을 붙여 놓는다.
_____ 편한 신발을 신는다.
_____ 빠르게 반복 운동 할 수 있는 덤벨이나 고무줄을 소지한다.

운동을 위한 계기

■ ______________________________
■ ______________________________
■ ______________________________

여가시간 중

_____ 운동을 좋아하는 사람과 같이 있는다.
_____ 차에 늘 운동을 위한 옷, 특히 신발을 지참한다.
_____ 활동적인 휴가를 위한 정보 요청
_____ 운동 시설이 있는 호텔을 예약한다.

운동을 위한 계기

■ ______________________________
■ ______________________________
■ ______________________________

개인 프로필

루빈, 59세

루빈은 직장에서 돌아왔을 때, 텔레비전 보는 것을 즐긴다. 과거 그가 걸을 때는 냉장고에 맥주를 꺼내러 가거나 신문을 집어 올 때, 의자에 앉으러 갈 때나 TV를 끄거나 아내가 저녁준비 할 때 TV를 보고 있는 정도였다. 대부분 야식을 즐겼다. 어떤 날에는 잠자리에 들기 전 의자에 앉아 움직이지도 않았다. 그가 운동을 해 보려고 마음을 먹었을 때 새로운 습관을 돕기 위해 주변 환경을 바꾸었다. 첫 번째로, 조깅화를 세탁 방 안에 두어 집에 들어올 때마다 신발이 눈에 보이게 했다. 그리고 냉장고에 걷고, 나갈 때마다 찬 물로 채운 병을 들고 갈 것에 대해 쓴 메모를 붙였다. 그는 의자에 베게를 가져다 놓아서 스스로를 앉지 못하게 했고 리모콘을 아내에게 주었다. 그리고 저녁식사 전 30동안 산책을 하기로 아내와 약속했다. 루빈은 여전히 저녁 시간에 잠시동안 TV보는 것을 좋아한다. 그는 TV를 보며 운동할 수 있도록 사이클 운동기구를 사고 싶어 했지만 아직 준비가 되지 않았다. 그는 일단 큰 돈을 들이기 전, 직장에서 집까지 걸어오기로 했다. 그는 결심하기 전 두어달 동안 스스로의 생각과 행동을 따르고 있다.

생각의 강화를 위한 보상

특히 시작단계에서, 새로운 습관을 유지하고 목표를 달성하기 위해 보상이 필요하다. 보통, 어른들은 스스로에게 보상을 주는 것을 불편해한다. 우리는 아이들과 함께 긍정적 행동을 강화시키는 방법으로 보상을 효과적으로 이용할 것이지만 그것은 우리 자신을 위해서 쓰여야 한다.

보상의 주된 두 가지는 무형과 유형 보상이다. 무형 보상은 돈이 들지 않는다. 사실 많은 사람들은 활동적이어 지는 것(좋은 기분과 외양)이 그 보상이라고 생각한다. 유형 보상은 무형 보상보다 쉽게 계획을 짤 수 있다. 모두가 선물 받는 것을 좋아한다. 당신은 스스로에게 가장 필요한 것을 알고 있다. 그 선물은 목표에 상관없이 사고 싶어 했던 것이 되면 안 된다. 들인 시간에 비해 비싼 것이라면 당신은 그 보상으로 돈을 더 많이 벌어야 한다. 단기간의 목표를 성취했을 때는 적은 돈만 들이도록 한다. 어떤 이들은 집안 청소나 세차, 도배, 잔디를 깎는 것 같이 다른 사람에게 시킬 일을 스스로 함으로써 스스로에게 돈을 지불한다고 생각한다.

다른 사람의 도움을 받는 것은 활동량을 높이려 할 때 굉장히 도움이 된다. 당신의 운동 목표를 도와주는 사람과 보상을 공유하는 것에 동의하라. 다른 사람이 포함된 보상에 대한 리스트를 아래에서 확인할 수 있다. Action Box 5.2를 당신의 노력을 강화하기 위한 무형, 유형 보상을 구체화하기 위해 완성해 보자. 이 질문들은 당신에게 맞는 보상을 결정하는 데에 도움이 될 것이다.

- 친구나 가족에게 선물을 받을 때 무엇이 좋은 선물이었는가?
- 만약 여윳돈이 조금 있다면 어떻게 쓸 것인가?
- 흥미를 위해 어떤 일을 하는 것을 좋아하는가?
- 취미나 주요 관심사는 무엇인가?
- 무엇이 당신의 기분을 좋게 하는가?
- 잃기 싫은 것이 무엇인가?
- 당신이 운동 목표를 성취했을 때 누가 가장 자랑스러워 할 것인가?

Action Box 5.2 보상 – 무엇이 매력적인가?

다른 사람들에게 효과가 있었던 보상들이 있다. 당신에게 매력적인 것들에 표시를 하라. 당신이 좋아하는 것에 대한 아이디어도 적어보도록 한다.

무형보상

____ 매일의 목표를 해야 할 일 목록에 적고 다 했을 때 지운다. 당신은 성취감을 느끼게 된다. 목표를 달성했을 때 색깔 스티커같은 유형 보상을 사용한다.

____ 스스로 한 가지를 성취했을 때마다 "나는 기분이 나아졌고 외모도 괜찮아졌어!", "스스로가 자랑스러워!", "나는 즐거운 시간을 보냈어." 같은 말을 한다.

____ 운동에 대해 긍정적인 말을 일기나 달력에 적어둔다.

____ 시간을 선물한다. 목표를 이루었을 때 마다 10분을 상으로 준다. 주말에, 스스로를 위해 쓸 수 있는 시간, 즉 벼룩시장에 가거나 박물관을 가거나 무언가를 만들며 보낼 시간이 적어도 한 시간은 될 것이다.

나는 다음과 같은 무형보상도 좋을 것 같다

____

____

____

유형 보상

____ 페디큐어, 매니큐어, 마사지나 피부관리
____ 새 향수나 샤워코롱
____ 거품 목욕 비누를 사서 목욕하기
____ 펜, 스카프, 타이, 벨트나 팔찌같이 보면서 상기시킬 수 있는 작은 물건 사기
____ 콘서트, 연극, 영화 보러 가기
____ 집이나 사무실에 둘 꽃이나 화분 사기
____ 부엌이나 직장에서 쓸 만한 도구 구입
____ 잘 보이는 곳에 걸 수 있는 작은 풍차나 새장.
____ 작은 나무나 관목을 사서 마당에 심고 자라는 것을 지켜본다.
____ 손자를 키우고 있다면 자신만의 시간을 위해 몇 시간만 손자를 돌봐 줄 사람을 고용한다.
____ 차를 꾸밀 수 있는 물건

나는 다음과 같은 유형보상도 좋을 것 같다

____

____

____

보상은 효율을 가져오므로 목표에 맞는 보상을 설정한다. 처음에는 전체적인 목표보다 단기간의 목표를 이루었을 때 보상을 주려 할 것이다. 다음 장에서 단 기간의 목표와 의미있는 보상을 설정히는 법에 대해 알게 될 것이다. 후에 당신은 활동적인 상태를 위해 장기간 계획의 한 부분으로서 보상을 이용하게 될 것이다.

다른 사람과 연관된 보상에 대한 아이디어

다음은 당신이 공유할 수 있는 보상에 대한 몇몇 아이디어들이다.

- 당신의 일에 피해가 될 만한, 햄버거와 맥주를 먹고 마시는 일을 빼고 무엇이던 간에 둘이 즐길 수 있는 일, 댄스 수업, 낚시나 하이킹 같은 일을 한다.
- 다른 사람에게 칭찬을 들어라. 그리고 말해 주어라. "알아차려줘서 고마워. 나 운동 열심히 하고 있거든. 그게 드러났다니 참 기쁘다!"
- 자주 대화를 나눌 수 없는 가족들이나 친구들과 장거리 통화하기
- 자원봉사나 기부
- 다른 이에게 조언 부탁

더 활동적이어 지기 위한 단기간의 목표 설정

운동을 하기 위해 준비된 현재 단계에 맞추어 Action Box 5.3에 목표를 설정한다. 지금 막 운동량을 늘려가고 있는 중이라면 하루나 이틀, 한 주 안에 성취할 수 있는 단기간의 목표에 초점을 맞춘다. 활동을 위해 짜야 할 일이 많기 때문에 첫 번째 목표가 실제적인 운동에 관련한 것이 되면 안 된다. 활동량을 더 늘이기 위해 목표를 만드는 것이 이 시점에서 가장 중요하다. 1장부터 4장 끝의 '이 장에서 해야 할 일'을 잘 살펴보고 단기간의 목표를 세우도록 하자. 또한 다음 페이지의 "목표설정을 위한 팁"을 살펴본다.

당신이 충분히 활동적이라면 목표에 신체적인 활동을 포함시킨다. 다른 종류의 운동에 관심이 있다면 당신은 처음에 시작할 때 하던 많은 일을 반복해야 한다는 사실을 알아차릴 것이다. 과정, 기술, 변화단계를 반복하는 능력은 삶 전체에서 신체적인 활동성을 유지하게 하는 접근법의 주요한 이점이다.

목표설정을 위한 팁

- 목표를 명확하게 세운다. 예를 들어, "이번 주 4일 동안 멈추지 않고 10분 동안 경보를 할 것이다."
- 도전적이지만 실현 가능한 목표를 세운다. 당신 같은 사람이 이 목표를 성취할 수 있을지 스스로에게 묻는다. 대답이 '예'라면 당신의 목표는 현실적이다.
- 종이에 목표를 적는다. Action Box 5.3을 보거나 일기, 달력에 목표를 적도록 한다.
- 목표를 달성하는 것에 대해 스스로에게 보상을 해 줄 계획을 짠다. 당신에게 의미 있는 보상을 만든다.
- 다른 이들과 당신의 목표를 공유하라. 다른 사람이 목격자가 되게 한다. 다른 사람의 도움은 당신에게 동기를 부여한다. 친구가 도움을 줄 수 있고 당신이 성공했을 때 보상을 공유할 수도 있다.

Action Box 5.3 스스로에게 약속

예 : 베티(준비단계)

6월 13일부터 한 주간 나는 내 활동량을 높이기 위해 다음과 같은 일을 할 것이다.

날짜	할 일
6월 13일 일요일	휘트니스 잡지에 나와 있는, 걷기에 대한 기사 읽기. 옷장에 있는 운동할 때 입을 옷 정리해서 한 칸에 넣기. 내가 사야하는 물품 생각해보기
6월 14일 월요일	걷기 경험이 있는 민디에게 목요일에 조깅화 사러 같이 스포츠용품 상점에 가 달라고 부탁. 만보기를 차고 내 운동 수준이 얼마나 되나 알아보기.
6월 15일 화요일	만보기가 측정한 내 걸음수를 기록
6월 16일 수요일	만보기가 측정한 내 걸음수를 기록. 저 활동적이어 지는 것에 대한 찬반 정리
6월 17일 목요일	만보기가 측정한 내 걸음수를 기록. 민디와 쇼핑
6월 18일 금요일	집 주변을 10분간 걸으며 새 신발 점검
6월 19일 토요일	고등학교 운동장에서 민디를 만나 같이 걷기. 민디에게 어떻게 시작하면 좋을 지에 대해 조언을 얻기. 이번 주에 이룬 것에 대해 축하하는 뜻으로 민디와 커피 마시러 가기.

상위 목록에 있는 것들을 완료했을 때 나는 다음과 같은 것을 보상으로 줄 것이다.
민디와 나는 토요일에 걷고 나서 커피 마시러 갔다.
나는 내 계획에 민디를 포함시켰다: 조깅화와 옷을 사러 나와 같이 가 줄 것이다.
서명 : 베티　　　　　　날짜 : 6월 10일
증인 : 민디　　　　　　날짜 : 6월 11일

스스로에게 약속

____________________ 부터 한 주간 ____________________ 는 ______________________________ 위해 다음과 같은 일을 할 것이다.

날짜	할 일
일요일	
월요일	
화요일	
수요일	
목요일	
금요일	
토요일	

상위 목록에 있는 것들을 완료했을 때 나는 다음과 같은 것을 보상으로 줄 것이다.

____

____

____

나는 내 계획에 ______________를 포함시켰다:

서명 : 날짜 :

증인 : 날짜 :

찬반 고찰

2장에서 당신은 운동량을 늘림에 따라 하고 있는 운동에 대한 찬반을 내리는 방법에 대해 배웠다. 다음 장으로 가기 전, 당신의 찬반양론을 돌아보자. 부록에서 양식을 복사할 수 있다. 각 항목에 표시한 총 개수를 센다. 59쪽에 표시한 응답으로 돌아가 현재의 응답과 비교한다. 신체적 활동이 더 증가한 것이 보이는가? 과거의 어려움을 깨고 문제를 해결하는 것이 더욱 쉬워졌는가?

찬성에 표시한 항목이 반대 항목에 표시한 수를 넘어선다면, 축하할 만한 일이다. 당신은 활동적인 상태를 유지하고, 그렇게 되는 방법을 찾아내었다. 아직도 많은 반대 항목이 있다면 1장과 3장에 나온, 나이가 들어감에 따라 얻을 수 있는 운동의 이점에 대해 정보를 살펴보도록 하여라. 운동의 장점은 무시하기에 너무나도 중요하다.

요 약

당신은 아마도 우리가 삶을 더 활동적으로 구성해야 할 필요가 있다는 데에 동의할 것이다. 시작하기 위해 필요한 것을 가지고 있는가? 운동하는 버릇을 위해 주변 환경을 정돈했는가? 준비가 되었다면 단기간의 목표를 설정하고 더 활동적이어 지기 위한 일을 시작하는 방법에 대해 이 장에서 배운 것을 써 보는 게 어떻겠는가? 이 장에서 우리는 신발을 고르고 옷을 고르고 발을 돌보는 방법 등 활동적인 삶을 위해 받아들일 필요가 있는 것들에 대해 소개했다. 준비가 되지 않았다면 잘 짜인 운동을 할 필요가 없다는 사실을 기억하라. 준비에 더 시간이 걸린다면 단기간의 목표는 실질적인 신체활동을 포함하지 않아도 좋다. 만약 당신이 더 공식적인 프로그램으로 움직일 준비가 되었다면 다음 장은 휘트니스 계획의 기초를 다지는 데에 도움이 될 것이다. 목표로 나아감에 따라 스스로에게 보상을 주는 것을 잊지 말아라. 당신은 보상이 아이들에게나 효과가 있다고 생각하겠지만 보상은 어른들에게도 효과가 있다.

이 장의 체크리스트

다음은 이 장에서 배운 것을 일상에 적용시킬 수 있는 몇 가지 방법들이다. 다음 며칠, 몇 주간 가능한 한 많은 활농을 해 보노록 한다.

□ 계획한 활동을 위해 적절한 옷과 편안하며 잘 맞는 신발을 산다. 신발들이 어떻게 닳았으며 당신에게 특별한 기능을 가진 신발이 필요한지 아닌지에 대해 점검해 보사. 신발이 많이 닳았다면 바꾸어라.

□ 옷을 바꾸어 입을 때 마다 만보기를 점검한다. 매일매일 만보기를 차고 전체적인 운동량을 파악한다. 평균 걸음수는 주마다 오르게 될 것이다.

□ 집에서, 직장에서, 그리고 여가 시간 동안 더 활동적이어 질 수 있는 계기를 생각해 본다. 다음 주 동안 각 분야에 적용할 만한 계기를 만들어 본다.

□ 개인적인 서약을 단기간 목표를 이루기 위해 한다. 당신의 서약은 일주일에 적용할 만한 것이어야 한다.

□ 단기간, 장기간 목표를 위해 스스로에게 줄 보상에 대해 생각해 본다. 그 보상이 스스로에게 의미가 있어야 한다.

□ 운동에 대한 찬반양론을 살펴본다. 찬성 리스트가 길어질수록 반대 리스트는 줄어든다.

□ 스스로에게 동기를 부여할 만한 주장을 한다. 스스로에 대해 쓰고 시도해 보기 위한 주장들이 116~117페이지에 있다. 그것은 일생동안 활동적인 상태를 유지할 수 있는 자신감을 높이게 된다.

Chapter 6

유산소 건강을 탐구하라

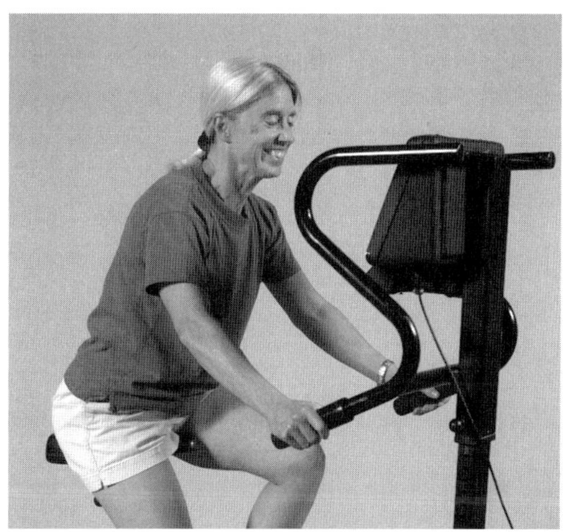

이 장에서는

- 생활방식 신체활동과 구조화된 운동 간의 차이점을 상기하라.
- 50세 이후 사람들에게 가장 중요한 신체건강의 종류를 알아보자.
- 걷기, 수영, 수중 활동, 혹은 헬스, 자전거타기등을 탐구해 보자.
- 변화에 대한 준비도 질문지를 반복해 보자.

이 장까지 이 책에서 우리가 제시한 것들의 대부분은 생활방식 신체활동이다. 생활방식 활동은 일상생활에서 당신을 활동적인 사람이 되게 하는 모든 방법인 계단 오르내리기, 걸어서 심부름가기, 마당에서 걷기 등을 포함한다. 당신이 대부분 낮은 단계부터 중간 단계 정도에 맞춰서 이런 운동을 하지만(당신은 숨을 헐떡이거나 땀을 흘리지 않는다), 이런 운동들은 당신이 전반적으로 좋은 수준의 건강을 유지하도록 도와준다. 만약 당신이 선택한다면, 당신의 건강을 위해 이런 종류의 신체활동을 충분히 할 수 있다. 당신의 목표는 하루에 적어도 30분 정도의 이런 운동을 통해서 활동적으로 되는 것이어야 한다. 당신은 한 번에 이런 모든 활동들을 할 필요는 없다. 예를 들어, 하루에 신체활동을 10분 동안 3번 반복하는 것으로도 이런 목표에 도달할 수 있다. 주요한 생활방식 신체활동의 장점은 당신이 언제 어디에서나 할 수 있다는 것이다. 당신은 하루에 이런 활동을 할 수 있다. 옷을 갈아입거나 특별한 장소에 가거나 운동을 끝마치고 샤워를 할 필요가 없다. 생활방식 신체활동은 어떤 비용도 들지 않는다.

신체활동과 운동 사이에 약간의 차이점이 있는 것을 기억하라. 신체활동은 에너지를 사용하는 모든 움직임들을 포함한다. 예를 들어, 바닥쓸기, 집안일하기, 춤추기, 정원가꾸기, 수영하기, 계단오르기, 자전거타기, 애완견과 산책하기 등이 그것이다. 움직임을 포함하고 있기 때문에 심지어 서있기(앉아 있는 것 보다는)도 신체활동이다.

구조화된 운동은 걷기, 조깅하기, 그룹 휘트니스 교실, 수영, 웨이트 트레이닝, 스트레칭, 요가, 그리고 모든 활동적인 스포츠등을 포함하는 신체활동의 한 종류이다. 구조화된 운동은 신체 건강을 증진시키기 위해 반복적인 신체활동인 것이다. 이 장에서 우리는 구조화된 운동의 형태들을 살펴보고, 특히 당신의 유산소 건강을 증진시킬 수 있는 구조화된 운동의 종류들을 알아볼 것이다.

50세 이상의 사람들에게 중요한 신체건강의 종류

신체 건강은 신체적인 일을 수행할 수 있는 우리 몸의 전반적인 능력을 말한다. 신체 건강은 당신의 몸 안에서 일어난다. 왜냐하면 신체활동이나 운동을 통해서 신체적으로 건강할 수 있기 때문이다. 상당한 정도의 신체건강에 도달하기 위해(목표) 당신은 신체적으로 활동적(행위)이어야 한다.

신체 건강의 여러 종류가 있다. 이 책은 당신이 더 늙어감에 따라 당신의 건강과 기능에 중요한 신체 건강의 종류에 초점을 맞추고 있다. 이것은 에어로빅 건강, 근육 건강, 관절의 유연함, 균형, 그리고 몸의 구성등을 포함한다. 당신이 아직 이런 종류의 신체 건강과 맞붙어 씨름할 준비가 되지 않았더라도 우리와 함께합시다! 이 장의 활동들은 어떤 종류의 건강을 당신이 노력하여 얻기를 원할 것인지 결정하도록 도와줄 것이다.

- **유산소(Aerobic) 건강.** 에어로빅(Aerobic) 이라는 단어는 '산소를 가진' 이라는 뜻이다. (심장근육을 포함한)당신의 근육은 움직이는데 산소를 필요로 한다. 당신이 유산소적으로 건강할 때, 당신의 심장, 폐, 그리고 혈관들이 제 기능을 하고, 빠르게 그리고 효과적으로 당신의 근육에 산소를 전달할 수 있다. 건강한 사람들은 매일하는 신체활동에 쉽게 피로를 느끼지 않는 경향이 있다. 그들은 심장병, 고혈압, 뇌졸중, 비만, 제 2형 당뇨병, 그리고 암 등의 낮은 발병률을 보이고 있다. 그리고 그들은 많은 나이에도 독립적인 경향이 있다.
- **근육 건강**. 근육 건강은 근력과 근지구력을 포함한다. 나이가 들면서 근육 건강은 유산소 건강만큼 근육은 당신의 삶의 질과 건강에 중요하다. 근력은 근육이 한번에 발휘할 수 있는 힘의 양을 말한다. 힘은 머리 드라이를 할 때나 머리를 빗기 위해 팔을 들거나 음식을 입에 넣기 위해 포크를 드는 것과 같이 간단한 동작을 수행하는데 필요하다. 수 십년 동안 운동을 하지 않아 근육을 잃었다면 근력은 노년에 문제가 될 수 있다.

Action Box 6.1을 완성하고, 당신이 벌써 근력을 잃었는지 알아보아라. CT 촬영이나 MRI 같은 정교한 현대적인 검사는 많은 비활동적인 노인들이 그들의 팔과 다리의 근육이 거의 없다는 것을 보여준다. 다행히도 신체활동은 당신이 얼마나 늙었는지 상관없이 근육을 다시 얻도록 도와줄 수 있다. 심지어 90세 이상의 노인들도 근육 세포를 형성하고 근력을 향상시키면서 더욱 강해질 수 있다는 것을 여러 연구에서 증명해 왔다.

근력, 계속 반복적으로 일을 수행하는 능력은 근력과 관련이 있다. 당신이 근력을 많이 요구하는 일을 할 때 당신은 장시간 그 일을 할 수 없을 것이다. 예를 들어, 당신이 계단 3개를 오를 수 있다면, 계단 하나를 오르는 것은 쉬울 것이다. 그러나 당신이 다리의 근력의 대부분을 잃었다면 한 두 계단을 오른 후 멈춰서 쉬어야 할 것이다.

Action Box 6.1 근력을 잃었는가?

다음 일들 중 당신이 한 번에 하는 게 어려운 것에 표시하시오.

____ 어린 아이 안기
____ 당신의 차에서 주방까지 식료품 봉지 두개 들기
____ 계단 오르기
____ 무거운 가구 옮기기
____ 당신의 팔을 사용하지 않고 의자나 소파에서 일어나기

다른 어려운 일들을 여기에 나열하시오:

____

____

만약 이런 일들이 당신에게 어렵다면 당신은 상당한 양의 근력을 잃었을지도 모른다. 당신이 이런 상황을 돌리기 위해 무언가 하지 않는다면 당신의 근력 쇠퇴는 계속될 것이다. 당신은 근력 이상의 것을 잃을 수 있다. 당신은 독립성을 잃을 수도 있다! 하지만 이것이 당신에게 일어날 필요는 없다. 10장에서 우리는 당신이 근력을 다시 얻는 방법을 알려줄 것이다.

- **관절 유연성.** 유연성은 근육과 관절을 자유자재로 움직일 수 있는 능력을 말한다. 당신이 스트레칭을 규칙적으로 한다면, 당신은 여전히 유연성을 유지하고 있을 것이다. 대부분의 젊은 사람들에게는 보통 문제가 되지 않지만, 수 십년 동안 운동을 하지 않은 후에 팔과 어깨의 유연성 부족은 제한이 된다. 팔과 어깨의 유연성 부족은 특히 노인들에게 일반적으로 나타난다. 경직은 매우 심각해 져서 고개를 돌려서 뒤를 돌아보는 것조차 힘들게 할 수 있다. 이런 문제는 안락의자에 앉아서 TV를 시청하는 동안에는 중요하지 않다. 하지만 붐비는 주차장에서 주차공간에 차를 후진하여 넣으려 할 때 심각한 문제가 될지도 모른다. 다른 예처럼, 유연성을 잃는 것은 당신이 신발 끈을 묶는 것을 힘들게 만들지도 모른다. 당신이 쉽게 하곤 했던 많은 일상 업무들은 유연성이 쇠퇴하면서 어렵거나 할 수 없는 일이 될지도 모른다.

Action Box 6.2를 완성하여 당신의 유연성을 체크하시오. 근력, 근지구력, 그리고 관절 유연성을 향상시키는 운동들은 10장에서 보여질 것이다.

Action Box 6.2 얼마나 당신은 유연한가?

당신이 하는데 어려운 일들을 표시하시오.

____ 신발끈을 묶기 위해 몸을 굽히기
____ 발끝에 손닿기
____ 뒤를 돌아보기 위해 고개를 돌리기
____ 등에 있는 블라우스 단추 채우기 혹은 브라 차기
____ 머리 드라이 하거나 빗기 위해 팔을 올리기
____ 허리를 쭉 펴기
____ 배를 바닥에 대고 누워서 고개를 한쪽으로 돌리기
____ 꼭 맞는 자켓 입기

다른 어려운 일들을 여기에 나열하시오:

____

____

- **균형**. 균형은 움직이는 동안 몸이 똑바른 (수직의) 자세를 유지하는 능력을 말한다. 좋은 균형을 가지고 있는 것은 버스에서 타고 내리는 것과 같은 많은 일반적인 동작을 하는데 중요하다. 당신이 무언가에 걸려서 넘어지는 것을 피할 수 있기 위해서 또는 손이 닿지 않는 곳에 있는 어떤 것을 잡기 위해서 당신은 좋은 균형이 필요하다. 넘어지는 것은 65세 이상의 사람에게는 우발적인 부상이나 심지어 죽음의 주요 원인이 된다. 심지어 50대인 사람들에게도, 특히 갱년기 이후에 뼈가 약해진 여성들에게 넘어지는 것은 골절을 야기한다.

Action Box 6.3에 나타나 있는 균형감각 테스트를 해보시오. 당신은 균형능력을 향상시키기 위한 특정 운동을 할 수 있다. 일반적으로 당신은 몸통(허리와 배), 엉덩이, 다리, 그리고 손목 주변에 강한 근육을 만들기 위해 운동을 해야 한다.

Action Box 6.3 균형감각 테스트

한쪽발로 균형잡기

1. 이 테스트를 하는 동안 의사가 옆에 있거나 당신을 도와줄 사람을 옆에 세우시오.
2. 의자를 잡지 말고 당신의 오른발로 서있으시오. 그리고 10을 세시오.
3. 당신이 균형을 유지할 수 있다면 눈을 감은채로 같은 발로 서 있으시오.
4. 이제 당신의 발을 왼쪽발로 바꾸고 눈을 감은채로 10을 세는 동안 한쪽발로 서 있을 수 있는지 보시오.

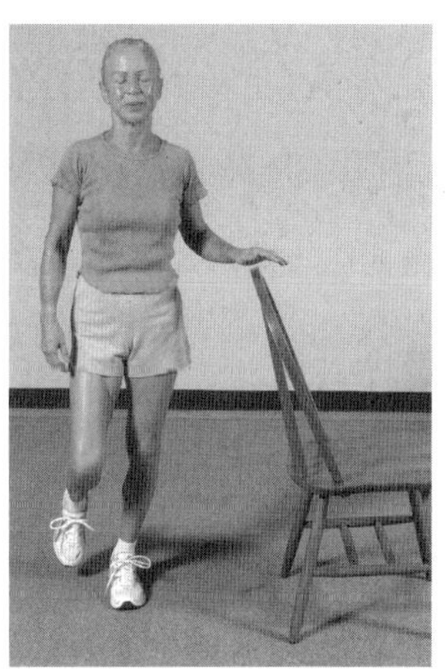

당신의 결과를 빈칸에 채워 넣으시오.

나는 오른발로 서있는 동안 ____까지 셀 수 있었다.

나는 왼발로 서있는 동안 ____까지 셀 수 있었다.

나는 눈을 감은 채로 오른발로 서있는 동안 _____까지 셀 수 있었다.

나는 눈을 감은 채로 왼발로 서있는 동안 _____까지 셀 수 있었다.

좋은 균형감을 가진 사람들은 의자를 잡지 않고 눈을 감은 채로 한쪽발로 10초 동안 서 있을 수 있다. 만약 당신이 할수 없다면, 당신은 당신의 균형을 향상시키기 위한 운동을 통해 이익을 얻을 수 있다. 균형 운동을 알아보기 위해서 10장을 보시오.

앞으로 뻗기

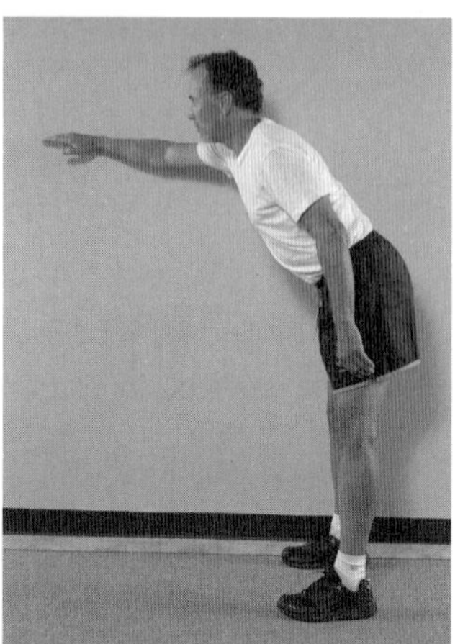

1. 다리를 어깨넓이 만큼 벌리고 오른쪽 어깨를 벽에다 댄 상태로 서시오.
2. 어깨 높이만큼 오른쪽 팔을 올려서 당신의 손끝이 벽에 닿는 지점을 표시하시오.
3. 허리를 곧게 편 상태에서 오른팔을 내민 상태로 앞으로 뻗으시오.
4. 앞으로 구르지 않도록 한 발 앞으로 가야만 하기 전에 당신의 앞으로 뻗은 손끝의 길이를 재시오.

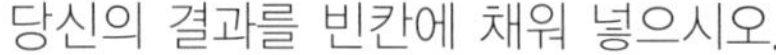

당신의 결과를 빈칸에 채워 넣으시오.

나는 균형을 잃기 전까지 _____센티미터(인치)를 앞으로 뻗을 수 있었다.

좋은 균형감을 가진 사람들은 멈추기 전까지 적어도 12에서 15인치 (약 30-38센티미터)를 뻗을 수 있다. 당신이 만약 할 수 없다면 당신은 넘어져서 부상을 입을 위험이 굉장히 크다. 균형감을 향상시키고 넘어지는 것을 예방할 수 있는 운동을 알아보기 위해서 10장을 보시오.

- **몸의 구성.** 몸의 구성--지방과 제지방의 비율--은 당신의 건강과 기능에 중요한 역할을 하고 있다. 몸의 구성은 노인들에게 신체 건강의 중요한 부분이다. 사람들은 일반적으로 약 30세부터 약 50세(남성)나 60세(여성)까지 1년에 평균 1파운드 (0.45킬로그램)정도의 체중이 늘어나기 시작한다. 점차적인 체중 감소 전까지 몇 년 동안 체중이 유지된다. 대부분의 사람들에게 노년의 체중 감소는 지방의 감소가 아닌 근육과 뼈의 소실로 야기된다. 과체중 혹은 저체중인 사람들은 평균체중을 유지하는 사람들보다 더 많은 건강 문제를 가지고 있다.

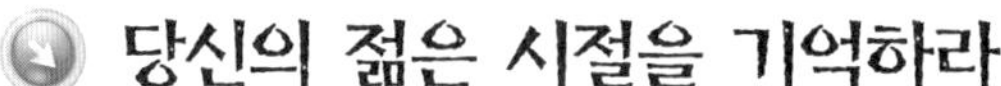

당신의 젊은 시절을 기억하라

신체활동과 연관된 당신의 생각과 행동은 시간이 지남에 따라 변해왔을지도 모른다. 우리들중 1930년대에서 1950년대에 자란 사람들은 어린 시절에 굉장히 활동적이었을 것이다. 활동적인 놀이는 어린 시절의 직업이나 마찬가지이다. TV 시청이나 컴퓨터 앞에서 많은 시간을 보내는 오늘날의 어린이들과는 반대로 우리는 방과 후 대부분 밖에서 놀면서 시간을 보냈다. Red rover('우리 집에 왜 왔니'와 비슷한 놀이)나 숨바꼭질과 같은 우리들의 놀이들 중 상당수는 달리기가 포함되었다. 놀이는 장비나 코치, 또는 심판이 필요 없었다. 우리는 당시에 우리 주변 상황에 맞으면서 우리가 필요한 것을 만족시키는 놀이를 만들었다. 아이들은 운동선수가 되거나 활동적일 필요가 없었다.

당신이 수 십년 전에 즐겼던 놀이의 종류를 생각해 보시오. 오늘날 전통적인 운동으로 간주되는 것들에 제한을 두지 말아라. Action Box 6.4에 다양한 연령대에 당신이 했던 신체활동에 대해 메모를 해 보시오. 당신의 기억 속에서 당신이 느끼는 감정까지 포함시키시오. 마음의 눈으로 당신 자신을 보시오. 당신 주변의 소리도 기억하시오. 당신 자신에 관해 어떻게 느꼈었는가? 가능하다면 신체활동을 하고 있는 당신의 예전 사진을 모아서 당신이 매일 볼 수 있는 곳에 놓으시오.

Action Box 6.4 과거에 당신이 활동적이었던 방법

나이	이 공간에 당신이 어렸을 때 즐겼던 신체활동에 대해 쓰시오. 그 활동이 무엇이었는지, 어디에서 했는지, 누구와 함께 했는지에 대해 쓰시오.	당신이 즐겼을지도 모르는 활동들
6세 이전		세발 자전거 타기 공차기 시소타기 오르기 숨바꼭질 달리기가 포함된 놀이들 공 던지고 받기
6-12세		돌차기 놀이 줄넘기 소프트볼 무용 레슨(탭댄스, 발레) 체조 자전거 타기 롤러스케이트나 스케이트 타기 승마
13-18세		소프트볼, 농구, 축구, 미식축구등과 같은 팀 스포츠 테니스, 골프, 레슬링같은 개인 스포츠 트래킹이나 크로스 컨트리 하이킹 낚시 사교댄스 롤러스케이트나 스케이트 타기 밴드 등에서 행진하기 체조
19-29세		소프트볼, 농구, 축구, 미식축구등과 같은 팀 스포츠 테니스, 골프, 레슬링같은 개인 스포츠 하이킹 낚시 사교댄스 롤러스케이트나 스케이트 타기 어린 아이들과 놀아주기 스노우스키나 워터스키 타기

개인 프로필

잭, 70세

잭은 고등학교 때 훌륭한 운동선수였다. 그는 여러 스포츠 분야에서 상으로 학교 마크를 받았고 육상 장학금을 받고 대학에 들어갔다. 오래된 무릎 부상으로 인해 그는 달리거나 조깅을 할 수 없지만 그는 여전히 그를 운동선수라고 생각한다. 그는 골프, 낚시, 손주들과 놀아주기, 아내와 여행가기 등을 하면서 활동적인 은퇴기를 즐기고 있다. 잭은 고등학교 시절 최고의 댄서 중 하나였고, 그의 아내 역시 댄스장 에서 만났다. 그들은 자주 춤추러 가고 보통 그 무대에서 최고의 댄서들이다.

새라, 64세

새라는 활동적인 십대였다. 그녀는 스포츠를 하지는 않았지만 음악대에서 고적 대장이었다. 매주 몇 시간 동안 미식축구 경기장을 오르락 내리락 하면서 행진하는 것은 고등학교 학창시절 1년에 6개월간 하는 일반적인 활동이었다. 음악대가 행진하지 않을 때 새라는 매일 지휘 순서를 연습하면서 활동적이게 유지했다. 최근에 새라는 그룹 휘트니스 교실에 등록했다. 그녀는 스텝들과 동작이 그녀가 십대시절 했었던 순서들과 비슷하다는 것을 발견했다. 지금 그녀는 지역 고등학교에서 트랙을 따라 걷는 것을 즐기고 있다. 때론 그녀가 걷는 동안 음악대가 연습하기도 한다. 음악대를 보고 음악을 듣는 것은 그녀에게 그녀의 십대 시절을 떠올리게 하고 계속 운동을 하도록 동기를 부여해 준다.

유산소 신체활동

신체 건강의 모든 종류가 다 중요하다. 우리는 유산소 신체활동을 향상시켜줄 신체활동에 대해 논해볼 것이다.

많은 사람들이 "이떤 종류의 유산소 운동이 제일 좋습니까? 어떤 종류의 운동을 해야 합니까"라고 묻는다. 어떤 하나의 유산소 신체 운동이 최고라고 말할 수 없다. 다음 인기 있는 유산소 운동 리스트에서 볼 수 있듯이 당신은 선택할 수 있는 많은 종류의 유산소 운동이 있다. 당신이 즐길 수 있고 시도할 수 있다고 생각되는 운동 하나를 선택하시오.

- 빨리 걷기
- 벤치 오르락 내리락 하기 또는 계단 오르기

- 하이킹
- 조깅
- 수영
- 수중 에어로빅
- 조정
- 그룹 휘트니스 교실
- 사이클링

이 장에서 우리는 50세 이상 사람들에게 인기 있는 세 가지 유산소 활동인 걷기, 수영이나 수중 에어로빅, 헬스 자전거 타기에 초점을 맞출 것이다. 10장에서 우리는 스포츠와 레크레이션 활동에 대해 다룰 것이다.

운동으로 걷기

걷기는 50세 이상 사람들뿐만 아니라 모든 연령의 사람들에게 가장 인기 있는 유산소 활동이다. 당신이 과거에 활동적이지 않았더라면 걷기는 운동을 시작하는데

걸어야 하는 이유

- 걷기는 하기 쉽다. 시작하는데 어떤 특별한 기술이 요구되지 않는다.
- 편안하고 잘 맞는 신발을 제외하고 어떠한 특별한 장비가 필요하지 않다.
- 걷기는 편리하고 하기 쉽기 때문에 당신은 이 운동을 계속 할 가능성이 높다. 걷기를 중간에 그만두는 비율은 다른 종류의 운동들보다 낮다.
- 걷기는 안전하지만 충격이 낮은 운동이다. 걷기의 충격은 조깅의 1/5 수준이다. 당신이 부상을 입을 경우는 낮다.
- 당신의 신체 건강 수준이 증가함에 따라 강도를 높일 수 있다.
- 걷기는 강한 다리 근육과 뼈를 형성하는데 도움을 줄 수 있는 체중 유지 운동이다.
- 빨리 혹은 오랫동안 걸음으로써 더 많은 에너지를 소비할 수 있다.
- 당신은 혼자 혹은 파트너나 단체로 걸을 수 있다.
- 당신은 특별한 걷기 행사나 경기에 참여할 수 있다.
- 걷기는 스트레스 해소에 도움을 준다.

훌륭한 운동이다. 당신이 과거에 조깅이나 달리기 등을 해온 활동적인 사람이었다면 걷기는 나이를 먹으면서 할 수 있는 선택의 운동일 것이다. 운동이나 스포츠로서 걷는 것을 추천하는 많은 이유가 있다. 걸어야 하는 가장 적절한 이유와 다양한 종류의 걷기들은 다음에서 설명하고 있다. 걷기의 종류는 목적, 속도, 자세 (보폭과 손 집는 모양) 등에 따라 다르다.

걷기의 종류

믿거나 말거나, 선택할 수 있는 많은 다양한 걷기 종류들이 있다. 어떤 것이 당신에게 와닿는지 보라.

- **서 있으면서 때때로 걷기**--요리하기, 회사 일, 그리고 빗자루로 쓰는 일은 대부분 서 있기와 약간의 걷기를 포함하는 활동이다. 신체활동으로 걷는 것 이외에 적어도 하루에 한 시간 정도 서 있으려고 노력하라.
- **산책하기 또는 가볍게 걷기**(마일당 30분, 또는 킬로미터당 19분) --쇼핑 또는 어린아이와 걷기와 같은 활동들은 낮은 강도의 운동으로 간주되지만 이런 운동들은 앉아있거나 서있기보다 더 많은 에너지(칼로리)를 소비한다.
- **기능적인 걷기**(마일당 20-30분, 또는 킬로미터당 약 13-19분) --이 종류의 걷기는 당신이 가고 있는 목적지에 도착해서 일을 할 수 있도록 해준다. 기능적인 걷기는 어느 정도의 에너지를 소비하고 스트레스가 가득한 상황에서 당신이 필요한 휴식을 가져다주기도 한다.
- **빨리 걷기**(마일당 15-20분, 또는 킬로미

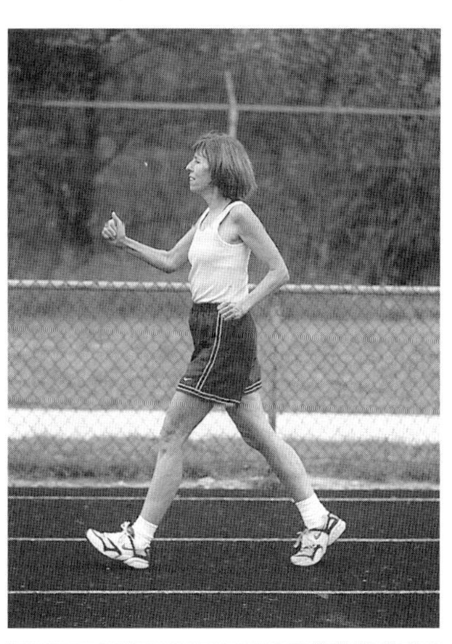

파워 워킹으로 팔과 다리에 여분의 운동은 강도를 향상시키고 더 많은 에너지를 소비한다.

터당 9-13분)--당신은 특히 적어도 하루에 30분 정도 이 종류의 걷기를 한다면, 당신의 건강에 많은 도움이 될 것이다.

- **성큼성큼 걷기 또는 파워 워킹**(마일당 12-19분, 또는 킬로미터당 약 7-9분)--이 종류의 걷기로 당신은 보폭을 늘리고 당신의 팔을 주로 상하로 움직인다.

걷기의 기술과 비결

걷기 운동에 조언을 제공하는 것은 어쩌면 이상하다고 느낄 지도 모른다. 왜냐하면 걷기는 당신이 이미 어떻게 규칙적으로 하는지 알고 있기 때문이다. 하지만 당신이 건강과 신체건강을 위해 걸을 때 다음의 주의사항들은 도움이 될 것이다:

- 고개를 똑바로 세우고 어깨에는 힘을 빼시오. 당신이 키가 크다고 생각하시오.
- 무릎, 발뒤꿈치, 발가락이 앞을 가리킨 채로 다리를 앞으로 뻗으시오. 부드러운 동작을 사용하여 발꿈치에서 발끝으로 걸으시오.
- 아무것도 손에 들지 않은 채로 걸으려고 하시오. 그러면 당신의 팔이 자연스럽게 당신의 다리와 반대로 움직이도록 할 수 있다. 열쇠, 신분증, 약간의 돈, 그리고 다른 필요한 물건들을 팔목에 감을 수 있는 작은 가방에 넣어 가지고 다니시오.
- 천천히 시작하고 난 후 더 빨리 그리고 장시간 걸으면서 당신의 페이스를 찾으시오. 당신의 직립 자세나 부드럽고 편안한 동작이 흐트러지지 않도록 조심하시오.
- 시간당 4마일 또는 마일당 15분(시간당 4.6킬로미터, 또는 킬로미터당 약 9분)의 페이스 동안 몸을 똑바로 세우고 팔은 편안히 앞뒤로 저으면서 쭉 펴고 걸으시오. 당신이 속도를 높이면서 팔을 90도 각도로 구부려 앞뒤로 젓는 자세로 바꾸시오. 손은 느슨하게 쥐시오. 발꿈치는 몸 가까이에 유지하시오.
- 숨은 자연스럽게 리듬감 있게, 그리고 깊게 들이마시고 내쉬시오

걷기의 다양성

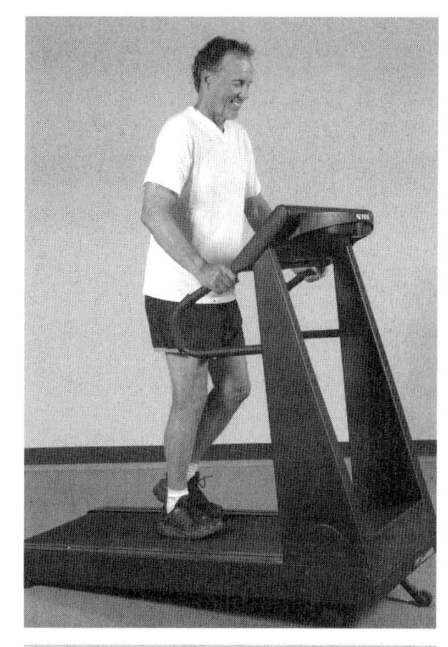

균형을 찾아야 할 때만 손잡이를 잡으시오

당신은 여러 가지 방법으로 당신의 걷기 프로그램에 다양성을 첨가할 수 있다. 한 가지 방법은 당신의 속도나 강도에 변화를 주는 것이다. 예를 들어, 몇 분간 파워워킹을 하고, 그리고 난 후 몇 분 동안 일반적인 빠르게 걷기 운동을 하시오. 수영장에서 걷기 운동을 하는 것도 당신의 걷기 운동 프로그램을 향상시키는 또 다른 방법 중 하나이다. 물은 운동의 강도를 향상시키기 위한 저항력을 더해준다. 오르막길을 걷는 것은 속도를 늘리지 않고서도 걷기의 강도를 향상시키는 가장 자연스러운 방법 중 하나이다. 만약 경사진 곳이 없다면 비슷한 결과를 얻기 위해 당신은 러닝머신이나 계단 오르기 기구를 이용할 수 있다. 다음에 나와있는 실외 걷기 운동을 위한 안전 수칙을 보시오.

러닝머신, 계단 오르기 기구, 혹은 다른 심혈관에 도움이 되는 운동 기구들은 일반적으로 헬스클럽이나 휘트니스 센터에서 쉽게 이용할 수 있다. 이런 기구들의 장점은 일정 기간 동안 정확한 정도의 강도로 운동을 할 수 있다는 것이다. 낭신이 실내에서 운동을 하기 때문에 당신은 날씨나 다른 환경적인 요인에 대해 걱정할 필요가 없다. 일부 기구들은 당신의 심장 박동수를 모니터 해주고 운동 시간동안 소모한 칼로리를 계산해 주기도 한다.

모니터 해주는 러닝머신이나 계단 오르기 기구에서 걸을 때 균형과 리듬을 유지하는데 집중하시오. 균형을 찾아야 할 때 만 손잡이를 잡으시오. 그리고 난 후 손잡이에서 손을 떼고 걸으시오. 앞을 보면서 필요하다면 속도를 올리거나 낮추시오. 당신이 손잡이를 잡아야만 한다면 당신의 팔이 아무것도 하지 않고 있다는 것을 인식해야만 한다. 당신이 손잡이를 잡고 있지 않는다면 당신이 했던 것 보다 낮은 강도로 운동을 하고 있다는 것이다.

실외 운동을 위한 안전 수칙

걷기는 당신이 할 수 있는 가장 안전한 운동이다. 그러나 당신이 밖에서 운동을 한다면 예방책을 알아두는 것은 현명한 방법이다. 이런 예방수칙들은 당신이 할 실외 활동에 적합하다:

- 신분증을 소지하거나 신발 안쪽에 이름과 전화번호를 적어두시오. 필요하다면 의학적 정보를 소지하시오.
- 비싼 보석류를 착용하거나 귀중품을 소지하지 마시오.
- 물을 가져가거나 오랜 시간 동안 실외에 있을 예정이라면 물을 마실 수 있는 장소를 미리 찾아서 계획하자. 5장의 탈수에 관한 정보를 보시오.
- 헤드폰을 사용하고자 한다면 소음을 막지 않는 종류를 이용하라. 자동차나 다른 잠정적인 위험들을 들을 수 있어야만 한다.
- 날씨에 맞는 옷을 입으시오. 장시간 실외활동을 계획하고 있다면 일기예보를 확인하라.
- 몹시 추운 날이나(영하의 날씨) 바람이 불거나 매우 더운 날(32도 이상), 또는 습도가 높은 날에 실외 활동을 할 때 특별한 주의사항을 알아두시오.
- 눈이나 얼음, 또는 젖은 나뭇잎이 쌓여있는 지역은 피하시오.
- 한 낮의 열기를 피하고 선크림을 사용하라. 그리고 모자를 사용하시오.
- 공기의 질을 고려하라. 자동차 매연, 꽃가루(알러지가 있다면), 오존 경고등과 같은 것을 고려하라. 이른 아침은 종종 외부 활동을 하기에 하루 중 가장 좋은 때이다.
- 익숙한 지역을 걷고 경로를 미리 계획 하라. 횡단보도의 수가 가장 적은 경로를 선택하라.
- 신호등이 빨간 불이여도 우회전이 가능한 곳의 횡단보도를 건널 때 조심하라. 가능한 횡단보도를 이용하라.
- 위험한 상황에서 방심하지 마시오. 통행 인구가 적은 지역, 외딴 거리, 그리고 제멋대로 나 있는 길은 피하라. 또한, 가로등이 많지 않은 곳, 주차된 차, 묶이지 않은 개들을 피하라.
- 당신이 다가오는 차량을 볼 수 있도록 자동차와 반대 방향으로 걸어라. 교차로에서 신호등 바뀜과 커브를 조심하라. 새벽이 오기 전이나 어두워진 후에 밖에 나간다면 형광 물질의 옷을 입어라.
- 욕설을 무시하라. 낯선 사람을 똑바로 쳐다보되, 거리를 유지하면서 계속 걸으시오.
- 당신의 감각을 믿어라. 당신이 안전하지 않다고 느낀다면, 그 느낌을 믿고 문제에서 벗어나라.
- 차도 밖 가로등이 잘 켜져 있는 지역이 아니라면 어두워진 후에 실외에서 걷기, 조깅, 또는 자전거 타기를 하지 마시오. 당신이 형광 물질의 옷을 입고 장비를 갖췄다고 할지라도 어두울 때 밖에 있다는 것 자체만으로도 위험하다. 또한, 밤눈이 어둡다면 당신은 도로 표면의 갈라진 틈이나 움푹 패인 홈 또는 인도의 다른 장애물을 구별하기 힘들지도 모른다.
- 파트너와 함께 걸으시오. 만약 혼자 걷는다면 누군가에게 당신의 경로와 돌아올 예상 시간을 알려주시오.

수중 활동

수중 활동은 50세 이상의 삶들에게 인기 있는 운동이다. 물속에서 움직이는 것은 땅에서보다 쉽다. 관절염이 있는 사람들은 물속에서 운동을 할 때 관절이 덜 아프다고 느낀다. 따뜻한 물속에서 운동하는 것은 훨씬 더 편안할 것이다.

수영

수영은 전반적인 신체 건강을 위한 훌륭한 운동이다. 심장과 폐를 튼튼하게 해주는 것 외에 수영은 다른 근육을(어깨, 허리, 팔, 다리) 튼튼하게 유지해준다. 생존기술로서 수영은 당신에게 요트타기, 카누타기, 카약타기, 그리고 스노클링과 같은 다른 레크레이션 활동을 하는데 자신감을 불어 넣어 준다.

수영을 하는 동안 소모되는 칼로리의 양은 수영법, 얼마나 빨리 수영하는지, 당신의 수영기술, 그리고 당신의 몸의 구성(비만도)등에 달려있다. 수영을 못하는 사람들은 덜 효율적이고 수영을 잘하는 사람보다 더 많은 칼로리를 소모한다.

당신이 어렸을 때 수영을 배우지 않았다면, 배우는 것이 늦지 않았다. 많은 사람들은 50세 이후에 태어나서 처음으로 수영을 배운다. 수영의 가장 주요 단점은 편리하게 이용할 수 있는 수영장이나 그런 물이 필요하다는 것이다. 만약 당신이 왕복 수영에 관심이 있다면 표준 25야드 (25미터)의 수영장을 찾아야 한다.

많은 학교, 대학교, 호텔, 지역 문화센터 그리고 헬스클럽에는 수영 시설이 갖추어져 있다. 여름에 무더운 몇몇 나라에서는 가정의 뒤뜰에 수영장을 가지고 있다. 비록 집의 수영장은 수영장 트랙을 가지고 있지는 않지만 수영장을 수중 활동을 하는데 이용할 수 있다. 거주자가 많은 곳에는 지역 수영장이 있다.

수영복 이외에 당신은 다른 종류의 수영 장비를 고려해 볼지도 모른다:

- **수영모자**--머리카락을 상대적으로 건조하게 유지하면서 얼굴을 덮지 않게 하기 위해
- **수영안경**--수영장 물의 염소와 강이나 호수, 계곡 등의 물에 있는 부유물로부터 눈을 보호하기 위해, 물속에서 눈을 떠서 물속을 보기 위해

수영을 해야 하는 이유

수영은 많은 장점을 가져다 준다:

- 수영은 어깨, 허리, 팔, 다리 등과 같은 주요 근육들을 활용한다.
- 수영은 걷기, 조깅, 사이클보다 상체를 더 많이 활용하는 운동이다.
- 수영은 충격이 없고 체중부하가 없는 운동이다. 이 운동은 관절에 무리를 주지 않는데, 만약 당신이 부상이나 관절염, 골다공증을 앓고 있다면 이런 점이 특히 중요하다.
- 부드러운 완충작용에도 불구하고 물은 공기보다 12배의 저항력을 공급한다. 그러므로 천천히 수영을 해도 많은 양의 에너지를 소모할 수 있다.
- 압력으로 인한 골절의 위험이 없다.
- 다양한 수준의 기술을 배우고 해 볼 수 있다.
- 실내 혹은 난방이 되는 수영장을 이용할 수 있다면 당신은 일년 내내 수영할 수 있다.
- 많은 호텔들은 여행할 때 쉽게 운동할 수 있는 수영장을 갖추고 있다.
- 수영을 잘하는 사람들은 요트타기, 카누타기, 스노클링과 같은 다른 수상 활동을 즐길 수 있다.

- **방수 시계**--운동 시간을 맞추기 위해
- **킥보드**[물차기 연습용 널빤지]--발차기 하는 동안 상체를 지지하기 위해
- **핸드 패들**[손에 부하를 주기위한 판자]--팔과 다리의 근력을 향상시키기 위해
- **오리발**--발목과 다리의 근력을 키우기 위해
- **풀 부이**--팔만 이용하여 수영하는 동안 발을 지지하기 위해
- **수중 장난감**(비치볼, 배구공)--다양성과 재미를 더하기 위해

수중 에어로빅

당신은 수영 이외에 물속에서 다른 종류의 유산소 운동을 할 수 있다. 이런 운동들은 당신이 용법을 배우는 동안 변화를 제공한다. 당신은 또한 수영장 트랙을 이용하여 다른 종류의 활동을 번갈아 가면서 할 수 있다. 허리에서 가슴 정도 깊이의 물에서 다음의 운동을 해보시오.

- 수영 영법 팔동작을 하면서 물속을 걷기.
- (앞뒤로) 수영장을 가로질러 걷거나 뛰기. 필요하다면 벽, 킥보드, 또는 균형을

잡기 위한 줄을 이용하라.

- 무릎을 가능한 높이 들거나 엉덩이 높이로 발을 차면서 걷기. 앞뒤로 움직이거나 좌우로 걷기. 8번을 세고 1/4바퀴 돌기. 이런 동작을 할 때 손에 들 수 있는 기구(물속에서 그것을 잡으면서)를 더하기.
- 앞이나 옆으로 발을 차고 다리를 (똑바로) 흔들기.
- 앞이나 옆으로 발을 차면서 무릎을 (킥복싱처럼) 세우고 앞으로 차기.
- 옆으로 발을 차고 무릎을 위로 들고 바깥쪽으로 발차기 ("카우보이 발차기")
- 수영장 벽에 붙어서(아무 쪽이나 바라보면서) 또는 손에 들 수 있는 기구를 물속에서 잡고 있으면서 물장구치기.
- (킥볼 차는 것처럼) 앞뒤로 움직이면서 발차기.
- 물속에서 공을 던지거나 게임을 하기.

수중 활동의 기술과 비결

불안해하거나 물을 무서워하는 것은 대부분의 사람들이 극복해야 할 가장 큰 문제이다. 몸을 담그고 물속에서 움직이면서 긴장을 푸는 법을 배워야 한다. 물 수면에 떠 있으려고 노력하는 것은 당신을 지치게 하고 긴장하게 한다.

만약 당신이 수영하는 법을 모른다면 정확히 수영하는 법을 배우기 위해 수영 교실에 등록하라. 대부분의 지역에는 그룹레슨과 개인레슨을 받을 수 있다. 다양한 수영기술을 아는 것은 물속에서 당신이 더욱 자신감 있고 편안하게 느끼도록 해준다. 적어도 5개의 선택할 수 있는 수영 영법이 있다: 기본 배영, 자유영, 배영, 평영, 횡영이 그것이다. 당신이 가장 즐길 수 있는 영법을 배우시오.

수영 또는 다른 종류의 수중 활동을 하는 동안 다음 안전 수칙을 항상 따르시오:

- 28-31도 정도의 물의 온도를 유지하는 수영장에서 수영하시오. 당신이 특히 관절염을 앓고 있다면 차가운 물은 몸을 뻣뻣하게 만든다. 차가운 물의 온도에 몸이 적응 할 수 있도록 서서히 몸을 적시시오.
- 당신이 필요할 때 언제든지 휴식을 취할 수 있도록 고개를 담근 상태로 물에 뜨는 법을 배우고 등을 물에 담근 상태로 물에 뜨는 연습을 하시오.

- 당신의 얼굴을 물속에 담가도 편안하게 느낄 수 있는 법을 배우시오. 눈을 뜬 상태로 잠수하시오. 염소가 당신의 눈을 따갑게 한다면 물안경을 쓰시오.
- 호흡을 조절하는 법을 배우기 위해 물 위에서 고개를 물 위에서 까딱거리는 연습을 하시오.
- 수영하기 전과 후에 몇 가지 쉬운 스트레칭을 하는 시간을 갖도록 하시오. 유연성은 정확한 영법을 위해 필요하다.
- 수영하는 동안 얼마나 열심히 당신이 운동하고 있는지 모니터하기 위해 9장에서 논하고 있는 운동자각도(RPE)를 활용하는 법을 배우시오. 물속에서 맥박을 체크하는 것은 땅에서 하는 것보다 훨씬 더 어렵다. 따라서 맥박수 측정은 정확하지 않을 수 있다.
- 트랙이 있는 수영장에서 래인을 다른 사람들과 함께 사용하고 있다면 친절하게 그들을 대하시오.
- 당신이 수영장 물에 함유되어 있는 염소에 알러지가 있거나 알러지 반응이 일어나게 되었다면, 눈과 코를 보호하기 위해 물안경, 코집게, 또는 마스트를 쓰시오.
- 들어가기 전에 물의 깊이와 다른 잠정적인 위험에 대해 인지하시오. 물 위로 올라갈 수 있는 사다리나 계단이 어디에 있는지 미리 알아두시오. 야외에서 수영을 하는 것은 바위, 오염물질, 조류, 갑작스러운 물의 온도 변화 등을 포함한 많은 위험이 도사리고 있다.
- 당신의 수영 기술과 상관없이 절대로 혼자 수영하지 마시오.
- 발, 무릎 어깨의 관절을 과도하게 사용함으로써 얻을 수 있는 통증을 피하기 위해 다양한 영법으로 수영하시오.
- 수영한 후에 비누로 샤워를 하고 수영장 물의 화학물질로 인해 야기될 수 있는 극도의 건조함을 막기 위해 로션을 바르시오.
- 귀에 과도한 물이 들어갔다면(수영선수의 귀라고 불린다) 처방전 없이 살 수 있는 아세트산이 들어간 약을 약국에서 구입하시오. 통증이 계속된다면, 병원에 가시오.

- 다른 운동을 할 때와 마찬가지로 물을 자주 마시시오. 당신이 물에 둘러 싸여 있지만 당신은 여전히 잃어버린 수분을 다시 채워야만 한다. 물은 땀을 씻어내고 당신의 피부를 차갑게 하기 때문에 수분이 빠져나가고 있다는 사실을 당신은 알지 못할 지도 모른다. 수영장에 식수대가 없다면 물병을 들고 다니시오.
- 수영장 주변이나 헬스장의 젖은 곳을 걸을 때에 물에서 신을 수 있는 신발이나 샌들을 신으시오. 젖은 표면에서 넘어지지 않도록 특히 조심하시오.

헬스자전거

비록 당신이 운동이라고 생각하지 않았겠지만 당신은 아마도 어린 시절 자전거 타기를 즐겼을 것이다. 당신이나 당신의 친구들에게 십대 시절까지 자전거는 주요 교통수단이었을 것이다.

특히 50세 이상의 성인들에게 자전거 타기는 훌륭한 유산소 운동이다. 이 운동은 최소의 신체 건강과 기술 수준을 요구할 뿐이다. 야외에서 자전거를 타는 것은 여러 장애물(자전거 비용, 차도와 자동차의 위험, 자전거의 핸들을 잘 다루고 효율적으로 기어를 활용하는 기술) 때문에 어려움이 있지만, 우리는 우선 헬스자전거타기에 초점을 맞출 것이다. 헬스장 자전거를 활용해야 하는 추가적인 이유들은 다음 페이지에 나열되어 있다.

자전거 타기는 분명히 걷기 운동보다 더 효율적이다. 같은 양의 에너시(즉 칼로리)를 소모하기 위해서 당신은 걸을 때 보다 더 많이 페달을 굴려야 한다. 일반적으로 당신은 같은 양의 에너지를 소모하기 위해 걸을 때 보다 4배나 더 많이 자전거를 타야 한다.

실외에서 자전거를 타고자 한다면 자전거 도로가 있는 공원이나 지역으로 가시오. 자동차의 흐름과 함께 하고 모든 신호를 지키시오. 잘 맞는 헬멧을 착용하시오. 30분 이상 자전거를 탈 때에는 자전거에 물병을 걸어 놓고 물 마시기 위해 자주 멈추시오.

헬스자전거의 종류

헬스자전거는 헬스장에 있는 가장 일반적인 심혈관 운동기구이다. 집에서 운동하기 위해 헬스 자전거를 구입할 수도 있다. 하지만 우리는 당신이 이런 종류의 운동을 즐기고 계속할 수 있는지 확신이 들 때 까지 구입하지 않았으면 한다. 집에 너무 많은 운동기구가 있으면 비싼 옷 선반이 되고 만다. 우리는 이책의 뒷부분에서 운동 기구를 사는 것에 대해 이야기 할 것이다. 지금부터 당신이 헬스자전거 타기를 시도해보는데 관심이 있다면 시범삼아 한 번 사용해 볼 수 있는 헬스장을 찾으시오.

개인적으로 이용하기 위한 혹은 운동 자전거 타기 수업을 위한 여러 종류의 헬스자전거가 있다. 몇 개는 포장된 표면에서 이용하도록 디자인된 자전거와 비슷하다. 이런 자전거는 빠른 속도의 야외 자전거를 즐기는 사람들에게 인기가 있다. 요새 많은 헬스 자전거는 앉는 자리가 넓다.

이중 운동 자전거라고 불리는 또 다른 종류의 자전거는 움직이는 핸들을 가지고 있다. 그리고 이것은 다리로 페달을 밟으면서 팔은 펌프질 하는 동작을 하게끔 한다. 이중 운동 자전거는 당신이 운동하는 동안 더위를 시켜줄 선풍기를 이용할지도 모른다. 표준형의 자전거와 비교해 보면 이중 운동 자전거는 더 많은 근육을 이용하고 전반적으로 신체 건강을 더 좋게 해준다.

누워서 타는 자전거라고 불리는 세 번째 종류는 일반적인 자전거의 자리보다 훨씬 더 편안한 의자와 같은 좌석을 가지고 있다. 당신이 특히 허리가 좋지 않다면 이 자전거가 좋을지도 모르겠다. 누워서 타는 자전거는 똑바로 타는 자전거나 이중 운동 자전거보다 슬와부근을 더 많이 사용한다. 누워서 타는 자전거는 다른 종류의 헬스자전거보다 훨씬 더 잘 팔리고 있다.

누워서 타는 자전거와 비슷한 운동기구는 Nu-Step의 누워서 하는 스텝퍼이다. 누워서 하는 스텝퍼는 걷는 동작을 하면서 앞과 뒤 허벅지 근육과 장딴지 근육을 이용하여 운동하게 한다.

자전거나 누워서 하는 스텝퍼의 안장에 앉아있을 때 잘 맞았는지 판단하기 위해 자리를 잘 조정해서 당신의 발이 페달이나 걷기 동작의 밑 부분에 있을 때 당신의 무릎이 약간 접히게 하라. 대부분의 자전거는 손잡이를 꼬거나 규정된 프로그램을 통해 당신의 운동 강도를 조절하기 위해 페달의 저항력을 다양하게 할 수 있게끔 되어 있다. 모니터는 당신의 속도, 거리, 시간, 그리고 심장 박동수와 소모한 칼로리를 기록한다.

헬스자전거나 누워서 타는 스텝퍼를 이용해야 하는 이유

- 당신은 훌륭한 유산소 운동을 할 수 있다.
- 당신이 편안한 시간에 아무 때나 실내에서 운동을 할 수 있다.
- 당신은 자동차, 매연, 안전, 날씨 등에 대해 걱정할 필요가 없다.
- 운동하는 동안 당신은 책을 읽거나 TV를 보거나 또는 음악을 들을 수 있다.
- 이 두 운동기구는 체중 부하 운동이 아니기 때문에 당신은 걷기나 다른 체중 부하 운동보다 당신의 관절을 편안하게 해줄 것이다.

자전거타기의 기술과 비결

안전하고 즐거운 자전거 타기를 하기 위해서 다음의 조언을 따르시오.

- 낮은 저항력으로 약 3-4분간 천천히 페달을 밟으면서 준비운동을 하시오. 마무리 운동도 같은 방법으로 하시오.
- 순환적이고 돌리는 동작으로 페달을 밟으시오. 당신이 토클립(페달 사용 시 발끝이 공중에 뜨는데, 그것을 고정하기 위한 장치)을 사용한다면 한쪽 발은 밀면서 다른 한쪽 발은 위로 당길 수 있다. 대부분의 사람들은 페달을 아래로 굴릴 때에는 많은 힘을 주고 위로 올릴 때는 힘을 주지 않는다. 밀고 당기는 동작에 너무 초점을 맞추지 말고 적응할 때까지 당신의 페달을 둥글게 돌리는데 초점을 맞추시오.
- 당신의 발을 페달에 편안히 유지하시오. 당신의 근육이 운동하게끔 하시오. 당신의 발이 모든 압력을 가하게 하지 마시오.
- 너무 천천히 페달을 밟지는 마시오. 당신의 다리는 빨리 지칠 것이다. 당신이

페달을 너무 빨리 돌린다면, 당신은 대부분의 에너지를 페달을 돌리는 데에만 소비할 것이다.

- 자전거 돌리는 속도를 부드럽고 일정하게 유지할 수 있게 적절한 저항을 선택하시오. 우선 당신은 분당 60-70회의 속도(rpm)가 당신이 할 수 있는 가장 빠른 속도라는 것을 알게 될 것이다. 연습을 통해 당신은 약 90rpm의 빠른 속도를 편안하게 돌릴 수 있을 것이다. 몸집이 큰 사람들은 약간 느린 속도(80-85rpm)가 적절하고, 몸집이 작은 사람들은 95-100rmp으로 돌리는 것이 편안하다는 것을 알게 될지도 모르겠다. 당신의 페달 속도를 결정하기 위해 15초 동안 굴린 페달 횟수를 세서 4를 곱하시오.

당신은 알고 있습니까? *Do you know?*

당신이 실내에서 러닝머신, 헬스자전거, 또는 누워서 하는 스텝퍼로 운동할 때, 당신의 체온은 (온도가 같을 지라도) 실외에서 운동할 때보다 더 빨리 상승할 것이다. 밖에서 당신의 몸을 지나가는 공기는 더위를 식혀주는 역할을 한다. 당신이 실내에서 운동기구를 이용하여 운동을 할 때 당신은 더 많은 땀을 흘릴 것이라 기대해야 한다. 그래서 당신이 주변에 선풍기를 설치하고 싶어 하도록 말이다. 또한 땀을 많이 흘린다면 많은 물을 마시는 것을 기억하라.

유산소 운동 중 한 종류를 선택하기

더 인기 있는 유산소 운동을 살펴볼 기회가 있었기 때문에 당신은 이제 시도하고자 하는 한 가지 종류를 선택하시오. Action Box 6.5의 질문에 대답하는 것은 어떤 운동이 당신에게 가장 적합한지 결정하는 것을 도와줄 것이다. 이 모든 것들은 훌륭한 운동이다. 시간이 지나면서 당신은 이 모든 것들은 해볼 수 있다. 하지만 지금은 하나만 하시오.

Action Box 6.5 당신은 어떤 유산소 활동을 선택하겠습니까?

이 유산소 활동을 고려해 보시오: 걷기, 러닝머신 위에서 걷기, 하이킹, 그룹 휘트니스 교실, 수영, 수중 에어로빅, 헬스자전거타기, 누워서 타는 스텝퍼 하기.

다양한 유산소 활동에 관한 다음 질문에 대답하시오. 당신이 더 많은 대답을 하면 할수록 그 활동이 지금 당신에게 더욱 적합한 것일 수 있다.

- 이런 종류의 운동을 할 수 있는 편리한 장소가 있는가?
- 특별한 기구가 필요하다면, 당신은 그 기구를 이용할 수 있는가?
- 비용이 든다면, 당신은 지불할 능력이 있는가?
- 그 운동을 하기 위해서 특별한 기술이 필요하다면, 당신은 배울 수 있는가?
- 당신은 파트너와 함께 또는 단체로 운동을 할 수 있는가(이 문제가 당신에게 중요하다면)?
- 당신이 그 운동을 즐길 수 있을 것이라고 생각하는가?

어떤 종류의 유산소 운동을 시도해 보겠는가? ______________________

그렇다면 그 이유는? ______________________

____

____

____

변화에 대한 준비정도 질문지를 반복하라

당신이 규칙적인 신체활동을 하는데 시작점을 표시할 수 있게끔 이 책의 초반에서 변화에 대한 준비도 질문지를 소개했다(26쪽을 보시오). 당신은 얼마나 변했는가? 당신이 지금까지 배운 것들로 인해 신체활동의 정도에 대해 심각하게 생각해 보았는가? 신체활동을 하기 위한 준비를 하고 있는가? 당신이 대부분 활동적이지 않은 나날을 보내고 있지만 신체활동을 하기 시작했는가? 당신이 규칙적으로 활동적인 지점까지 발전했는가?

잠깐 동안 이 변화에 대한 준비도 질문지를 다시 한 번 완성하시오. 대답에는 정답과 오답이 없다는 것을 기억하시오. 당신의 대답은 당신이 신체활동 습관을 바꾸기 위한 5단계의 준비도 중 한 단계에 있다는 것을 제시해 준다. 당신의 준비 정도 단계를 아는 것은 당신이 계속 앞으로 나아갈 기술과 전략에 초점을 맞출 수 있게 도와준다.

이 책을 읽기 시작한 이후 적어도 한 단계정도 상승했는가? 당신이 미리숙고, 숙고, 또는 준비 단계에서 약 30일 동안 한 단계 상승했다면, 당신은 당신의 신체활동 프로그램을 통해 성공할 수 있는 확률이 굉장히 높다. 앞으로 나아가는데 어려움이 있다면 앞의 장에서 소개된 주요 개념들과 기술들의 일부를 다시 한 번 복습해 보시오. 표 6.1은 당신이 필요한 정보를 빠르게 찾을 수 있도록 도와줄 것이다.

〈표 6.1〉 빠른 참고 가이드

주제	쪽
생각과 감정의 기술	
더 많은 지식을 가지려면	
· 규칙적인 신체활동을 통해 얻을 수 있는 건강의 혜택	30쪽 표 1.3
· 신체활동에 대하여 의사에게 질문하기	42쪽 Action Box 1.4
· 어떻게 신체활동이 체중 조절에 영향을 끼치는지	35쪽
· 특별한 요인으로 활동적인 사람 되기	75-77쪽 표 3.1
자신감 형성하기:	
· 변화하기 위해서 과거의 성공을 분석하기	50쪽 Action Box 2.1
· 당신의 장점과 단점을 평가하기	59쪽 Action Box 2.6
· 시도하려는 확신	78쪽 Action Box 3.3
다르게 생각하기:	
· 긍정적인 원동력과 부정적인 원동력 평가하기	43쪽 Action Box 1.5
· 불합리한 생각들을 합리적으로 대체하기	55-56쪽 Action Box 2.4
· 변명 확인하기	57쪽 Action Box 2.5
힌트를 인식하기:	
· 생각과 행동을 기록하기	79-80쪽 Action Box 3.4
· 신체활동의 힌트와 조언	113-114쪽 Action Box 5.1
목표를 세우기:	
· 목표를 설정하는 방법	118쪽
· 스스로에게 약속하기	119-120쪽 Action Box 5.3

주제	쪽
실천과 행동 기술	
향상된 것을 모니터링하기:	
· 변화의 준비도 질문지	26쪽 Action Box 1.1
· 매일 얼마나 많이 걷는가?	87쪽 Action Box 4.1
· 당신의 장점과 단점을 평가하기	59쪽 Action Box 2.6
시간을 관리하기:	
· 개인 시간 연구	89쪽 Action Box 4.2
· 당신의 헌신 고려하기	93쪽 Action Box 4.3
· 삶의 균형을 달성하기 위해 할 일	95쪽 Action Box 4.4
· 휘트니스에서 건강을 유지하는 나의 방법	98쪽 Action Box 4.5
자신에게 보상을 주기:	
· 보상--무엇이 당신에게 와 닿는가?	116-117쪽 Action Box 5.2
· 다른 사람들을 포함한 보상에 대한 아이디어	117쪽

기술은 두 그룹으로 정리 된다: 생각과 감정 기술, 그리고 실천과 행동 기술이 그것이다. 두 종류의 기술 모두 중요하다.

긍정적인 상태를 유지하면 당신은 계속 발전할 수 있을 것이다. 활동적으로 되는 것은 자신의 의지력뿐만 아니라 기술력도 필요하다는 것을 기억하라.

요 약

이 장에서 우리는 50세 이후의 사람들에게 가장 중요한 신체 건강의 종류를 살펴보았다. 우리는 당신의 유산소 신체 건강을 향상시키는 세 가지의 운동 즉, 걷기, 수중 활동, 그리고 자전거 타기를 제안했다. 당신이 이미 걷기 운동을 하고 있다면 수영이나 수중 에어로빅, 또는 헬스 자전거타기를 시도해 보시오. 이 종류의 활동들을 추천할 만한 이유가 많다. 수많은 노인들은 매일 이런 종류의 활동을 즐기고 있다. 뒷장에서 우리는 당신 스스로 유산소 신체건강 프로그램을 짜는 방법을 가르쳐 줄 것이다. 우리는 당신에게 유산소 운동을 시작하기 위해 따라할 수 있는 모델 프로그램이나 이미 하고 있는 프로그램을 변형하는 방법을 제공할 것이다. 하지만 당신의 유산소 신체 건강 프로그램을 짜기 시작하기 전에 당신은 어디서 운동을 할지 생각해야 한다. 다음 장에서 당신은 살펴봐야할 많은 것들이 있다는 것을 알게 될 것이다.

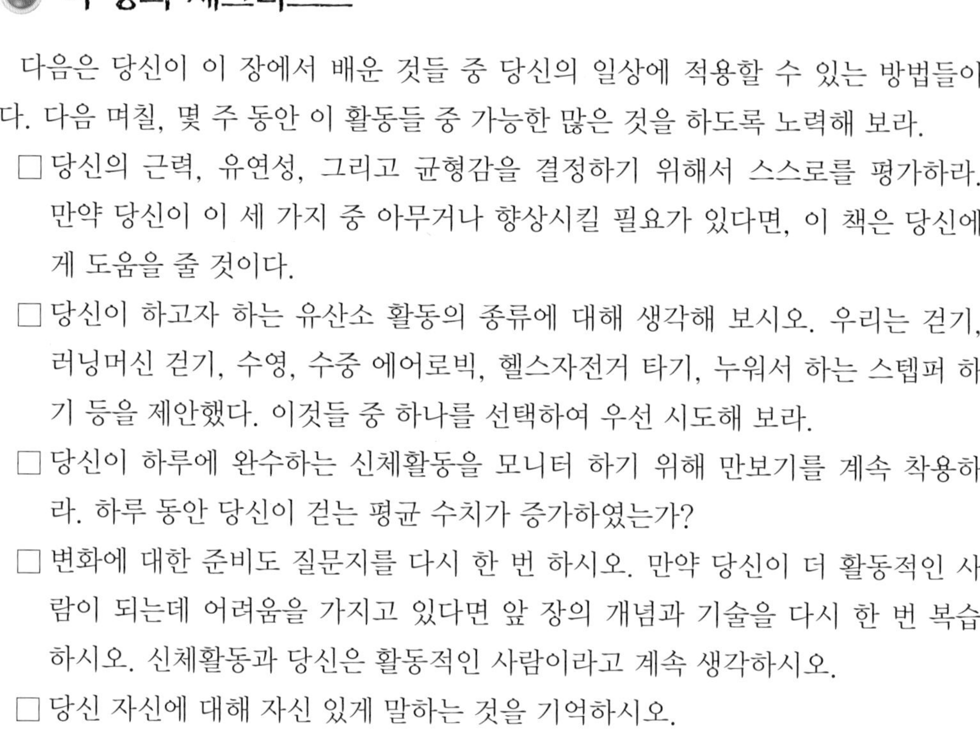

이 장의 체크리스트

다음은 당신이 이 장에서 배운 것들 중 당신의 일상에 적용할 수 있는 방법들이다. 다음 며칠, 몇 주 동안 이 활동들 중 가능한 많은 것을 하도록 노력해 보라.

□ 당신의 근력, 유연성, 그리고 균형감을 결정하기 위해서 스스로를 평가하라. 만약 당신이 이 세 가지 중 아무거나 향상시킬 필요가 있다면, 이 책은 당신에게 도움을 줄 것이다.

□ 당신이 하고자 하는 유산소 활동의 종류에 대해 생각해 보시오. 우리는 걷기, 러닝머신 걷기, 수영, 수중 에어로빅, 헬스자전거 타기, 누워서 하는 스텝퍼 하기 등을 제안했다. 이것들 중 하나를 선택하여 우선 시도해 보라.

□ 당신이 하루에 완수하는 신체활동을 모니터 하기 위해 만보기를 계속 착용하라. 하루 동안 당신이 걷는 평균 수치가 증가하였는가?

□ 변화에 대한 준비도 질문지를 다시 한 번 하시오. 만약 당신이 더 활동적인 사람이 되는데 어려움을 가지고 있다면 앞 장의 개념과 기술을 다시 한 번 복습하시오. 신체활동과 당신은 활동적인 사람이라고 계속 생각하시오.

□ 당신 자신에 대해 자신 있게 말하는 것을 기억하시오.

Chapter 7

운동할 만한 장소 찾기

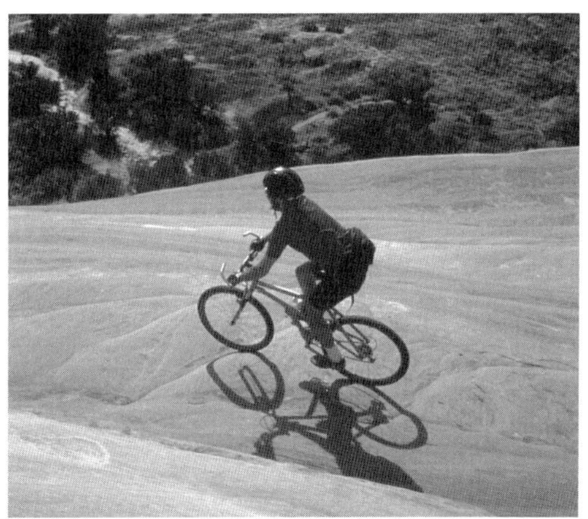

이 장에서는

- 집, 지역, 휘트니스 센터 등 운동할 만한 공간 찾기
- 집에서 쓸 휘트니스 장비 선택하기
- 개인 트레이너가 도움이 될지에 대해 판단하기
- 휘트니스 물품과 서비스 평가하기

신체적으로 활동적이어지는 것은 흥미로우며 활기를 돋우는 일이다. 그러나 우리는 어떤 사람들은 활동적이어 지는 것이 기쁘지 않거나 지루하다고 생각하는 것도 알고 있다. 사실 사람들이 활동을 좋아하지 않는 이유는 십여 가지가 된다. 확실히 매일 같은 것을 같은 장소에서 한다는 것은 지루한 일이다. 그러나 딱히 그렇게 할 필요가 없다. 우리가 많은 종류의 운동과 운동을 할 다양한 장소를 생각해 보면 가능성은 끝이 없다. 이 장은 당신의 휘트니스 프로그램을 시작하고 끝내는 방법에 대해 싣고 있다. 많은 방법들이 존재한다. 당신은 그저 자기에게 맞는 조합을 찾으면 된다.

운이 좋게도 당신은 많은 장소에서 운동을 할 수 있다. 만약 당신이 짜여진 운동보다는 일상에서 활동적이어 지는 것을 더 선호한다면 많은 선택을 할 수 있다. 당신은 거의 모든 장소에서 아무 때나 움직일 수 있다. 일상에서 활동적이어 진다는 것의 장점은 당신이 무엇인가 일을 하는 도중에도 몇몇 활동을 할 수 있다는 것에 있다. 옷을 갈아입을 필요도 없고 집을 떠날 이유도 없다.

짜여진 운동을 좋아하는 사람들은 종종 휘트니스 센터를 가는 편을 선호한다. 오늘날 많은 휘트니스 센터들은 다양한 반과 회원 제도를, 특히 나이대가 있는 사람들을 위해 운영하고 있다. 다른 이들과 운동하는 기회도 이점이다. 다양한 도구들을 사용할 수 있고 직원들이 도와주며 관리하고 동기를 부여한다. 만약 긴급 상황에 처했다면 즉각적인 도움을 요청할 수도 있다.

어디에서 짜여진 운동을 할 것인가에 대한 결정은 스스로의 개성이나 기호, 그리고 실용적인 문제에 달려 있다. 얼마나 오래 운전할 수 있는가? 돈을 얼마나 쓸 수 있는가? 혼자 운동을 할 것인가, 다른 이들과 함께 할 것인가? 하루 중 어느 때가 가장 적합한가? 당신은 운동 프로그램은 조심스레 선택해야 하는데 어디에서 하는 것이 편하고 편리하고 요구에 잘 맞는지를 결정하는 것에 따라 상태를 유지할 것인지 혹은 평소 방법을 확장시킬 것인지가 달려있기 때문이다.

집에서 활동적이어 지기

집은 흔들리지 않는 운동습관을 들이기 위한 훌륭한 장소가 될 수 있다. Action Box 7.1은 집에서 운동하는 것이 옳을까에 대한 결정을 내리는 데에 사용한다.

Action Box 7.1 우리가 집에서 활동적이어야 할까?

집에서 활동적이어야 하는 것에 대한 장단점을 표시하라. 제공된 공간에 다른 아이디어도 덧붙일 수 있다.

장점	단점
___ 운동량을 늘리는 것이 안전할까?	___ 집안일에 부주의해질 수 있음
___ 개인적이고 안전하며 편안한 집에서 운동을 즐길 수 있음	___ 가족들의 방해
___ 회원비를 내는 돈을 절약함	___ 전문적인 조언의 부재
___ 운동 가방을 챙길 일이 없음	___ 긴급 상황이 있을 때 도움을 요청할 수 없음
___ 속옷과 같이, 무엇이든 원하는 것을 입어도 된다.	___ 사용할 수 있는 휘트니스 도구의 부재
___ 빨래하거나 아이를 돌보거나 배우자, 동료와 같이 돌아다니며 활동적이어질 수 있음	___ 다른 사람들과 운동함으로써 생기는 사회적인 유대나 동기의 부재
___ 가족들에게 긍정적인 역할모델이 될 수 있음	___ 소소한 운동 기구를 사야 함
___ 운동을 하고 나서 혼자 샤워할 수 있음	
___ 갈아입고 싶을 때 옷 갈아입을 수 있음	
당신에게 중요한 장점들을 목록에 적어 보자.	당신에게 중요한 단점들을 목록에 적어 보자.
______	______
______	______
	______
	______
	______
	______
	______

단점보다 장점에 표시를 많이 했다면 집에서 운동 하는 것이 당신에게 잘 맞을 것이다. 단점에 더 많이 표시했다면 휘트니스 센터 같이 끌리는 장소를 찾아보는 것이 좋다.

알고 계셨습니까? *Do you know?*

50세 이상의 사람들은 다음과 같은 장소에서 활동적이라고 말했다:

집	68%	다른 곳	10%
직장	12%	지역 센터	3%
헬스클럽	7%		

집에서 활동하는 사람들은 자신이 이러한 활동을 한다고 말했다:

걷기	54%	팔굽혀펴기와 스트레칭	14%
집안일	35%	아령, 역기	13%
정원 가꾸기	18%	러닝머신	10%
다른 정원 일	17%	자전거	10%

야외에서 활동할지 실내에서 활동할지 선택하는 것은 보통 환경의 문제이거나 개인적인 기호에 따른 것이다. 실내 활동이 더 좋다면 스스로 아래 질문에 답해보도록 한다.

- 자유롭게 움직일 수 있는 충분한 장소가 있는가?
- 필요한 운동 기구를 갖추고 있는가? 다음 페이지에 있는 소소한 도구들의 목록을 살펴보아라.
- 집에서 하는 일, 즉 아이를 돌보는 일, 전화나 직업에 관련된 일이 당신의 신경에 거슬리는가?

당신이 야외활동을 더 좋아한다고 생각한다면 다음과 같은 점을 생각해 보아라:

- 안전하고 편안한 장소, 즉 좋은 보도를 갖춘 조용한 길이나 공원, 학교 운동장이나 작은 길이 집 주변에 있는가?
- 연중 계속되는 날씨나 꽃가루, 공기의 질이 야외 활동에 방해가 되는가?
- 날씨나 기온이 방해가 된다면 운동을 할 만한 다른 장소를 찾을 수 있겠는가?

운이 좋게도 당신은 집에서 운동하고자 할 때 스스로에게 제한을 둘 필요는 없다.

주말동안 바깥을 걸을 수 있고 날씨가 허락한다면 이른 아침에도 가능하다. 날씨가 좋지 않거나 변화가 필요하다면 비디오나 작은 운동 기구를 가지고 실내에서 활동할 수 있다.

당신은 집에 둘 만한 질 좋은 운동 기구를 사야 한다. 집에서 쓸 운동기구는 다양성을 더하고 더욱 균형감 있는 프로그램을 제공한다. 운동을 지금 막 시작한 단계라면 러닝머신이나 고정된 자전거 운동 기구를 사고 싶어할 지도 모른다. 우리는 이 시점에서는 그런 도구의 구매를 피할 것을 조언한다. 왜냐하면 몇 달에 걸쳐 운동을 지속적으로 경험해보고 어떤 것들이 당신에게 맞는지 알게된 후 그런 큰 투자를 결정하는 것이 좋을 것이다.

작은 도구

도구에 관심이 있다면 작고 덜 값나가는 것으로 시작한다. 집에서 하는 휘트니스 프로그램의 질을 높이기 위해 작은 도구를 다양하게 사용할 수 있다. 다음 목록의 도구 대부분은 거의 50달러 미만으로 구입할 수 있다. 그리고 원하는 것을 중고품 처리 시장에서 구입할 수도 있다. 휘트니스 센터에 다니지 않아서 가입비에 쓸 돈을 절약해 두었기 때문에 그런 작은 도구에 돈을 쓸 만한 여유가 있다. 또 집 주변에서 구한 것들로 스스로 도구를 만들 수도 있다. 비싸지 않은 운동 기구들을 써 보도록 하자.

- **오디오** – 운동 중에 음악을 듣는다면 운동을 더 즐길 수 있고 더 오래할 수 있다. 기운을 북돋아 주는 음악을 택한다. 음악만큼 동기부여에 도움이 되지 않더라도, 어떤 사람은 걷거나 자전거를 타면서 오디오 북을 듣는 것도 좋아한다. 그러나 밖에서 걷거나 조깅할 때 이어폰의 사용을 피하는 것이 좋은데 잠재적인 위험에 대해 경고하는 소리들을 들을 수가 없기 때문이다.
- **비디오** – 다양한 종류의 질 좋은 비디오들이 구입 가능하며 빌릴 수도 있다. 친구에게 추천해 달라고 하거나 사기 전에 빌려서 보도록 한다. 당신의 휘트니스 수준에 맞는 비디오를 선택한다. 또한 비디오에 나오는 강사가 American Council on Excercise, American College of Sports Medicine, Cooper

Institute와 같이 인가받은 단체에서 인정은 받은 사람인지 점검한다.

- **운동 매트** – 매트는 바닥에서 하는 운동을 더욱 편안하게 해 준다. 섬유 매트의 장점은 세탁이 가능하다는 것에 있다. 비닐 재질의 매트는 살균제로 자주 닦아야 한다. 조각보, 침대보, 큰 수건이 매트의 역할을 할 수 있다.
- **만보기** – 이 조그맣고 비싸지 않은 도구는 당신이 살 수 있는 가장 좋은 물품 중 하나이다. 아침에 일어났을 때 만보기를 차고 하루 종일 차고 있는다. 만보기에 대한 정보는 4장에서 자세히 다루고 있다.
- **발판** – 발판은 살만한 물건이다. 6인치, 즉 15cm쯤 되는 발판으로 시작한다. 그리고 수준이 올라감에 따라 높이를 올린다. 발판은 12인치, 즉 30cm이상이 되면 안 된다. 발판을 쓰는 운동이 포함된 비디오를 구해서 배워보도록 한다.
- **심장박동 측정기** – 자세한 운동 강도를 알고 싶다면 심장박동 측정기가 도움이 될 것이다. 일반적으로 심장박동 측정기는 가슴에 스트랩을 두른 채 전극을 피부에 닿게 함으로써 당신의 심장 박동을 세어 준다. 몇몇 심장 박동 측정기는 당신이 운동 지역 바깥에 있을 때, 즉 너무 격렬히 하고 있는지 아닌지, 더 해도 괜찮은지 아닌지에 대해 알려줄 수 있도록 프로그램이 짜여져 있다(9장에서 더 자세한 정보를 얻을 수 있을 것이다). 처음 걷기를 시작한 초보자에게 적당한 심장박동 측정기는 30달러 정도 한다. 더 복잡한 기능을 가진 측정기는 대부분의 스포츠용품 센터나 인터넷으로 구입할 수 있다.
- **손에 들 수 있는 아령** – 덤벨이라 불리는 손에 들 수 있는 아령은 다양한 형태와 크기를 갖추고 있다. 덤벨을 살 것이라면 손에 쥐었을 때 편안한 것을 택해야 한다. 1, 3, 5, 8이나 10파운드, 혹은 0.5, 1, 3이나 5킬로그램쯤 되는 무게를 선택할 수 있다. 또한 집에 있는 물건들로 손에 들 수 있는 아령을 만들 수도 있다. 손잡이가 달린 오래된 주머니에 돌을 넣거나 플라스틱 병에 물이나 모래를 채우면 된다. 식료품 창고에 있는 캔 음식물도 그렇게 쓰일 수 있다. 10장에서 덤벨을 이용한 운동에 대해 토론해보도록 하자.
- **끈이 달린 웨이트** – 관절염 같은 문제로 쥐는 덤벨을 쓰기 힘들다면 벨크로를 사용하여 손목에 묶을 수 있는 웨이트를 고려해 볼 수 있다. 발목에 달 수 있는

것 또한 사용 가능하지만 그 전에 의사와 상의해야 한다. 2.5 파운드, 즉 1.2킬로그램이 넘는 발목 웨이트는 비추천이다.

- **튼튼한 고무 줄** – 튼튼한 밴드는 대부분의 스포츠용품 상점에서 구할 수 있다. 거의 모든 장소에서 사용이 가능하다. 여행을 갈 때 가방에 넣어 가기에도 좋고 운동을 할 때에도 좋다. 밴드의 두께에 따라 버틸 수 있는 정도가 다르다. 고무 밴드들은 대부분 색깔로 버티는 정도를 표시한다. 하나만 쓰면서 운동을 할 수 있지만 그 이상을 사용하면 더 큰 힘을 쓸 수 있다. 가장 얇은 밴드로 시작하여 점차 두께를 늘려간다. 10장에서 고무 밴드를 이용한 운동을 알게 될 것이다.
- **휘트니스 공** – 이 둥근 플라스틱 공은 처음에 사고나 부상 이후 신체의 힘이나 균형감을 되찾기 위해 고안된 것이다. 오늘날 사람들은 휘트니스 공을 가지고 다양한 운동을 할 수 있다.

큰 도구

평범한 신체활동을 경험한 이후에는 집에 큰 휘트니스 용품을 들여놓고 싶어 할지도 모른다. 당신의 요구를 충족할 수 있는 특정 물품을 구입할 때는 시간을 들여야 한다. 그리고 물론 그 물건을 투자에 맞게 이익이 되도록 써야 할 것이다.

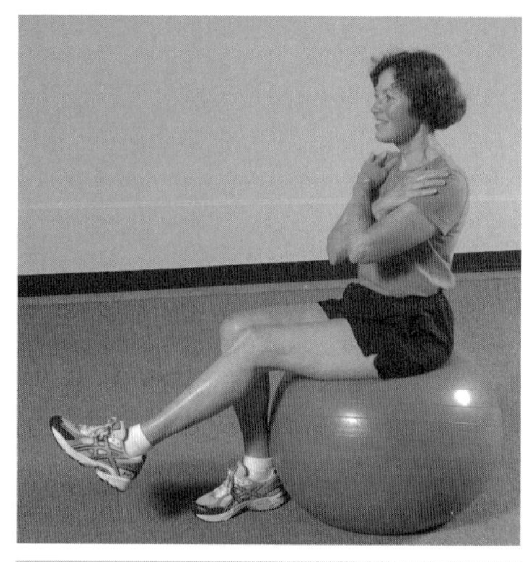

몸통의 근육을 강화하기 위해 휘트니스용 공을 사용할 수 있다.

가게에서 잠깐동안 그 운동기구를 사용하는 것은 결정을 내리기에 충분하지 않다. 사기 전에 휘트니스 센터나 YMCA같은 곳에 있을 비슷한 기구를 사용해 보아야 한다. 휘트니스 전문가에게 적당한 기구를 알리고 질문하도록 한다. 그 기구를 사용해 보는 것은 당신이 돈을 많이 들이지 않았다는 것을 확신하게 해 준다.

휘트니스 용품을 집에 가져다 놓는 것도 고려해 볼 텐데 들인 돈을 위해 조심스러운 쇼핑을 하도록 한다. 소비자 조항이나 www.consumerreports. org를 방문하여 다양한 모델에 대한 상품 평을 얻을 수 있다. 집에서 쓸 수 있는 휘트니스 용구는 비쌀 수 있지만 다양한 범위의 상품들이 존재한다. 아마도 중고 상품을 사서 돈을 절약할 수도 있을 것이다. 그러나 중고 상품은 흠집이 있을 수 있다. 어떤 상점들은 중고 상품을 전문적으로 취급하고 보증도 해 준다. 새 것과 중고의 가격을 비교해 본다. 꼭 새것을 사지 않아도 좋을 것이다.

Action Box 7.2의 양식을 세 가지 다른 모델을 비교하는 데에 사용해 보도록 한다.

Action Box 7.2 큰 휘트니스 용구 체크리스트

예 혹은 아니오로 각각의 상품에 대해 응답한다.

질문	A상품	B상품	C상품
제조사가 고객 서비스를 제공하는가(수신자 부담 전화나 인터넷 사이트)?			
1년 이상의 보증기간이 따라오는가? 보증기간이 얼마나 되고 부품 교체를 지원하고 있는가?			
작동하는 데 전기가 필요하다면 국가 전기 기준에 맞는 것을 쓰고 있는가(110-220, 220-240 볼트)?			
기구가 튼튼해 보이는가? 기대했던 것에 비추이 작성하라.			
기구의 가격이 예산에 맞는가? 더 돈을 쓰면 더 나은 기구를 살 수 있을 것이나.			
신체조건과 운동수준이 다른 사람들이 모두 쓸 수 있도록 조절을 할 수 있는가? 몇몇의 가족 구성원들이 쓰고 싶어 한다면 적용성은 중요한 문제이다.			
사용설명서나 비디오를 제공하는가? 사용방법은 이해하고 따라가기에 쉬운가?			
안전하고 쓰기 편한가?			
마련한 공간에 넣을 수 있는가?			

질문	A상품	B상품	C상품
옮기거나 보관이 용이한가?			
조립이 되어 있는가? 아니면 조립하기가 쉬운가?			
작동 시 소음이 나는가?			
다른 질문 추가 :			

지역사회에서 운동할 만한 장소.

살고 있는 지역사회는 운동할 수 있는 안전한 야외 공간이나 시설을 갖추어 놓고 있을 것이다. 지역 신문이나 안내판, 인터넷으로 살펴볼 수 있다. Action Box 7.3을 당신이 살고 있는 동네의 적당한 장소를 조사하기 위해 사용해 보도록 한다. 많은 곳들이 새로 온 사람들을 환영할 것이고 새 기술을 배우기 위해 온 초보자들에게 적당한 프로그램을 제공할 것이다. 할 수 있거나 과거에 한 적이 있는 운동으로 시작해 보는 것이 좋다.

Action Box 7.3 신체적 활동을 위한 지역 사회의 시설 파악

이 양식을 이용하여 휘트니스 시설의 이름과 장소를 파악한다. 생각하기에 몇 주 동안 시도해 볼 만한 지역 사회 시설에 동그라미를 친다. 달력에 메모를 함으로서 체크하도록 한다.

장 소	메 모
휘트니스 및 건강 센터	
학교, 대학	
클럽이나 운동 리그	
공원이나 레크리에이션 센터	
기타	

개인 프로필

에델, 72세

에델은 좀 더 활동적이기 위한 방법을 생각해 보기 시작했다. 작년 그녀의 남편이 세상을 떠났고 새 친구를 만들 방법을 찾고 싶어 한다. 에델은 아들에게 인터넷으로 지역 사회의 걷기 프로그램에 대해 알아봐 달라고 부탁했다. 아들은 겨울 동안 쇼핑몰에서 하는 걷기 클럽 모임을 찾았다. 여기에 에델이 어떻게 Action Box를 채워 놓았는지에 대해 실어놓았다.

클럽이나 운동 리그 노년을 위한 걷기 클럽 - 멀티 플라자 몰 전화번호 506-362-4752	쇼핑몰은 오전7시에 문을 연다. 2층으로 간다. 200명 이상 회원이 있지만 20명 정도가 어느 때건 걸을 수 있다. 티셔츠와 도구가격을 포함한 등록비가 있다. 메모리얼 병원이 후원한다. 무료로 달마다 혈압을 잴 수 있다. 걷고 난 이후에 몇 사람들은 커피를 마시러 가기도 한다.

걱정스러웠지만 에델은 일단 인터넷에 나온 번호로 전화를 걸었다. 패트리샤라는 이름을 가진 친절한 여자가 전화를 받았다. 그녀는 에델에게 자세히 설명을 해 주었고 그 다음날 나와서 걸을 수 있도록 초대했다. 지금 에델은 주당 3일을 쇼핑몰에 있는 그룹과 산책하러 나간다. 새로운 사람들은 만나는 것과 다시 활동적이게 된 것을 즐기고 있다. 걷기 클럽 모임은 에델에게 우울한 겨울을 피할 수 있게 해 주었다.

휘트니스 센터

생각하기에 휘트니스센터에서 운동하는 걸 좋아한다면 시설이 잘 갖추어진 다양한 시섬을 선택할 수 있다. Action Box 7.4는 휘트니스센터가 당신에게 잘 맞을지에 대해 결정할 수 있도록 도와준다.

휘트니스 센터에서 운동하는 것에 흥미가 있다고 생각한다면 결정하기 전에 몇몇 시설을 평가해 보도록 한다. 전화를 하는 것으로 시작한다. 아래와 같은 사항을 묻도록 하다.

- 비용(계약서를 읽으며 비용을 알아본다.)
- 홍보지와 신청서
- 현재 회원과 최대 수용 인원

Action Box 7.4 휘트니스 센터에서 운동을 해야 할까?

휘트니스 센터에서 운동하는 장단점을 표시한다. 제공된 공간에 다른 아이디어도 추가한다. 장점에 더 많이 표시했는가? 그렇다면 가까이에 있는 휘트니스 센터를 방문할 약속을 정한다. Action Box 7.5는 전화나 방문 시 할 수 있는 질문들이다.

장점	단점
___ 다른 사람들과 상호 작용 및 사회화	___ 이동해야 함
___ 다른 사람들과 운동 하면서 동기 부여	___ 주차 공간을 찾아야 함
___ 전문가에게 관리를 받음	___ 돈을 내야 함
___ 다쳤을 때 응급 치료 받을 수 있음	___ 계약서에 사인
___ 다양한 기구	___ 사용 유무에 상관없이 비용 지불
___ 스태프와 트레이너에게 전문전인 조언을 얻을 수 있음	___ 특정 시간에 혼잡스러움
___ 프로그램 참여	중요한 다른 단점들을 아래에 적는다.
___ 심사와 평가	___
___ 편리를 위한 사물함	___
	___
중요한 다른 장점들을 아래에 적는다.	___
___	___
___	___
___	___

- 노년층을 위한 특별 프로그램 및 서비스
- 노년층의 특별한 요구를 위한 트레이닝 스태프
- 국가 기관의 인증을 받은 스태프
- 스태프와 약속을 잡고 시설을 둘러보기

직접 방문하기 전 3군데 이하로 선택하도록 한다. 특히 사용을 원하는 시간이 사람이 많이 몰리는 시간이라면 방문했을 때 일정을 잡도록 한다. 시간을 정하는 데에 압박을 받지는 말라. 몇몇 사업장은 특별 할인혜택을 얻으려면 바로 사인을 해야 하는 경우도 있다. 고난도의 마케팅 전략에 조심하라. 믿을만한 사업장은 그런 방법을 쓰지 않는다. 평가를 통한 가이드로 Action Box 7.5를 쓰도록 한다.

Action Box 7.5 휘트니스 시설을 평가할 항목

각 시설에 대한 각 질문에 예, 아니오로 답한다.

질문	시설A	시설B	시설C
편리. 시설이 편리한가? 집이나 직장에서 가까운가?			
시간. 운영 시간이 적절한가?			
주차. 주차공간이 적당한가?			
시설과 기구. 시설(수영장, 라켓볼 코트, 에어로빅 공간)과 기구(웨이트, 웨이트 운동기구)를 갖추고 있는가?			
공간. 샤워, 사물함, 휘트니스 센터, 코트와 트랙의 공간이 충분한가?			
이용가능성. 공간과 도구는 방문 시간에 사용 가능한가?			
시설 상태. 시설과 기구가 깨끗하고 잘 유지되어 있으며 잘 정돈 되어 있는가?			
공기의 질. 온도, 습도, 통풍이 잘 조절이 되고 사람이 많이 몰리는 시간에도 편안한가?			
프로그램. 스포츠 프로그램처럼 다른 도움이 될 만한 휘트니스 프로그램(심장 혈관, 근력, 유연성 프로그램)을 제공하는가? 노년층에게 제공되는 다른 프로그램이 있는가?			
특별 서비스. 시설이 범위가 넓은 서비스(휘트니스 평가, 목표와 활동 계획, 치료법, 심장 회복, 체중감량 프로그램, 식단 상담)를 제공하는가?			
스태프. 스태프들이 경험이 많고 자질을 갖추었으며 American Red Cross(CPR과 응급조치), Ameracan College of Sports Medicine(ACSM), American Council on Exercise와 Cooper Institute에서 인증을 받았는가? 스태프들이 건강한 역할모델이 될 수 있겠는가? 그들은 친절하고 도움을 주는 사람들인가? 개인 트레이너를 쓸 수 있는가?			
도움이 되는 시스템. 활동들이 지금까지의 방법을 고수하는 데에 도움이 되는가?			

질문	시설A	시설B	시설C
안전과 보안. 안전과 보안이 충분히 이루어지고 있는가?(문서화 된 정책들과 절차, 적절한 표지)			
가격. 등록비용이 지불 가능한가? 추가 비용은 없는가? 계약서에 서명을 해야 하는가?			
추가할 만한 다른 상황들 :			

개인 트레이너

어떤 사람들은 휘트니스 프로그램을 도와줄 개인 트레이너를 고용한다. 개인 트레이너는 당신의 발전 단계를 보게 해줄 만한 개인 특화된 프로그램을 짜고 감독해 주며 당신이 기술을 익히고 결과를 보게끔 도와준다. 트레이너는 당신의 집이나 휘트니스 센터에서 1대 1로 당신을 상대해 줄 것이다. 시간, 장소, 트레이너의 경험이나 자격 증명서에 따라 한번에 25~100달러 정도의 비용이 든다. 당신은 패키지 수업을 택하는 것이 더 좋다. 몇몇 휘트니스 센터는 새로운 회원에 대한 서비스의 일종으로 단기간 동안 개인 트레이너를 붙여주기도 한다.

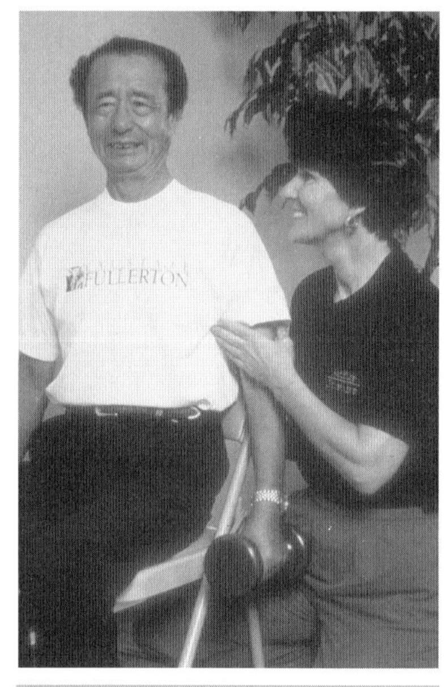

개인 트레이너와 운동하는 것을 좋아하는가?

개인 트레이너와 일하는 것이 이점이 있기는 하지만 또한 잠재적인 단점도 존재한다. 비싸기도 하지만, 개인 트레이너 수업은 고객을 트레이너에게 의존하게 만든다. 어떤 이들은 그들이 트레이너와 있을 때에만 운동한다.

Action Box 7.6 개인 트레이너를 위한 질문

질문	트레이너A	트레이너B	트레이너C
어떤 자격증을 가지고 있는가? 응급조치와 CPR자격증을 포함한 증명서를 보여 달라고 하자. 만약 그가 자격증이 없고 CPR훈련을 받지 않았다면, 그 사람은 고용하지 않는다.			
개인 트레이너로써 얼마나 경험이 있는가? 내 나이 또래의 사람들과 일해 본 경험이 있는가(혹은 _ _ _ _ _와 같은 건강 문제)? 과거와 현재의 고객들에 대해 묻는다.			
책임 보험에 가입되어 있는가?			
고객과 운동 프로그램을 시작하기 전에 영상을 보여주거나 휘트니스 평가에 대해 지도하는가?			
어떠한 프로그램을 포함하고 있는가? 에어로빅 휘트니스, 근육 휘트니스, 균형감을 향상시키기 위한 운동을 포함하고 있는가?			
수업 사이에 나 혼자 할 수 있는 프로그램을 제공해 주는가?			
특정 기간(6주 정도) 이후에 내가 어떠한 향상을 기대할 수 있는가?			
언제 어디서 할 것인가?			
만약 수업이 휘트니스 센터에서 진행 되다면, 당신은 그 센터와 어떤 관계인가?			
수업비는 얼마인가? 내가 계약서에 서명해야 하나? 그만두고 싶을 때 그만둘 수 있는가? 내가 약속을 취소하더라도 돈을 내야 하는가?			
수업 중에 내가 다쳤다면 어떻게 되는가?			
다른 질문들 :			

몇몇 이유로 개인 트레이너와 운동하는 것을 그만두게 되면 그들은 운동 자체를 포기해 버리기도 한다.

개인 트레이너를 고용하기 전 스스로에게 이러한 질문들을 해 보자: 얼마나 많이 돈을 지불할 수 있는가? 내가 얻는 이점이 무엇인가? 트레이너와 좀 더 정기적으로 운동을 해야 하는가? 내가 더 나은 결과를 얻을 수 있을까? 그만 두게 되더라도 운동을 계속할 수 있을까?

개인 트레이너를 고용하기로 마음먹었다면 결정을 내리기 전 몇몇 트레이너들과 직접 인터뷰를 해 보아야 한다. Action Box 7.6을, 트레이너를 인터뷰 하고 그들을 비교해 볼 때 사용한다. 당신에게 중요한 다른 질문들을 양식 아래쪽에 적어 넣도록 한다.

다른 것보다도, 당신의 선택은 당신이 트레이너를 좋아하는지, 그리고 트레이너와 보내는 시간을 즐거워하는지 아닌지에 영향을 받는다. 당신이 자격을 갖춘 사람을 고용하고 휘트니스 프로그램을 도와줄 만한 사람을 고용했는지 확실히 해 두어야 한다. 결정을 내리기 전 시범 수업을 갖도록 한다.

휘트니스 상품과 서비스에 대한 진실

다양한 휘트니스 상품과 서비스를 구매함에 따라 당신은 어떤 것들이 있는지에 대해 놀라게 될 것이다. 불행하게도 당신이 텔레비전이나 라디오, 베스트셀러 도서 및 인터넷에서 보고 들은 상품이나 서비스 전부가 믿을 만한 것은 아니다. 즉효약에 대한 욕망은 사람들을 과학적으로 믿을 수 없는 건강 및 휘트니스 상품과 서비스에 약해지게 한다.

주의하라. 읽고 들은 모든 것을 믿지는 말아라. "소비자들은 조심해야 한다"는 게 좋은 조언이다. 건강 및 휘트니스 상품들의 신뢰성을 평가하기 위해 다음과 같은 질문을 해 본다.

- 누가 말했는가? 어떠한 자격증, 훈련 및 경험이 그렇게 말할 수 있는 자격을 주었는가? 심지어 교육이나 의료 분야에 학위가 있는 사람도 잘못된 정보를 전달할 수 있다. 게다가 모든 교육 기관이나 비영리단체가 믿을만한 것은 아니

다. 특정 교육이나 전문 교육을 받지 못한 유명인들은 종종 별 쓸모없는 상품을 보증 광고하기도 한다. 그들은 아마도 상품 회사로부터 많은 홍보비를 받았을 것이다. 광고에 현혹되어서는 안 된다.

- 진짜라 치기에는 너무 좋은가? 빠른 속도와 쉬운 방법임을 보장하는가? 만약 사실이라고 하기에 조건이 너무 좋다면, 속임수일 것이다.
- 어디에서 그렇게 말했는가? 몇몇 미디어들은 정보를 제공하기 전 다른 미디어들보다 출처를 더 조심스럽게 점검하기도 한다. 공정하게 쓰여진 잡지를 읽어 볼 수 있겠지만 대부분의 사람들은 그런 잡지를 잘 읽지 않는다. 과학적인 출처들이 자주 인용되곤 하지만 종종 잘못 인용되거나 맥락에서 벗어나기도 한다. 빠른 속도로 소비자 정보의 보편적인 출처가 되는 '소비자의 이익을 위한 정보 광고' 나 '기사 형식을 취한 광고' 는 사는 사람을 혼란스럽게 한다. 많은 광고들이 멋진 광고 문구를 써서 사람들을 유혹하고 있지만 정확한 정보를 전달하지는 못하고 있다.

요 약

축하합니다! 당신은 '노화혁명 길라잡이' 의 절반을 거쳤다. 당신은 신체적 활동의 기초 중 대부분을 다루었다: 얼마나 이익이 되고, 특별한 상황에서 무엇을 할 것이며, 시작하기 위해 무엇이 필요하고, 어떻게 시간을 잡고, 어떤 종류의 휘트니스가 노년에 중요할지, 그리고 어디에 가서 운동을 할 것인지에 대한 것들이었다. 당신의 휘트니스 계획을 짤 준비를 함에 따라 친구나 가족들의 도움을 받을 수 있었는가? 만약 과거에 성취했던 목표에 대해 생각해 본다면 아마 다른 사람들이 당신의 성공에 중요한 역할을 한다고 말할 수 있을 것이다. - 선생님, 코치, 부모, 형제자매나 친구들이 그들이다. 다음 장은 당신이 어떻게 다른 사람들에게 도움을 받을 것인지에 대해 생각할 수 있도록 도와준다.

이 장의 체크리스트

다음은 이 장에서 배운 것을 당신의 일상에 어떻게 적용시킬 수 있을 지에 대한 방법들이다. 다음 며칠이나 몇 주 동안 가능한 많은 활동들을 해보도록 한다.

□ 막 시작하는 단계라면 어디에서 운동을 하고 싶은지 결정해야 한다. 만일 집이 아닌 곳에서 하길 원하면 편리한 장소를 찾아보도록 한다. 이번 주 내로 가능한 장소에 전화하거나 방문해 본다.

□ 집에서 운동하고 싶다면 사용할 만한 작은 휘트니스 장비를 생각해 보아야 한다. 활동적인 상태가 아니라면 큰 기구를 사는 데에 주된 투자를 하지는 말고 정기적으로 쓸 수 있는 장비를 구하도록 한다.

□ 이미 활동적인 상태라면 운동을 할 수 있을 법한 지역 사회 내의 새로운 장소를 물색한다. 다양성을 위해 적어도 이번 달 안으로 새로운 휘트니스 장소를 찾아보도록 한다.

□ 개인 트레이너와 운동하고 싶다면 휘트니스 센터에서 트레이너의 이름을 찾아 인터뷰 할 일정을 잡는다. 트레이너와 운동해 본 친구들에게 추천을 받을 수도 있다. 결정하기 전 시범 수업을 받도록 하자.

Chapter 8

당신의 친구로부터 약간의 도움을 받아라

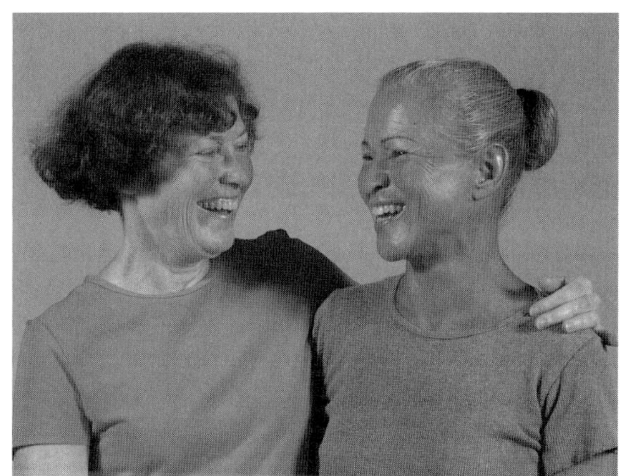

이 장에서는

- 당신의 활동 프로그램에 다른 사람들을 합류시키는 계획을 세워보자.
- 활동적인 사람이 되기 위한 계획을 세울 때 주장을 분명히 필역할 수 있도록 연습하자.
- 신체활동을 즐겁게 만들기 위한 방법을 생각해 보자.

사람들은 규칙적인 신체활동을 포함하는 습관을 가지고 또 유지하기 위해 특히 시작할 때 사회적인 지지를 필요로 한다. 이 장은 당신의 신체활동 프로그램에 다른 사람들을 합류시키는 방법들을 제시한다. 당신은 활동 파트너를 원하거나 운동교실에 참여하는 것을 선택할 수도 있다. 혹은 당신이 산책을 하는 동안 집안일을 도와줄 사람이 필요할지도 모른다. 당신이 그룹운동교실의 일원이던지 혼자 운동을 하던지 상관없이 신체활동은 즐거워야 하고, 즐거울 수 있다. 당신의 신체활동은 당신의 하루를 빛나게 할 수 있다.

다른 사람들을 포함시켜라

당신이 한 사람과 함께 신체활동을 하는 것을 즐기는지, 아니면 그룹과 함께 하는 것을 즐기는지 생각해 보아라. 많은 사람들은 다른 사람과 함께 하는 것이 운동을 더욱 재밌게 즐길 수 있도록 해주고, 꾸준히 하도록 도와준다고 보고한다. 누군가가 당신이 활동적이게 상기시켜주거나, 하루 운동교실 수업에 빠지는 것은 수업을 놓친 것이라고 알려주는 것은 동기부여가 될 수 있다. 어떤 사람들은 다른 누군가 때문에 항상 운동교실 수업에 참여해야 할 때 수업을 거르지 않고 참여하는 경향이 있다고 말한다. 이 장에서 당신이 활동적인 상태를 유지해야 한다는 지지를 얻도록 도와주는 비결들을 활용하라.

활동 파트너를 가지거나 운동 수업이나 어떤 팀의 일원이 되는 것은 활동적인 상태를 유지하기 위한 의욕을 갖도록 도와준다. 그러나 신체활동을 당신의 삶의 일부분으로 넣기 위해서 당신은 다른 분야의 지지를 필요로 할지도 모른다. 여기 파트너, 배우자, 가족구성원, 혹은 친구들이 당신이 활동적인 상태를 유지하도록 돕는 몇 가지 방법이 있다.

- 당신이 활동적이기 위한 시간을 갖기 위해 업무나 집안일을 맡겨라.
- 당신이 얼마나 잘 하고 있는지 물어보고 당신의 노력에 대해 칭찬해 달라고 요구하라.
- 당신이 활동적이도록 상기시켜라.
- 당신이 목표를 달성하면 그에 따른 보상을 공유하라.

■ 당신이 나빠질 때 당신을 자극시켜라.

개인 프로필

수잔, 58세

수잔은 5년 이상 동안 그녀의 친구 캐런과 함께 걷기운동을 해왔다. 그들은 매일 아침 6시 30분에 그들의 동네 모퉁이에서 만나 약 45분 동안 걸었다. 수잔은 그녀의 새 직업 때문에 다른 지역으로 이사를 갔다. 이사하고 나서 몇 달 동안 수잔은 그녀의 아침 신체활동 프로그램을 유지하는데 어려움을 겪고 있었다. 그녀는 신체활동 계획에서 운동 파트너를 가지는 것이 얼마나 중요한지 인식하지 못했다. 때때로 수잔은 거리에서 걷기 운동을 하는 한 여자를 보았지만, 그녀는 일정한 시간에 운동하지 않았다. 그녀는 그 여자에게 매일 아침 지정된 시간에 함께 걷기 운동을 할 수 있는지 물어 봐야겠다고 결심했다. 그녀의 이웃이 동의 했다. 수잔은 캐런에게 이메일을 보내 그녀가 다시 운동을 시작하게 되었다고 얘기 했다. 그녀는 캐런에게 일주일 마다 이메일을 보내 그녀가 얼마나 운동을 하고 있는지 물어봐 달라고 요청했다.

롭 72세, 이블린 73세

둘 다 싱글인 롭과 이블린은 어느 서늘한 가을 아침에 도시 공원의 걷기-조깅 길에서 처음 만났다. 그들 둘 다 어떻게 대화를 시작했는지 정확히 기억하지 못하지만, 그들이 계속 걷기 시작하면서 약 30분 동안 대화를 즐겼다. 이블린이 그녀가 항상 걷는 거리를 다 걸었을 때 롭은 근처 식당에서 아침 겸 점심을 함께 하는 것이 어떻겠냐고 물어봤다. 일반적으로 이블린은 낯선 사람에게 이런 초대를 받았을 때 응하지 않지만 그녀는 그녀의 차를 스스로 운전해서 공공장소에서 식사를 할 수 있기 때문에 안전할 것이라고 느꼈다. 그들은 식사를 즐겼고, 그 주 저녁에 데이트를 했다(이블린은 스스로 운전을 했다). 그들이 신체활동 말고도 많은 공통점을 가졌다는 것을 발견하면서 그들의 우정은 지난 몇 달 동안 서서히 발전해 나갔다. 오늘 이블린과 롭은 결혼했다. 그들은 다른 사람들에게 신체활동 프로그램의 혜택은 그들의 배우자를 찾을 수 있다는 것이라고 얘기하는 것을 즐긴다.

당신의 지원 조직을 평가하라

누가 당신의 신체활동 프로그램을 지지해 줄 수 있을지 고려해 보라. 당신은 가족, 이웃, 그리고 동료와 같은 가까운 사람들을 연관시켜 생각하는 것이 제일 쉽다는 것을 알게 될 것이다. 당신은 새로운 친구를 사귀는 것처럼 신체활동 또한 이용할 수 있다. 당신은 신체활동이나 레크레이션 휘트니스 활동을 하는 동안 친절하고 재미있는 사람들을 만날 것이다. 당신은 어떤 종류의 지지를 필요로 하거나 원하는가? Action Box 8.1을 활용하여 당신의 신체활동을 지지할 수 있는 당신 주변 사람들을 확인해 보라.

Action Box 8.1 누가 도울 수 있을까?

당신에게 다음 항목에 열거된 것과 같은 지원을 해 줄 수 있는 한 두 명의 사람의 이름을 써보시오. 만약 당신이 이런 종류의 지원을 필요로 하지 않거나 원하지 않는다면, 빈칸으로 남겨두시오. 이번 주에 당신이 원하는 한 종류의 지원을 선택하시오. 당신에게 그런 종류의 지원해줄 수 있는 사람에게 어떻게 당신이 접근 할 것인지 생각해 보시오.

나는 이번 주에 다음과 같은 종류의 지원을 받으려고 노력 할 것이다:

종류	누가 도울 수 있을까?
감정적 도전--당신이 목표를 얻기 위해 당신에게 도전하는 사람들	
듣기 지원--옳고 그른지 판단하지 않고 당신의 고민이나 문제를 들어주는 사람들	
피드백과 평가--당신이 얼마나 잘 하고 있는지에 대해 말해주고, 당신의 노력과 진보를 칭찬해 주는 사람들	
역할모델과 파트너--신체활동과 관련된 비슷한 경험, 가치, 관점을 공유하는 사람들	
전문가 및 정보 지원--당신보다 신체활동에 대해 더 잘 알고 있거나 당신이 믿을 수 있는 조언을 해주는 사람들	
여기에 당신이 원하는 다른 종류의 도움이나 지원을 쓰시오:	

당신의 지원 시스템을 평가 한 후에 당신이 필요한 특정 분야의 지원이 부족하다는 것을 발견한다면, 그 분야의 지원을 확립하기 위해 노력하라. 당신이 각 종류의

지원에 한 명 이상의 이름을 적을 수 없다면 이 분야의 지원 조직의 깊이를 향상시킬 수 있는 방법을 고려해 볼 필요가 있을 지도 모른다. 여기 당신의 지원 조직을 향상시킬 수 있는 몇 가지 비결이 있다.

- 조직, 동호회, 혹은 종교 단체에 가입해서 그들의 일원이 되어라.
- 다른 사람들에게 당신의 본모습을 알게 하라. 개인적인 경험을 공유하라.
- 당신 자신에 대해서만 이야기하기 보다는 다른 사람들의 관심사와 필요한 것이 무엇인지 알아보기 위해 질문을 해라.
- 베푸는 사람뿐만 아니라 받는 사람이 되라. 상호적인 지원 관계를 찾아라.
- 당신이 원하고 필요로 하는 지원의 종류를 요청하여 습득하라. 지원을 요청할 때에는 구체적으로 하라. 다른 사람들이 당신의 마음을 읽을 때까지 기다리지 말아라. 그들에게 무엇이 도움이 되고, 도움이 되지 않을지 말하라.
- 어떤 사람들은 당신의 새로운 생활방식을 받아들이거나 적응하지 못할지도 모른다. 만약 누군가가 당신이 활동적인 사람이 되기 위한 노력을 파괴하고자 한다면 적어도 잠시 동안 오래된 관계를 바꿀 수 있게 준비하라.
- 어떤 방식으로든 당신이 활동적인 사람이 되기 위한 노력을 방해하는 반대자들을 적극적으로 피하라.
- 당신을 지원해 줄 수 있는 비슷한 가치와 습관을 가진 사람을 찾아라. 당신이 활동적이기 위해 운동을 막 시작했다면, 좋은 역할 모델을 찾아라. 그리고 그 혹은 그녀가 어떻게 활동적인 상태를 유지하는데 성공 했는지 물어봐라. 자신을 활동적인 사람이라고 상상해 보아라.
- 다른 사람의 행동이 활동적인 사람이 되는 당신의 계획을 방해할 때 한계를 정하는 것을 두려워하지 말라. 한계를 정하는데 다음의 3단계를 따르라.
  - 당신을 귀찮게 하는 구체적인 행동과 그 행동에 대해 당신이 어떻게 느끼는지 설명하라.
  - 그 사람이 바꿨으면 하는 행동을 구체적으로 얘기하라.
  - 그 혹은 그녀가 당신이 요구한 것을 하거나 하지 않을 때 일어날 일을 얘기하라.

개인 프로필

제프 67세

제프는 그의 의사가 활동적인 사람이 되는 것이 그의 혈압을 조절하는데 도움이 된다고 조언을 해준 후 그는 신체활동 프로그램의 일원이 되기로 결심했다. 그는 특별 멤버십 비용이 있고 오후 2시에서 4시 사이에 운동하는 은퇴한 사람들을 위한 특별 프로그램을 제공하는 헬스장을 찾았다. 불행히도 그때는 그가 친구들과 어울려 카드 게임을 하는 시간이었다. 제프는 그가 운동할 수 있게 그의 친구들에게 카드 게임 시간을 저녁때로 옮기는 것이 어떻겠냐고 물었을 때, 그들의 반응은 냉담했다. 그가 건강을 위해 운동해야 한다고 설명을 했지만, 그들은 하지 말라고 계속 이야기 했다. 그들은 "자네는 괜찮아. 자네는 말처럼 건강해! 자네는 헬스장에 자네의 돈과 시간을 낭비할 필요가 없어." 라고 말했다. 제프는 고집스럽게 활동적이게 되는 계획을 고수했고, 그 무리도 그가 게임에 참여할 수 있게 시간을 재조정했다. 그의 신체활동에 대한 부정적인 견해들도 시간이 지남에 따라 점점 줄어들었다. 제프의 친구들은 제프가 훨씬 더 건강해 졌다는 것을 알아챘다. 그는 그의 혈압은 의사가 더 이상 혈압약을 먹지 않아도 된다고 말 할 정도로 낮아졌다고 말했다. 제프가 여러 번 제안을 한 끝에 빌은 제프의 제안을 받아들였다. 얼마 후 빌은 헬스장에 다니기 시작했고, 제프는 빌이 신체활동을 시작할 수 있도록 도와주었다. 이제, 카드 게임 하는 동안 신체활동에 관한 이야기가 나올 때, 2:2가 되었다.

자기주장을 강하게 어필하여 의사소통하는 방법을 습득하기

지원을 확립하는 첫 번째 단계는 당신이 필요하고 원하는 지원을 종류와 누가 그것을 해 줄지 아는 것이다. 그러면 당신은 구체적이고 확실한 방법으로 필요한 것과 원하는 것을 알려야 한다. 사람들 혹은 상황이 당신의 목표를 방해할 때 자기주장을 확실하게 어필하고 직접적으로 의사소통 하는 방법을 배우는 것은 당신이 활력 있는 상태를 유지하게끔 도와준다.

자기주장을 불분명하게 혹은 분명하게 주장하는 스타일은 모두 의사소통의 간접적인 형태이다. 분명히 주장을 표현하는 스타일의 사람들은 과잉반응을 하거나 이성을 잃을지도 모른다. 과격한 반응자라고 불리는 사람들은 심장병이나 스트레스와 관련된 다른 병들에 걸릴 위험이 훨씬 더 높을 수 있다. 주장을 불분명하게 표현하는 스타일의 사람들은 머뭇거리거나 조용하게 표현을 한다. 그러나 의사소통을 할 때 주장을 분명하게 나타내는 사람들은 차분하면서도 직접적이다. 그들은 대답하기 전에 충분히 생각할 시간을 가진다. 자기주장을 분명히 펼치는 사람들은 '당신' 이라는 말을 사용하는 대신에 '저는' 이라는 말을 사용한다.

분명하게 주장을 표현하면서 의사소통을 하기 위한 몇 가지 비결을 다음 표에서 보여준다. 거의 모든 사람들이 더욱 분명하게 대화를 하려고 노력을 하면서 이익을 얻을 수 있다. 다음 비결들을 당신의 일상생활에 적용해 보라. Action Box 8.2를 완성하면서 당신의 신체활동 계획과 관련된 상황에서 당신이 어떻게 대답할 수 있을지 연습해 보자.

분명하게 주장을 표현하는 의사소통을 하기 위한 비결

- 확실히 말하고 눈을 마주쳐라.
- 암시와 비꼼을 피하라.
- 자신감 있게 대화하기 위해 당신의 목소리와 바디랭귀지를 사용하라.
- 차분함을 유지하고 감정적이지 않게 하라.
- 당신이 대답하기 전에 시간을 가져라. 필요하다면 당신이 언제 대답할 수 있는지 특정 시간을 제시하라. 그러면 당신이 이 주제를 피하고 있다고 보이지 않을 것이다.
- 당신이 말할 것에 대해 계획하고 연습하라. 그러면 당신은 이 상황을 대처하는데 준비되어 있고, 또한 자신감 있을 것이다.

Action Box 8.2

다음과 같은 의견이나 행동에 대해 주장을 분명히 표현할 수 있는 대답을 쓰시오.

상황: 조는 그룹 휘트니스 교실에 참여하기 위해 딱 달라붙는 화려한 색깔의 옷을 샀다. 그녀는 휘트니스 수업에 참여하기 위해 지역 문화센터로 가는 길에 그녀의 친구 마기를 만났다.
언급: 마기가 "무엇을 증명하려고 이 운동복을 입었니?" 라고 말한다.
주장을 분명히 표현할 수 있는 대답:

상황: 데이빗은 70세인 지금 몸은 조금 둔해졌지만 여전히 조깅을 하고 있다. 그의 친구 랜덜은 항상 비활동적이다.
언급: 랜덜이 "이제 조깅을 좀 그만하고 나이에 맞게 살지 그래?" 라고 말한다.
주장을 분명히 표현할 수 있는 대답:

당신이 '아니오' 라고 말해야만 한다면

비활동적이었지만 신체활동을 하기로 결정했을 때 당신은 가끔 여러 요구에 '아니오' 라고 말해야만 한다. 이럴 때마다 협상하는 방법을 배워라. 다른 사람들의 요구를 고려해 보되, 활동적이기 위한 당신의 계획을 포기하지는 말아라. 핑계를 대기 보다는 직접적으로 말하라. 누군가가 당신의 신체활동 계획을 바꾸리고 요구할 때 분명히 주장을 말할 수 있는 방법이 몇 가지 있다.

"당신은 나의 운동 시간을 방해하는 것들을 항상 계획하고 있다"라고 말하는 것 보다는 "당신과 함께 영화를 보러 가고 싶은 마음이 일부 있지만, 다른 한쪽 마음이 말하기를 내가 정말로 운동이 필요하다네요." 라고 말하라.

"매일 일찍 들어오라는 당신의 요구는 말도 안되요."라고 말하기 보다는 "이번 주에 매일 일찍 만나기 위해 나의 아침운동을 포기하고 싶진 않아요. 그렇지만 나는 이틀 정도 일찍 들어오고 이틀 정도 늦게까지 운동할 수는 있어요."라고 말하라.

당신이 도움을 요청해야 한다면

때때로 당신이 활동적이기 위해서 도움을 요청해야할 필요가 있을 것이다. 자신을 스스로 관리하는 방법의 일부는 필요할 때 도움을 요청하는 것이다. 대부분의 사람들은 '네' 혹은 '아니오' 라고 말할 수 있는 선택이 주어진 요청을 받았을 때 기꺼이 도와준다. 또한, 다른 사람의 필요와 감정을 고려하도록 노력하라.

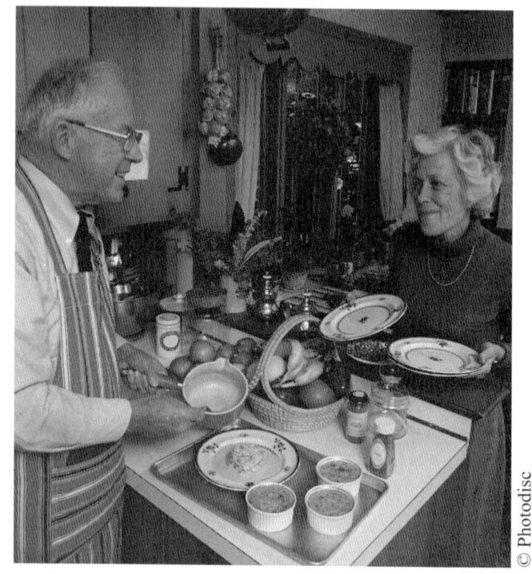

© Photodisc

당신이 신체활동을 할 시간을 가질 수 있게 누군가에게 집안일을 도와달라고 요구하라.

요청을 할 때, 다른 사람이 '네' 혹은 '아니오' 라고 대답하는데 도움을 줄 분명하고 명확한 정보를 제공하라. 예를 들어 다음과 같이 말이다:

"올해 신체적으로 활동적인 사람이 될 수 있는 방법이 포함된 휴가를 가는 것을 고려해 주시겠습니까? 생각해 보고 나중에 더 자세히 이야기 합시다."

"2주 후에 즐겁게 달리기에 참가 하시겠습니까? 참가하지 않겠다고 말해도 괜찮습니다."

당신이 해야만 하는 당신의 신체활동 프로그램과 연관된 요구를 생각해보기 시작하라. Action Box 8.3을 완성하시오.

Action Box 8.3 어떻게 요구를 하겠습니까?

당신의 신체활동을 위한 지원을 얻기 위해 무엇을 요청할 필요가 있을까? 173쪽의 Action Box 8.1의 '누가 도울 수 있을까?'의 대답을 다시 한 번 살펴보시오. 당신은 누구에게 물어볼 수 있을까? 다음 빈칸에 당신의 요구를 쓰시오.

내가 물어볼 사람	내가 말할 것

이번 주에 이 요구들 중 어떤 것을 요청할 준비가 되어 있는가? 그 요구에 동그라미 치고 그 사람과 이야기할 계획을 세우시오.

신체활동을 즐길 수 있는 것으로 만들어라.

당신이 하는 운동의 종류와 상관없이, 그리고 그 운동을 그룹에 참가하여, 파트너와 함께, 개인 트레이너와 함께, 혹은 혼자 하든지 간에, 당신이 운동을 즐기지 않는다면 신체활동을 오랜 기간 동안 유지하기 힘들지도 모른다. 당신이 좋아하지 않는 것은 하지 않을 것이다. 유머와 재미를 더하여 당신은 신체활동을 즐겁게 만들 수 있다. 5장에서 배웠듯이, 보상은 신체활동을 즐겁게 만드는 또 다른 방법이다.

우리는 신체활동이 너무 재밌어서 그만 둔다는 사람이 있다고 들어본 적이 없다. 여기 다른 사람들이 신체활동 루틴에 유머와 재미를 더한 몇 가지 방법이 있다. 당신이 즐기면서 할 수 있을 것 같은 것에 동그라미 쳐라.

1. 다른 파트너와 농담하기.
2. 큰 소리로 노래 부르면서 군대 군사훈련관이 하는 것처럼 행진하기.
3. 어울리지 않거나 밝은 색의 옷을 입거나 재밌는 모자를 쓰기.
4. 다음 지점까지 파트너와 경주하라.
5. 신발 끈에 종 매달기.
6. 자전거에 깃발 달기.
7. 동네를 걷는 동안 파트너와 스파이 게임 하기.
8. 당신이 만나는 사람들에게 외국어로 인사하기.
9. 달리기 혹은 걷기 행사에 참가하고 코스츔 입기.
10. 자선행사에서 성금을 모으기 위한 행사에 참여하기.

신체활동을 재미있게 만들기 위해 당신은 어떤 다른 아이디어를 가지고 있는가? 이번 주에 하나를 시도해 보라.

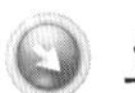 요 약

이 장은 당신이 활동적인 사람이 되고, 또 유지하는 것을 돕는 두 가지 중요한 기술을 소개했다. 다른 사람을 포함시키기와 주장을 분명히 표현하면서 대화하기가 그 두 가지이다. 특히 당신이 막 시작하려고 한다면 당신의 활동 지원군을 만드는 것은 중요하다. 당신이 새로운 것을 시도하면서 혹은 새로운 레벨에 도달하려는 도전을 하고 있다면 지원을 받는 것은 또한 중요하다. 신체활동의 사회적 요소는 또한 그것을 즐겁게 만든다. 활동은 인간관계를 즐기거나 새로운 친구를 사귀는데 가장 좋은 방법 중 하나이다. 다음 장에서 우리는 유산소 신체건강을 위한 당신의 계획을 끝낼 것이다.

이 장의 체크리스트

다음은 당신이 이 장에서 배운 것들을 당신의 일상에 적용할 수 있는 방법들이다.

다음 몇일, 몇 주 동안 이 활동들 중 가능한 많은 것을 하도록 노력해 보라.

- □ 당신이 당신의 신체활동에 다른 사람을 포함시킬 수 있는 적어도 하나의 방법을 생각해 보라. 다른 사람이 당신의 생각을 읽을 것이라 기대하지 마시오. 분명한 태도로 오늘 물어보아라.
- □ 신체활동을 즐겁게 만드는 것에 초점을 맞춰라. 매주마다 당신의 신체활동에 재미를 더하기 위한 적어도 한 가지를 하라.
- □ 주장을 펴는 것을 규칙적으로 계속 연습하라. 주장을 펴는 것을 활동적인 사람이 되는 것에 대한 무형의 보상을 생각하라.
- □ 신체적으로 활동적인 사람이 되는 것에 대한 당신의 찬성(이득)과 반대(불리)를 적은 리스트를 복습하라. 활동적으로 되는 데에 장애물을 제거할 수 있었는가? 당신의 이득에 대한 리스트가 더 길어졌는가? 신체활동에 대한 불이익보다 이득이 더 많아 졌다는 것을 보았다면, 당신은 신체활동을 규칙적인 습관으로 만드는 것을 아주 잘하고 있다는 것을 의미한다.

Chapter 9

유산소 건강 프로그램 만들기

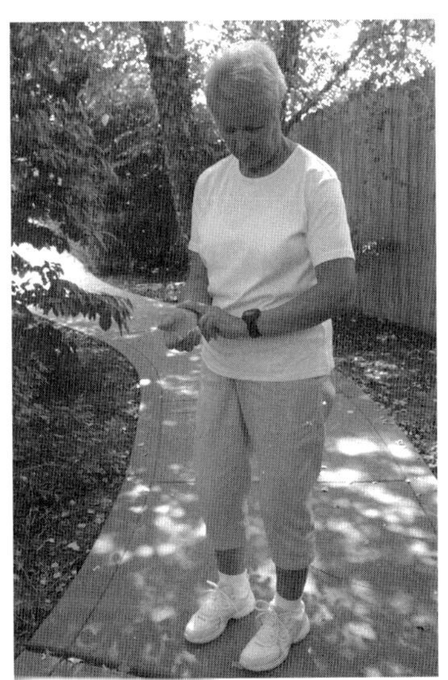

이 장에서는

- 신체건강을 위한 FITT플랜에 대해 배워보자.
- 얼마만큼의 강도로 운동하고 있는지에 대해 알아보자.
- 당신만의 프로그램을 개발하기 위해 본보기가 될 유산소 건강 프로그램을 이용하자.

당신은 아마 일상생활 동안 활동적인 상태를 유지할 수 있는 방법들을 찾아냈을 것이고 지금 짜여진 운동을 알아보고 싶어할 것이다. 6장에서 당신은 50대 이상에서 인기가 있는 걷기, 수중 운동, 자전거 및 다른 운동과 같은 몇 가지 종류의 유산소 건강 프로그램에 대해 알게 되었다. 하고 싶은 운동을 찾았는가?

이런 종류의 운동들은 생활 안에서 신체적인 활동을 하는 것 보다 더 짜여져 있는 운동들이다. 때때로 짜여진 운동은 평소 생활의 활동보다 더 즐겁기도 하지만 꼭 그런 것만은 아니다. 그러나 짜여진 운동은 계획과 구성을 요구한다. 이 장에 나와 있는 도구들은 당신에게 효과가 있을 계획을 만들도록 도와줄 것이다. 우리의 점진적인 방법을 따라 스스로의 방법을 만들도록 한다.

1970년대 초반 과학자들은 사람들이 효과적인 운동 프로그램을 짜도록 도울 수 있을 간단한 방법을 떠올려냈다. 당신은 FITT플랜에 대해 들어본 적이 있을지도 모른다.

F = 빈도수(Frequency)

I = 강도(Intensity)

T = 시간(Time)

T = 종류(Type)

FITT플랜은 생활 속에서 활동적이어 지는 것과 짜여진 운동 프로그램 양방 모두에 적용 가능하다. 생활속의 운동과 짜여진 유산소 건강 프로그램 두 가지를 비교하는 표 9.1을 보아라. 두 개의 가장 큰 차이점은 당신이 운동을 하기 위해 하루 특정시간을 짜여진 운동을 위해 쓰고 있다는 것이다.

당신은 또한 이 FITT플랜을 유산소 건강뿐만 아니라 다른 짜여진 운동 프로그램을 만들기 위해 사용할 수 있다. 이 장 나머지 부분에서 우리는 유산소 건강을 위한 계획에 초점을 맞출 것이다. 10장은 당신의 근육 강도나 지구력, 관절 유연성과 균형감각을 향상시킬 수 있는 운동 프로그램을 제공할 것이다. 비록 당신이 전체적인 운동 프로그램을 계획할 준비가 되지 않았다 하더라도 이 장은 당신에게 더 운동에 대해 생각해 볼 수 있도록 도울 것이다. 변화의 낮은 단계에서, 지식을 쌓는 것은 중요하다. 당신은 스스로가 완전한 운동을 위한 준비가 되지 않았다는 것을 알고 있을 테지만 당신이 준비운동이나 진정을 위해 주어진 아이디어를 좋아한다는 것도 알게 될 것이다. 이 장에서 배운 어떤 아이디어 하나를 택하여 자신의 것으로 만들어라.

표 9.1 일상에서 활동적이어 지는 것 VS 짜여진 유산소 건강 프로그램

FITT의 견해	일상에서 활동적이어 지는 것	짜여진 유산소 건강 프로그램
빈도수 (Frequency)	매일, 혹은 거의 매일	격한 활동은 주당 4일, 무난한 활동은 주당 5일
강도 (Intensity)	적당한 강도, 경보와 비슷한 강도	적당한 정도에서 격렬한 정도의 강도
시간(Time)	한 과정 당 최소 30분	격렬한 경우에는 20분, 무난한 경우에는 30분
종류(Type)	계단을 오르거나 청소기를 돌리고 정원을 가꾸는 것과 같이 당신을 일어나 움직이게 하는 일상적인 활동들	걷기, 조깅, 스포츠, 자전거와 같이 큰 근육을 쓰는 운동

얼마나 자주?

빈도수(Frequency)는 주당 얼마나 운동을 하는지에 대한 것이다. 선택한 강도에 따라 당신은 주당 3일에서 5일 동안 유산소 운동을 해야 한다. 더 심한 강도의 활동을 한다면 더 적은 날이 요구된다. 물론 주당 매일 운동을 하는 방법을 선택할 수도 있다. 당신은 일상에서 활동적이어지는 것과 짜여진 운동, 그리고 여가나 오락 활동을 조합할 수도 있다.

얼마나 세게?

강도(Intensity)는 얼마나 힘들게 운동하느냐에 대한 것이다. 일상에서 활동하는 것은 보통 무난한 정도의 강도이다. 유산소 운동은 주로 다리나 하체의 큰 근육을 쓴다. 그러나 수영 또한 유산소 운동이며 수영은 주로 팔과 어깨 근육을 쓴다. 심장은 운동을 할 때 근육에 산소를 공급하기 위해 빠르게 뛰어야 한다. 유산소 운동은

무난한 강도가 될 수도 있고 격렬한 강도가 될 수도 있다. 표 9.2는 무난한 강도, 격렬한 강도의 운동에 대한 예를 제시한다. 경보보다 낮은 경도의 운동은 보통강도가 낮은 것으로 여겨진다. 비록 새로운 소견은 이익을 제공하기 위해 격렬할 필요가 없다고 하지만 눈에 띄는 건강상의 이익을 얻기 위한 무난한 정도의 강도를 유지해야 한다.

당신이 적당한 강도, 건강에 이익이 될 만큼 강하지만 안전하지 않을 정도로 격렬하지는 않은 강도인지 아닌지에 대해 알기 위해 몇 가지 방법을 이용할 수 있다. 당신은 운동할 때의 심장박동을 비교하고 지각정도를 평가하거나 테스트를 해 볼 수도 있다.

표 9.2 50대 이상의 사람들을 위한 무난하거나 격렬한 운동의 예

적당한 강도의 운동	격렬한 강도의 운동
만약 당신이 오랜 기간 비활동적인 상태에 머물렀다면 점차적으로 이러한 운동을 하는 것이 필요하다:	만약 당신이 오랜 기간 비활동적인 상태에 있었거나 3장에서 논의된 상태에 있다면 이러한 활동은 하지 말아야 한다.
빠르게 걷기	계단이나 언덕 오르기
수영이나 수중 활동	조깅
실내 자전거 운동	수영장 왕복 수영하기
정원 가꾸기(풀베기, 갈퀴질)	땅 파기
마루 닦기	눈 치우기
골프(카트 없이)	크로스컨트리 스키
복식 테니스	스키타고 활강하기
춤추기	단식 테니스

맥박 측정하기

운동도중 심박을 측정하기 위해 Action Box 9.1에 제시된 방법을 따른다. 그리고 훈련대(심장 박동 수의 범위가 계산되어 있다) 안에서의 심장박동수를 잰다. 만약 당신의 맥박이 심장박동에 영향을 주는 약물 복용과 같은 어떠한 이유로 부정확하다면 그 훈련대는 적합지 않은 것이다. 맥박이 훈련대의 낮은 수치 아래에 있다면 페이스를 올림으로서 이익을 볼 수 있다. 훈련대 이상의 맥박수는 문제가 아니

다. 당신은 단지 평균보다 높은 심박수를 가지고 있는 사람일 뿐이다. 훈련대 이상의 심박수이지만 기분이 괜찮고 숨 쉬려고 헐떡이지 않으면 천천히 운동을 해야 할 이유는 없다.

Action Box 9.1 운동 중 맥박 측정

이 방법은 당신의 심박수를 측정하고 훈련대를 계산하는 데에 도움이 될 것이다.

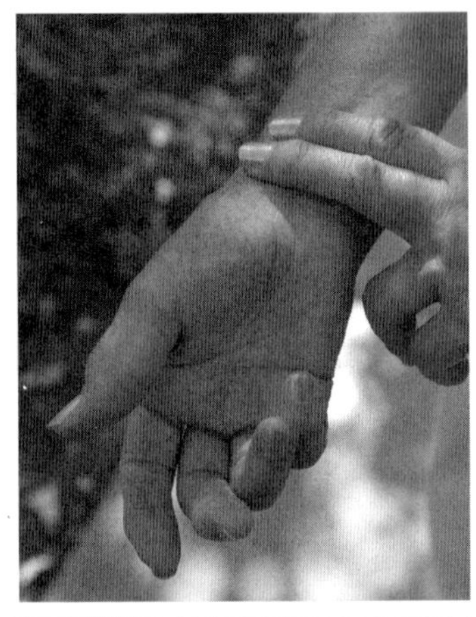

가능하다면 심박을 세는 도중에 걷기를 계속한다.

어떻게 맥박을 세는가

초침이 있는 시계나 디지털시계가 필요하다. 운동을 멈추고 난 직후에 심박을 잰다. 만약 너무 오래 기다렸다면 맥박수는 하강하기 시작할 것이다. 맥박을 재려면 엄지손가락 다음의 손가락 두 개를 엄지손가락 쪽에 가까운 손목 안쪽에 댄다. 15초 동안 박동수를 센다. 분당 맥박을 재기 위해 4를 곱한다. 당신의 맥박이 훈련대 안에 위치하고 있는지 파악하라.

맥박을 재기 위한 더 정확한 방법은 심박 측정기를 차고 있는 것이다. 7장에 심박 측정기에 대한 정보가 나와 있다.

훈련대 찾는 법

만약 당신이 아래와 같은 상황이라면 훈련대를 사용하면 안 된다.

- 심박에 변화를 주는 베타차단제와 같은 약 복용시
- 속도조정인(페이스메이커)이 있을 경우
- 심방세동과 같은 불규칙한 심박이 있을 때
- 심박을 재기 어려울 때
- 심박에 영향을 주는 다른 상황들

훈련대는 최대 심박수의 50에서 80퍼센트로 정해져 있다. 최대 심박수는 심장이 뛸 수 있는 가장 높은 수치이다. 최대 심박수보다 맥박이 더 빠르게 뛰도록 하는 운동은 안전하지 않으며 당신은 오랫동안 그것을 유지할 수 없다.

최대 심박 수 = 220에서 현재 나이를 뺀 것

훈련대 = 최대 심박수의 50에서 80퍼센트

예를 들어, 67세라면 다음과 같다.

최대 심박 수 = 220-67=153

0.5 x 153=77

0.8 x 153=122

훈련대 = 분당 77에서 122(bpm)

훈련대를 파악하기 위해 다음의 표를 참조한다.

나이	최대심박수(bpm)	훈련대(bpm)			
		50%	60%	70%	80%
50	170	85	102	119	136
55	165	83	99	116	132
60	160	80	96	112	128
65	155	78	93	109	124
70	150	75	90	105	120
75	145	73	87	102	116
80	140	70	84	98	112
85	135	68	81	95	108
90	130	65	78	91	104
95	125	63	75	88	100
100	120	60	72	84	96

운동 강도 수준 측정

누구라도 운동 강도를 점검할 수 있는 가상 쉬운 방법은 Borg의 REP(인지 운동 강도)를 사용하는 것이다. 이 척도는 얼마나 강도 있게 당신이 운동했는지에 대해 주관적인 평가를 내릴 때 쓴다. Borg척도는 특히 만약 당신이 심박에 영향을 주는 약을 먹었다면 매우 유용하다.

표 9.3(190쪽)에 있는 Borg척도를 보자. 이 척도는 6에서 20까지의 숫자를 제시한다. 당신의 운동 강도를 측정하기 위해, 어느 정도의 강도로 운동했는지에 대한 당신의 느낌을 가장 잘 나타내는 숫자를 택한다. 적당한 강도에서 격렬한 정도의 운

동을 하기 위해, 당신의 유산소 운동은 '다소 힘듬(Borg 척도 12에서 14사이)' 이 되어야 한다. 이 강소의 수준에서 추운 날 당신의 호흡은 더 빨라지고 몸은 따뜻해진다. 더운 날, 혹은 실내 온도에서, 당신은 더 빨리 숨 쉬고 땀을 흘리게 될 것이다.

〈표 9.3〉 정기적인 운동이 가져오는 이득

수준	인지하고 있는 강도
6	전혀 힘들지 않음
7	굉장히 조금
8	굉장히 조금
9	아주 조금
10	
11	조금
12	
13	다소 힘듦
14	
15	힘듦
16	
17	아주 힘듦
18	
19	굉장히 힘듦
20	최대치

신체적인 신호	
9	'아주 가벼운' 운동에 대한 응답. 보통의 건강한 사람의 경우에 몇 분간 평소처럼 느리게 걷는 정도의 수준이다.
13	'다소 힘든' 수준이지만 아직까지는 계속할 만하다.
17	'아주 힘든' 정도로 아주 격렬하다. 건강한 사람은 계속 할 수 있겠지만 스스로를 몰아붙이는 정도이다. 힘이 들고 피곤함을 느낀다.
19	과중한 정도로 격렬한 수준이다. 대부분의 사람에게 있어서 이 단계는 사람들이 지금까지 느껴 본 중 가장 힘든 수준이다.

G.Borg, 1998, 보그의 인지강도와 고통수준 (Champaign, IL: Human Kinetics), 47. ©Gunnar Borg, 1970, 1985, 1994, 1998.

말하는 시험

얼마나 격렬히 운동하고 있는지 알 수 있는 가장 단순한 방법은 말하는 시험이다. 이 시험은 특히 걷는 도중 쓰기에 좋다. 당신은 신체적 활동 중 어느 때라도 편안하고 깊게 숨 쉴 수 있어야 한다. 파트너가 있다면 대화할 수 있어야 한다. 숨이 가빠서 쉽게 말할 수 없다면 너무 격렬한 것이다. 너무 격한 운동을 하고 있기에 천천히 강도를 낮추어야 한다. 반면 노래를 할 수 있을 정도로 편안하다면 강도를 좀 더 높여야 한다.

얼마나 오래?

시간(Time)은 얼마나 오래 각각의 짜여진 운동 상태를 유지했는가를 의미한다. 막 시작한 단계라면 당신의 총 시간은 몇 분 정도로 짧을 것이다. 시간이 지나면 적당한 정도에서 격렬한 정도의 사이 수준으로 30분 정도 운동을 하게 된다. 격렬한 운동을 하고 있다면 적어도 20분 정도 하게 된다. 강도에 상관없이 멈추지 말고 짜여진 운동을 해 보도록 한다. 운동 시간 시작 전과 이후에 준비 시간과 정리시간을 더한다. 운동 시간을 늘리는 데에 도움을 받게 된다(일상생활에서의 신체활동 방식을 받아들였다면 당신의 목표는 하루 중 총 30분의 신체활동이 될 것이다. 하나당 10분 정도로 간략하다).

준비운동과 정리운동

대부분의 사람들은 제대로 된 준비운동을 하지 않고 운동을 시작하는 경향이 있다. 운동을 시작하기 전 5분간의 준비운동으로 너무 빨리 본격적인 운동을 시작하는 것을 늦춘다. 준비운동의 목적은 사용할 관절과 근육을 준비시켜주는 것이다. 준비운동은 운동 이후에 따라오는 근육의 통증을 최소화한다. 걷기, 행진하기 혹은 가벼운 아령을 드는 운동과 같이 심박수를 높이는 것이 적당하다. 특징한 운동을 시작하기 전 당신은 운동 강도를 높일 때 하는 동작을 통해 관절을 움직여 주어야 한다. 예를 들어 경보의 가장 좋은 준비운동은 느리게 걷는 것이다.

정리운동은 준비 운동 만큼이나 중요하다. 운동이 끝나고 5분 정도 쉰다. 정리하는 동안 몸을 움직여 당신의 몸이 점차적으로 쉴만한 상태가 되게 한다. 운동할 때와 비슷한 행동을 지속하되 느리게 한다(예를 들어 경보를 하고 나서 느리게 걷는다). 정리 시간의 끝에 간단한 스트레칭을 덧붙인다. 시작할 때보다 끝나고 나서 하는 스트레칭이 더 쉬워진 것을 알아챌 것이다. 근육이 따뜻해졌기 때문에 스트레칭

시 더 잘 늘일 수 있게 될 것이다. 다음에 두 가지 종류의 준비운동(혹은 휴식)이 있다. 10장은 스트레칭 운동의 예를 제공한다.

타이치 운동(Tai Chi move)

어깨너비만큼 다리를 벌리고 똑바로 선 후 팔을 옆으로 뻗는다. 숨을 들여 마시면서 팔을 위로 들고 손바닥을 서로 대고 팔을 최대한 머리위로 뻗는다. 숨을 내 뱉으면서 팔을 아래로 내리는데 여전히 붙인 상태이며 가슴 가운데로 둔다. 팔을 처음 시작 위치로 편안히 둔다. 10번 반복하며, 한 번 할 때마다 숨을 깊게 쉰다.

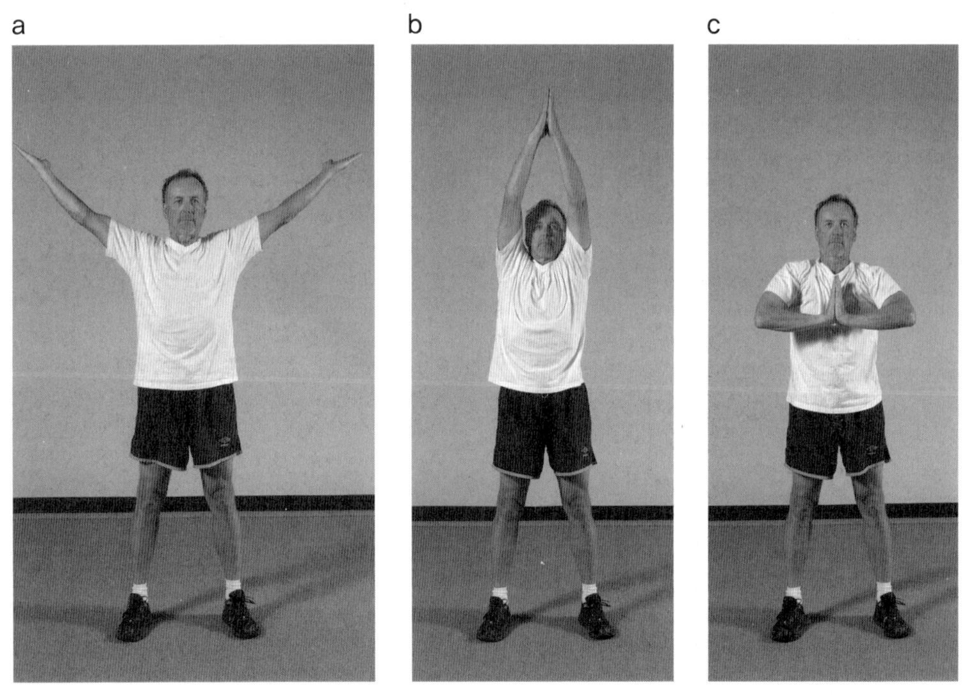

타이치 운동: (a) 팔을 뻗어 위로 올린다, (b) 머리위로 손바닥이 닿게 한다, (c) 손을 가슴 가운데로 오게 한다.

사이드 스텝(Side step)

발을 모은 상태로 서고 양 팔은 오른쪽으로 어깨 높이만큼 든다. 왼발과 함께 옆으로 한 번 크게 한 발 떼고 오른 발도 따라간다. 동시에 팔은 오른쪽에서 시작하여 왼쪽으로 끝나게 하여 원을 그린다. 팔을 왼쪽으로 두고 발을 다시 모으며 끝낸다. 반대 방향으로 똑같이 반복한다. 준비 운동을 할 때는 이것을 빠른 속도로 한다. 정리 운동을 할 때는 느리게 한다.

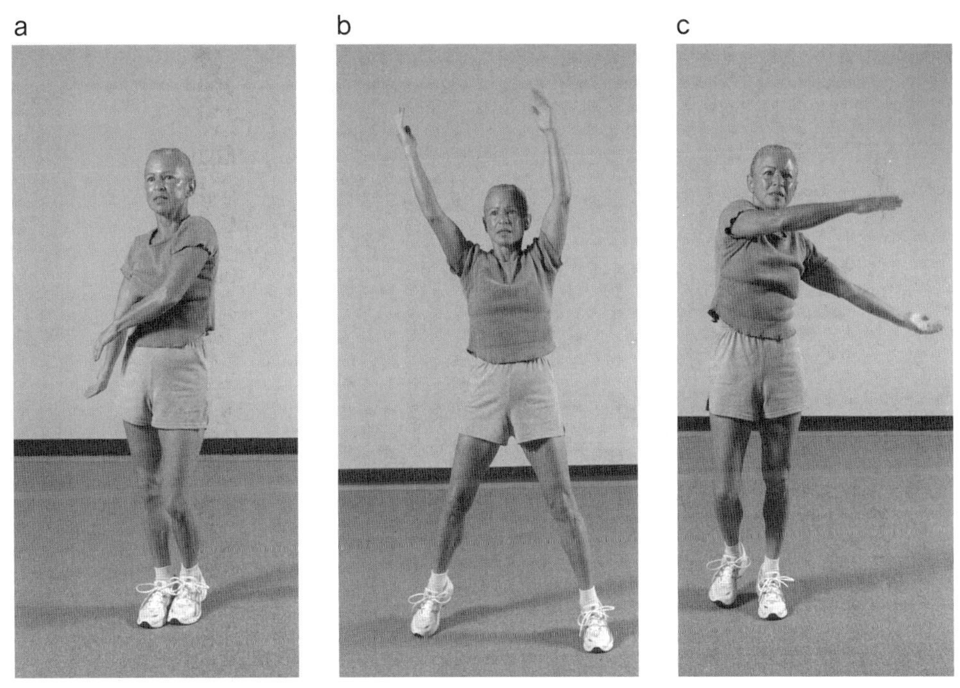

사이드 스텝: (a) 양쪽팔을 오른쪽에 둔다, (b) 옆으로 크게 한 발 떼고 팔을 원모양으로 휘두른다, (c) 양쪽팔을 왼쪽으로 둔다.

본보기가 되는 유산소 건강 프로그램

이 본보기가 되는 프로그램은 당신이 안전하고 효과적인 방법을 계획하는 데에 도움이 될 것이다. 이 프로그램은 또한 시간이 지남에 따라 조정할 수 있기 때문에 그대로 시행해도 괜찮은 프로그램이다. 이 본보기 프로그램은 FITT플랜을 이용하였으며 빈도수, 강도, 시간에 초점을 맞추었다. 가장 좋아 보이는 에어로빅 운동을 선택한다. 시간은 감당하는 거리나 속도보다는 실제 운동하는 시간에 초점을 맞추었다.

다음 장에서 우리는 총체적인 휘트니스 프로그램을 위해 힘을 쌓는 운동, 스트레칭, 균형 감각을 향상시키는 운동을 추가할 것이다.

막 시작한 단계라면 표 9.4에 있는 우리의 본보기 운동을 사용한다. 처음 몇 달간 할 유산소 운동 하나를 택한다. 우리는 걷기나 수영, 수중 에어로빅이나 실내 자전거 운동을 제안한다. 당신이 걷기를 택했다고 가정해 보자. 표 9.4의 첫 번째 줄에서, 첫 주에는 3번에서 4번(월, 수, 금, 가능하다면 토요일도) 걸으라고 쓰여 있는 것을 볼 수 있다. 짧은 준비 기간 이후 RPE가 12에서 14정도가 되도록 멈추는 것 없이 빠른 속도로 10분을 걷는다. 그러나 10분 동안 꾸준히 걷는 게 힘들다면 10분 걸을 수 있을 때까지 시간을 줄여도 좋다. 이 주차에는 같은 것을 하되 되도록이면 주당 4번 걷도록 한다.

〈표 9.4〉 본보기 에어로빅 휘트니스 프로그램(택1 하시오)

주차	빈도수	강도*	시간(분)**
1	3-4	RPE 12-14	10
2	4		10
3	4-5		15
4	4-5		20
5	4-5		25
6	5		30
7	5		30
8	5		30-35
9	5		30-35
10	5		30-40
11	5		30-40
12	5		30-45

* 훈련대, 인지 운동 강도, 혹은 말하기 시험을 운동 강도 측정을 위해 사용한다.
** 3분에서 5분 정도의 준비 및 정리 운동 시간을 운동 시작과 끝에 포함시킨다.

당신만의 계획을 위해 당신이 원하는 유산소 운동을 정한다. 그리고 표 9.4를 이용하여 처음 몇 주를 계획한다. 계획을 시행함에 따라 실제적으로 하는 운동을 계속 기록한다. 시작하면서 프로그램이 너무 쉽게 느껴진다면 다음 주에는 더 강도를 올릴 수도 있다. 만약 너무 힘들다면 시간을 줄이거나 한 주 이상 같은 수준의 운동을 한다. 천천히 시작하도록 하자. 적어도 이 본보기, 매일 30분의 유산소 운동을 하는 6주 이후에는 한 단계 앞으로 나아가야 한다.

짜여진 운동을 하는 것이 처음이라면 잠시 동안은 한 가지 종류의 유산소 운동을 하고 싶어할 것이다. 어떤 이들은 다른 종류의 유산소 운동을 더하기 전 몇 년 동안 같은 것만 한다. 오직 한 가지의 유산소 운동을 하기로 했다면 196쪽으로 넘어가서 유산소 건강 계획을 시행할 목표를 설정하도록 한다.

적어도 12주 동안 같은 유산소 운동을 했다면 다른 것을 추가하고 싶어할 것이다. 다른 종류의 운동을 더할 때면 프로그램을 바꿀 필요가 있을 것이다. 표 9.5는 유산소 운동의 두 번째 타입 추가의 본보기를 보여 준다. 12주 동안 주당 5일 매번 30분 동안 걸었다고 가정하자. 지금 당신의 운동 프로그램에 실내 자전거 운동을 추가하고 싶을 것이다. 13주차에 당신은 정기적인 걷기 운동을 회당 30분 동안 4일을 해야 한다. 그리고 13주차의 하루는 실내 자전거 운동을 할 계획을 짠다. 자전거 운동이 더 격렬한 운동이라서 회당 10분만 하도록 한다. 멈추는 것 없이 적어도 20분 동안 자전거 운동을 할 수 있을 때 자전거 운동을 할 날을 더할 수는 있지만 표에서 볼 수 있는 것처럼 걷기 운동 하는 날을 하나 빼야 한다.

〈표 9.5〉 본보기 유산소 건강 프로그램 – 두 번째 종류의 운동 추가

주차	첫 번째 운동의 빈도수 (주당 횟수)	첫 번째 운동 시간* (회당 분)	두 번째 운동의 빈도수 (주당 횟수)	두 번째 운동 시간* (회당 분)	강도**
13	4	최소 30분	1	10	RPE 12-14
14	4		1	15	
15	4		1	20	
16	3		2	15	
17	3		2	20	
18	3		2	25	
19	2-3		2-3	30	
20	2-3		2-3	30	
21	2-3		2-3	30	
22	2-3		2-3	30	
23	2-3		2-3	30	
24	2-3		2-3	30	

* 3분에서 5분 정도의 준비 및 정리 운동 시간을 운동 시작과 끝에 포함시킨다.
** 훈련대, 인지 운동 강도, 혹은 말하기 시험을 운동 강도 측정을 위해 사용한다.

현실적인 목표 설정

유산소 건강을 향상시키기 위해 운동 프로그램을 시작할 때의 난관 중 하나는 현실적인 목표를 설정하는 것이다. 많은 사람들이 너무 많은 것을 단기간 내에 원하는 실수를 저지른다. 그들은 의욕을 빨리 잃은 만큼 힘겨운 운동 시작후 다치게 되어, 이득을 보기 전 프로그램을 포기하게 될 것이다. 목표는 확실해야 하고 도전적이지만 현실적이어야 하며 종이에 써 놓아야 하고 보상을 엮어 놓아야 한다는 5장의 내용을 기억하라. 당신의 목표를 다른 사람과 공유하고 싶어할지도 모르는데 그것은 상대방에게 책임을 져야 함이다. Action Box 9.2를 완성하여 유산소 운동 계획을 시행할 목표를 세우도록 한다.

Action Box 9.2 유산소 운동 목표

의사와 운동에 대해 이야기를 나누기 위해 이 질문 리스트를 사용해라. 빈 공간에는 당신에게 중요한 질문을 적는다. 의사와 이야기 할 때는 필기를 하는 것이 좋다.

질문이나 임무	예	목표
장기간에 걸쳐 무엇을 원하는가? 자세히 적기	6주간 나의 목표는 주당 5일 빠른 속도를 유지한 채 멈추는 것 없이 30분을 걷는 것이다.	
일반적인 목표를 작게, 단기간적인 목표로 깨도록 한다.	1주차에 나는 멈추는 것 없이 적어도 15분을 다음 7일동안 적어도 3일 걷겠다.	
언제(날짜) 이 목표를 성취하고자 하는가?	내 단기간의 목표를 3월 15일까지 성취하고 싶다(오늘로부터 7일 이후).	
목표를 달성했다는 사실을 어떻게 알게 되겠는가? 만족할 만큼 목표를 달성했다고 결정하는 데에 쓸 만한 판단 기준을 확실히 한다.	시간을 보기 위해 내 손목시계를 사용할 것이다. 나는 매일 걸은 만큼의 시간을 내 달력에 매일 적을 것이다. 나는 또한 내 심박수와 RPE를 기록할 것이다. 내 RPE는 12에서 13사이가 될 것이다.	
목표를 이루기 위해 무엇을 포기하고 무엇을 기꺼이 할 것인가? 스스로 솔직해 지도록 한다. 타이밍, 동기, 그리고 목표를 이루기 위해 능력에 영향을 미친 다른 것들을 생각해 본다.	매일 아침 30분 일찍 일어나서 아침 먹기 전, 옷을 갈아입기 전 걷도록 한다. 배우자에게 같이 걷지 않겠느냐고 물어 본다.	
무엇이 목표 달성을 막을 것인가? 장애물들을 파악해 보고 나서 그것들을 극복할 수 있는 전략을 짠다. 동기, 한계, 기대와 장애물에 대해 자각한다. 정기적으로 목표를 재평가한다.	날씨가 좋다면 집 주변을 걷고 날씨가 일어났을 때 좋지 않다면 일이 끝난 이후에 가까운 쇼핑몰로 운전하여 그 곳을 걷도록 한다.	

자신만의 계약서 쓰기

자신만의 계약서는 운동 계획을 발전시키는 데에 효과적인 방법이다. 계약서는 당신이 할 모든 일을 구체적으로 명시한다. 유산소 운동 목표를 달성하기 위해 스스로 쓸 계약서를 위해 이 장에서 얻은 정보들을 사용한다. Action Box 9.3의 양식을 완성한다. 계획에 대한 약속을 보이기 위해 계약서에 서명한다. 다른 사람들에게 도움을 받을 수 있을지 물어보고 서명을 받아, 계획에 그를 포함시켜라. 당신이 원하는 종류의 도움을 명확히 하라. 매주 당신의 진행 상황을 재평가하고 다음 주를 위해 계약서를 다시 쓴다. 미래에 다시 쓸 것에 대비하며 몇 장 더 복사해 놓도록 한다. 비슷한 사본이 부록에 첨부되어 있다.

만약 유산소 운동을 위한 계획을 아직 짜지 못했다면 당신을 앞으로 나아가게 할 목표를 세우기 위한 자신만의 계약서를 쓸 수 있다는 사실을 기억하라. 당신은 활동적인 친구가 어떻게 운동을 시작하게 되었는지에 대해 이야기를 나눌 약속을 잡을 지도 모르고 좌식 습관을 더 활동적인 것으로 바꾸려 다짐할지도 모른다. 부록에 수록되어 있는 자신만의 계약서에 이러한 것들을 기록하여라.

Action Box 9.3 나만의 계약서

예: 린다

2월 12일(1주차)부터, 나, 린다는, 다음과 같은 유산소 운동을 할 것이다.

날짜	운동의 종류와 운동할 장소	분
12일 일요일		
13일 월요일	경보	15
14일 화요일		
15일 수요일	경보	15
16일 목요일		
17일 금요일	경보	15
18일 토요일		

적어놓은 운동을 다 했을 때, 나는 스스로에게 다음과 같이 보상하겠다: 45분간 쉴 수 있는 거품 목욕.

나는 존(남편)을 다음과 같이 내 계획에 포함시킬 것이다: 존에게 같이 걸으러 나가자고 한다.
서명 : 린다　　　　　　날짜 : 2월 10일
증인 : 존　　　　　　　날짜 : 2월 10일

________부터, 나, ________(이름 쓰는 란), 다음과 같은 운동을 할 것이다.

날짜	운동의 종류와 운동할 장소	분
일요일		
월요일		
화요일		
수요일		
목요일		
금요일		
토요일		

적어놓은 운동을 다 했을 때, 나는 스스로에게 다음과 같이 보상하겠다:

나는 ________을 다음과 같이 내 계획에 포함시킬 것이다:

서명 : ________　　　　날짜 : ________
증인 : ________　　　　날찌 : ________

진행 상황 점검하기

우리가 제안했던 본보기 유산소 운동 계획을 따른다면 단 몇 주 이후에 곧 결과를 보게 될 것이다. 당신의 향상된 유산소 운동을 점검해 볼 수 있는 간단한 걷기 테스트가 있다. 테스트해 보고 Action Box 9.4에 결과를 적어 넣는다. 이 테스트를 1

주나 2주에 한 번 하고 결과를 적는다. 성공만큼 동기를 부여하는 것은 없다.

- 4분에서 6분쯤 걸리는 코스를 걷는다. 코스는 평평할 필요는 없고 거리를 자세히 알 필요도 없다. 빠르게 걸을 필요는 없고 특정한 속도를 유지할 필요도 없다.
- 그 거리를 걷는데 얼마가 걸렸는지 기록한다. 그 숫자가 당신의 기준선이다.
- 몇 주 후 이 걷기 테스트를 다시 시행한다. 기준선을 파악했을 때와 같은 길을 걷는다. 변화를 볼 수 있을 것이다. 만약 유산소 휘트니스가 향상되었다면 같은 거리를 더 짧은 시간에 걸을 수 있거나 같은 속도로 걸었을 때 덜 피로할 것이다.

Action Box 9.4 건강해 지고 있는가?

걷는데에 걸린 시간을 적는다. 테스트를 할 때마다 같은 길을 걸어야 함을 명심하라.

날짜	시간(분과 초)	RPE나 심박수	메모
	기준선		

요 약

이 장에서 당신은 FITT(빈도수, 강도, 시간, 종류)와 어떻게 짜여진 유산소 운동을 적용시킬 수 있을지에 대해 배웠다. 또한 운동의 강도(얼마나 격렬하게 운동하는지)를 평가하는 몇 가지 방법에 대해서도 익혔다. 우리는 6주에서 24주 동안 당신만의 프로그램을 개발하는 데에 쓸 수 있는 본보기 유산소 운동 프로그램도 제공했다. 이 본보기를 단기간에서 장기간의 목표를 달성하는 데에 쓰고 그 목표를 당신만의 계약서에 약속하도록 한다. 계획을 시행하기 위해 지금 바로 시작하라. 눈에 보이는 결과를 확인하기 전에 이미 스스로 기분이 더 나아짐을 느낄 것이다. 다음 장에서는 근력을 쌓고 유연성과 균형감각을 키우는 운동 등 짜여진 운동 계획안에 속한 휘트니스 요소를 총체적인 휘트니스 프로그램에 포함시킬 수 있는 방법에 대해 배울 수 있을 것이다.

이 장의 체크리스트

다음은 이 장에서 배운 것을 일상에 적용시킬 수 있는 몇 가지 방법이다. 다음 며칠에서 몇 주 동안 가능한 많은 것을 해 보도록 한다.

- □ 심장 박동수에 영향을 주는 약물을 섭취하지 않았다면 당신의 훈련대를 결정한다. 훈련대 어느 쪽에 있는지 알아보기 위해 운동 도중 맥박을 측정한다.
- □ Borg척도를 운동 강도 측정을 위해 사용해 본다. 누구라도 강도 측정에 이 방법을 쓸 수 있다.
- □ 자기만의 유산소 휘트니스 목표와 프로그램을 발전시킨다. 본보기 프로그램을 길잡이로 이용한다.
- □ 단기간의 유산소 휘트니스 목표를 달성하기 위해 자신만의 계약서를 쓴다. 적어도 일주일을 위한 계약서가 되어야 한다. 매주 당신의 프로그램을 조정한다. 스스로에게 보상을 주어야 함을 기억하라. 다른 유산소 운동을 시도하기 전 적어도 12주 동안 당신의 프로그램을 유지한다.
- □ 휘트니스 수준의 기준선을 얻기 위해 간단한 걷기 테스트를 해 본다.
- □ 신체적으로 활동적인 상태를 위해 계속 스스로에게 확인하는 말을 한다. 확신을 이용하는 것은 스스로에게 동기를 부여할 수 있는 가장 좋은 방법이다.

Chapter 10

근력과 균형감각, 유연성 더하기

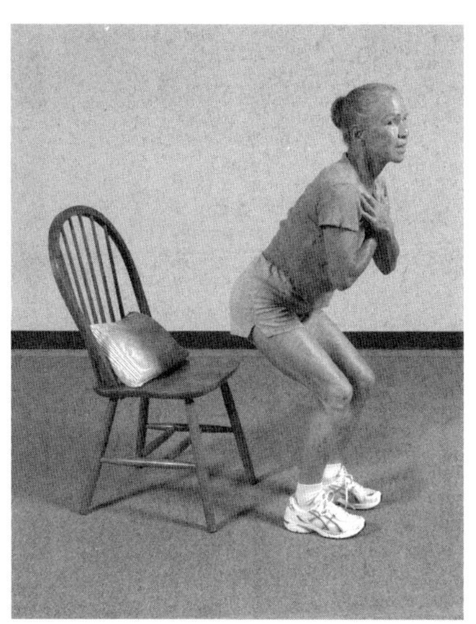

이 장에서는

- FITT플랜을 근력 및 유연성 운동에 적용한다.
- 손에 들 수 있는 아령과 고무 밴드 및 웨이트 기구를 이용하여 다양한 근력 및 균형감각 키우는 운동을 배워본다.
- 가장 소홀히 하는 운동인 유연성 운동도 포함한다.
- 스포츠 및 오락 활동을 고려한다.
- 스스로의 프로그램을 계획하기 위해 균형감 있는 본보기 휘트니스 프로그램을 이용한다.

많은 사람들이 “가장 좋은 종류의 운동이 무엇인가요?”라고 묻는다. 신체적인 활동성을 위해 가장 좋은 단일한 운동은 없다. 먹는 음식에 다양함과 균형이 필요한 것과 같이 건강상의 이득을 얻기 위해 균형감 있는 휘트니스 프로그램이 필요하다. 균형이 맞는 휘트니스 프로그램은 모든 영역의 휘트니스를 향상시킨다. 유산소 휘트니스, 근육 휘트니스(근력과 유연성), 균형감각, 모든 영역을 향상시키기 위해 당신은 주중 다양한 운동을 할 필요가 있다.

모든 종류의 활동을 할 만한 준비가 되지 않았을지도 모른다. 이 말이 당신의 상황에 잘 맞는다면 당신의 운동 계획을 다양하게 할 수 있는 방법을 이 장을 통해 익히도록 한다. 일상적인 신체활동 프로그램에 균형감과 유연성을 더할 활동을 즐기게 될지도 모른다. 아마도 당신은 계단을 오르거나, 운동에 대한 생각을 기록하거나 이번 주에 하나의 균형감각 활동을 선택하게 될 것이다. 변화에 대한 준비 단계에 맞는 목표를 세우도록 한다.

몇몇 사람들은 단 한 가지 종류의 운동에만 집중하고 다른 것은 무시하곤 한다. 예를 들어 도나 같은 사람은 높은 수준의 유산소 운동은 성취할 수 있었지만 상체의 근육 강도는 낮다. 짐 같은 사람은 자신이 강하기 때문에 건강하다고 믿는다. 기술된 3명의 사람들 중 마틴은 가장 균형이 맞는 휘트니스 프로그램을 갖고 있다. 그의 신체활동 프로그램은 유산소 운동, 근육의 강도 및 지구력, 균형감, 유연성도 향상시킨다.

나이가 들어감에 따라 균형감 있는 휘트니스는 건강, 기능, 그리고 삶의 질에 필수적이다. 균형이 맞는 휘트니스 프로그램은 다양함을 제공하는 것이다. 지금까지 단 한가지의 운동만 해 왔다면 이제 지루해 지지 않을 것이다.

개인 프로필

도나, 61세

도나는 거의 40년 동안 초등학교 교사였다. 지난 몇 년간 아파서 일을 빠져 본 적이 없다. 더 젊었을 때 그녀는 열성적인 달리기 애호가였다. 현재는 주로 운동을 위해 걷는 편이고 빠른 속도로 걷기는 하지만 보통 20에서 25마일 정도를 일주에 걷는다.

짐, 59세

짐은 평생 동안 건축계에서 일했다. 그의 직업 활동은 좋은 건강상태를 유지하게 했다. 직장에서 신체적인 활동을 하는 것 이외에도 짐은 집에서 웨이트 운동을 하는 것을 좋아한다. 그는 차고에 운동할만한 공간을 마련해 놓았다. 거의 매일 저녁 집으로 돌아왔을 때 옷을 갈아입고 차고로 가서 저녁을 먹기 전 무거운 웨이트를 드는 운동을 한다. 그는 스스로의 외모에 꽤 만족해한다.

마틴, 58세

컴퓨터 소프트웨어 판매회사의 대표인 마틴은 52세때 바이패스 수술을 받았다. 이 사건이 그의 인생을 바꾸었다. 그는 활동적이지 않던 생활 습관을 포기했다. 지금 그는 주당 이틀에서 3일 30분 동안 실내 자전거 운동을 한다. 그는 또한 주당 2회 가벼운 덤벨 운동도 한다. 스트레스를 줄이기 위해 그는 주말 몇 시간 동안 정원도 가꾸고 활동적인 삶과 오락을 위한 다른 방법도 찾아보고 있다. 당신은 그가 엘리베이터를 타는 것 보다 계단을 오르는 모습을 더 볼 수 있을 것이다. 주당 한 번 그는 이웃과 농구를 하기도 한다.

근육 휘트니스와 유연성을 위한 FITT플랜

9장에서 유산소 휘트니스와 FITT플랜에 대해 배웠다. 이 장에서는 근육 강도와 지구력, 관절 유연성 및 균형감 등 다른 휘트니스의 영역을 더하는 방법을 보여줄 것이다.

FITT플랜에 대해 논의하기 전 당신은 근력을 쌓고 스트레칭 하는 것에 관련한 몇 가지 용어를 알아둘 필요가 있다. 이 휘트니스의 영역은 그들만의 언어를 가지고 있다. 다음의 용어를 보고 새로운 용어에 친숙해지도록 한다.

이제 몇 가지 용어를 익혔기 때문에, 표 10.1에 요약된 근육 휘트니스를 위한 FITT플랜에 대해 이야기할 수 있다. 이미 F는 빈도수, I는 강도, T는 시간을 의미한

근력을 쌓는 것과 스트레칭에 관련된 용어

바디 웨이트 활동 – 저항력으로써 몸의 무게와 중력을 쓰는 근력 강화 운동

유연성 – 관절 전체가 끝까지 움직일 수 있는 능력; 스트레칭은 유연성을 향상시킨다.

근육 지구력 – 최대 부담보다 적게 반복해서 근육을 수축시킬 수 있는 능력; 낮은 저항으로 많이 반복훈련을 하면 근육 지구력을 향상시킬 수 있다.

근육의 강도 – 힘을 적용할 수 있는 근육의 능력; 큰 저항력을 이용한 근력 강화 운동은 근육의 힘을 쌓는다.

진전 – 근육에 적용되는 부담이나 저항의 점진적인 향상으로 근육이 더 강해진다.

움직임의 범위 – 관절이 보통 움직일 수 있는 각도와 방향

반복 – 한 세트를 하는 동안 멈추는 것 없이 특정 운동을 반복할 수 있는 수

저항 – 근육에 저항하는 부담, 힘, 혹은 무게.

세트 – 멈추는 것 없이 수행할 수 있는 반복적인 운동의 모음; 근육의 회복을 위해 세트 사이에 짧은 휴식을 허락할 수 있다.

다는 기본을 알고 있다. 두 번째 T는 종류를 뜻하며 근력을 쌓는 운동의 종류는 다음 부분에서 기술될 것이다.

빈도수에 대해 생각해 볼 때, 근력을 쌓는 운동은 주당 적어도 두 번 추천된다. 기대한 만큼 많이 스트레칭 운동을 할 수는 있지만 일주일 내내 하는 것은 곤란하다. 강도에서는, 근력을 쌓는 운동을 측정하기 위해 Borg척도를 사용할 수 있다. 필요하다면 9장에 있는 RPE표를 다시 한 번 살펴본다. 근력을 쌓고 싶다면 그 강도는 15에서 16정도로 높아야 한다. 근육 지구력이 목표라면 12에서 13정도로 조금 낮은 RPE가 좋다. 물론 스트레칭은 격렬한 운동이 아니다. 스트레칭은 쉽고 편안해야 한다. 근력을 쌓는 운동에서 시간(T)은 몇 분을 했는지 보다는 운동을 반복한 횟수를 의미한다. 50세 이상의 사람들은 무게와 저항력은 적게 쓰는 대신 더 반복해야(10에서 15)한다. 스트레칭 운동에서, 시간은 자세를 유지한 시간과 스트레칭을 반복한 횟수를 의미한다.

〈표 10.1〉 근육 휘트니스를 위한 FITT플랜

	근육의 강도와 지구력	관절 유연성(스트레칭)
F빈도수	주당 적어도 이틀만 한다. 이틀 연달아 근육 강화 운동을 해서는 안 된다. 근육 회복을 위해 하루는 쉬어라.	매일, 특히 유산소 운동 이후 정리운동으로.
I강도	RPE12에서 14정도로 시작한다. 근력운동의 마지막 세트의 끝 부분에서는 RPE15에서 16, 혹은 그 이상이 될 것이다.	천천히, 완전히 통제하고 있다는 느낌으로 스트레칭. 아픈 정도까지 가서는 안 된다. 급하게 하면 안 된다.
T시간	주된 근육 즉 어깨, 등, 팔, 가슴, 복부, 허벅지, 오금과 종아리 각각을 강화할 만한 운동 하나를 선택한다. 한 세트를 각 운동 시 10에서 15회 반복한다.	10초에서 20초 정도 자세를 유지하여 근육을 점차적으로 긴장시키고 천천히 힘을 푼다. 3번에서 5번 정도 스트레칭을 반복한다. 경험을 얻어가면서, 전차 30초나 그 이상 자세를 잡고 있도록 한다.

근육 강화 운동의 종류

짜여진 운동 프로그램의 한 부분으로서 다양한 근육 강화 운동을 할 수 있다. 이 장에서 우리는 당신에게 각각의 주요한 근육을 위한 몇 가지 운동을 보여줄 것이다. 자신에게 가장 잘 맞는 운동을 선택할 수 있다.

모든 근육 강화 운동은 근육에 가해지는 힘과 저항을 받아들인다. 저항은 당신의 몸무게와 중력, 손에 드는 웨이트, 고무 밴드나 웨이트 장비로부터 올 수 있다. 쓰고 있는 저항이 어떤 종류인지 몸은 모른다. 예를 들어 팔굽혀펴기는 가슴과 어깨를 위한 바디 웨이트 운동이다. 당신은 또한 가슴과 어깨를 웨이트 장비나 손에 들 수 있는 아령 및 고무밴드를 쓰며 저항력을 적용시킬 수 있다. 10.1의 그

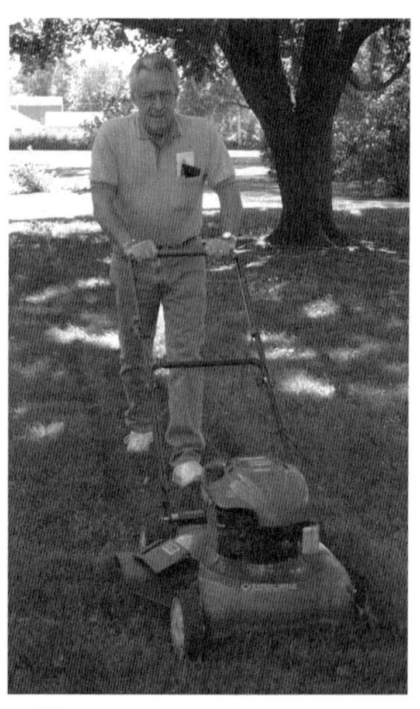

잔디깎이 기계(자동형이 아닌)를 미는 것은 어깨와 가슴을 강화시킬 수 있는 생활속의 운동이다.

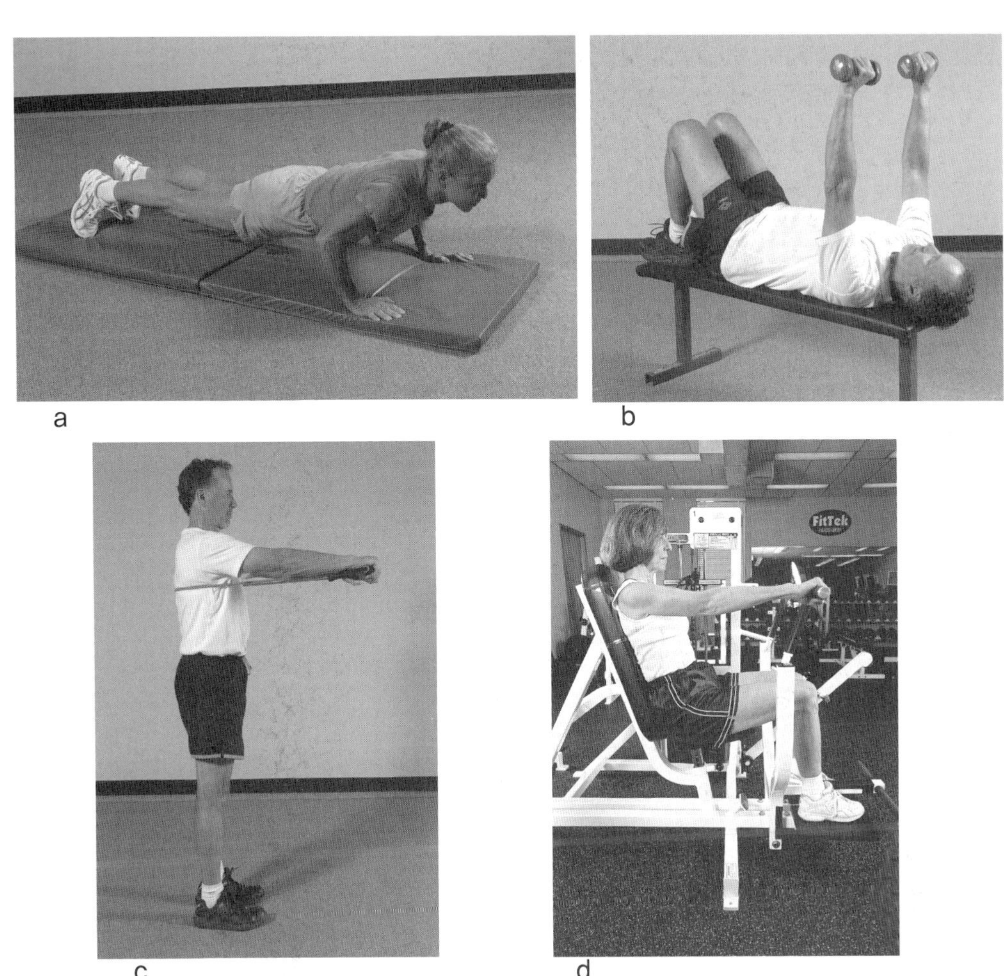

〈그림 10.1〉
가슴과 어깨 근육을 강화하기 위한 운동. (a) 팔굽혀펴기 (b) 덤벨을 이용하여 가슴 운동 (c) 고무 밴드를 이용한 가슴 운동 (d) 웨이트 장비를 이용한 가슴 운동.

림을 보아라. 자세와 기법은 다르지만 각각의 운동은 가슴과 어깨 근육을 강하게 한다.

또한 생활 속에서 다양한 활동을 하며 근력을 키울 수도 있다. 미는 운동(잔디 깎기, 진공 청소기, 가구, 빗자루), 끌고 당기는 것(정원에 물주기, 수레), 들고 나르기

(아이, 식료품, 양동이) 및 끌기와 삽질(먼지, 눈)과 같은 행동은 근력을 키운다. 목수나 화가, 기계공, 소방관, 정원사 및 이삿짐 운송업자와 같은 사람들의 직업은 신체적인 일을 포함하여 그 사람들이 강한 근육을 만들고 유지할 수 있게 도와준다.

바디 웨이트 운동

바디 웨이트 운동은 도구를 쓰지 않는다. 신체의 무게와 중력이 저항력을 제공한다. 학교에서 배운 유연체조를 기억할 것이다. 그것들을 바디 웨이트 운동이라 부를 수 있다. PT체조, 팔굽혀펴기, 앉았다 일어서기나 턱걸이는 바디 웨이트 운동의 예이다. 바디 웨이트 운동은 많은 장점이 있다. 하기에 쉽다. 도구를 쓰지 않기 때문에 따로 돈이 들지도 않는다. 언제 어디에서나 할 수 있다. 복부 근육과 같은 몇 가지 근육에 있어서 바디 웨이트 운동은 선호할 만한 운동이다.

바디 웨이트 운동은 또한 몇 가지 한계점이 있다. 그 운동들은 다수의 근육을 사용하지는 않는다. 몇몇 사람들은 바디 웨이트가 지루하다고 생각하기 때문에 동기가 부여된 상태를 유지하지 못 한다. 저항력의 범위도 몸무게에 따라 고정되어 있다. 만약 몸무게가 무겁다면 바디 웨이트 운동이 어려울 수 있다. 만약 활동적이지 않거나 신체적인 제한이 있다면 충분한 힘을 가지고 있지 않거나 이 운동을 하기에 신체적으로 불가능할 것이다. 문제가 있거나 부상을 입었다면 바디 웨이트 운동은 더한 손상을 가져올 것이다.

손에 들 수 있는 웨이트나 고무 밴드.

손에 들 수 있는 웨이트는 때때로 덤벨이라 불린다. 손에 들 수 있는 웨이트는 1파운드에서 100파운드(0.5킬로그램에서 45킬로그램)정도가 되는 무게 범위이다. 우리의 목적을 위해 당신이 가벼운 웨이트를 쓸 것을 제안한다(15파운드, 혹은 7킬로그램 미만). 아주 가벼운 것(2파운드나 1킬로그램)으로 시작할 필요가 있으며 운동을 함에 따라 무게를 늘일 수 있다.

이름에서 알 수 있듯이 고무 밴드는 큰 고무 밴드와 비슷하다. 고무 밴드는 몇 가지 형태가 이용 가능하나, 어떤 것은 손잡이가 없이 넓고 평평하다. 다른 것들은 줄이나 끈을 닮았다. 손잡이는 있을 수도 있고 없을 수도 있다. 어떤 것들은 원형이거나 고리 형태이다. 밴드의 두께는 저항력의 수준을 결정한다. 밴드가 더 두꺼울수록 더 저항력이 크다. 밴드는 저항력의 정도에 따라 다른 색깔을 지니고 있다. 당신에게 잘 맞을 듯한 세 가지 정도 다른 수준의 밴드를 택한다.

손에 들 수 있는 웨이트와 고무 밴드는 상대적으로 덜 비싸기 때문에 집에서 쓰기에 알맞다. 쉽게 구매하고 좁은 공간에서 쓸 수 있다. 고무 밴드는 공간을 거의 차지하지 않기 때문에 가지고 다니기에 좋다. 다른 장점은 수준에 따라 웨이트나 고무밴드를 조절할 수 있다는 것이다. 그러나 몇 가지 단점도 있다. 알맞은 기술을 쓰지 않는다면 그 운동으로부터 이익을 얻을 수 없다. 손에 들수 있는 웨이트와 고무밴드로 하는 운동의 단점은 웨이트 장비로 운동했을 때 보다 다칠 확률이 더 크다는 것에 있다. 감시자(spotter)라고 불리기도 하는 도우미가 운동을 할 때 필요할지도 모른다. 감시자의 역할은 당신이 알맞은 자세로 운동하고 있는지 확실히 해주며 피곤할 때 도와 주고 당신이 최선을 다할 수 있도록 동기를 부여하는 것이다.

웨이트 장비

휘트니스 센터에서 인기 있는 웨이트 장비들은 도르래나 다른 기계적인 시스템을 당신이 드는 웨이트의 양을 조절하기 위해 쓴다. 보통은 좌석에 앉거나 장비 근처에 서서 저항의 양 정도를 조절하여 운동을 히게 된다. 웨이트는 그 자체의 독립 구조로 서 있지 않다.

많은 웨이트 장비들이 근육 휘트니스를 위해 개발되었다. 웨이트 장비가 사용 가능하다면 그 사용을 즐기게 될 수도 있다. 장비들은 보통 손에 드는 웨이트나 바디웨이트 운동보다 안전하다. 감시자가 필요하지도 않다. 최대 단점은 그런 장비를 쓰기 위해 휘트니스 센터의 회원이 되어야 하는 것이다. 비록 웨이트 장비를 집에서도 쓸 수 있다고는 하지만 값이 비싸고 공간을 많이 차지한다.

많은 사람들이 웨이트 장비를 쓰러 휘트니스 센터에 가기 때문에 우리는 이 책에서 웨이트 장비를 사용하는 근력 운동에 대해서는 다루지 않을 것이다. 웨이트 장비에 대해서는 '50세 이후의 근력 운동(웨스코트와 베칠, 1998년 출판 www.humankinetics.com에서 구매할 수 있다)'을 참고하도록 한다. 대부분의 휘트니스 센터는 당신이 막 시작한 단계라면 장비의 사용법을 보여 줄 전문가가 있다. 게다가 어떻게 장비를 쓰고 조절하는지 알려주며 당신이 사용할 만한 특정 장비를 추천해 주고 운동해야 할 과정 및 사용할 무게의 양도 알려준다. 대부분의 휘트니스 센터는 당신의 근력 강화 운동 기록을 측정해 준다. 앉는 방법과 무게 조절하는 법을 배우면 운동하는 방법을 배우는 것은 쉽다. 214쪽에 있는 보편적인 기술과 팁을 참고하라. 여기에 장비를 다루는 몇 가지 특정한 팁이 있다.

- 사용한 전후에는 장비를 닦는다.
- 급하게 움직이지 말고 떨어뜨리지 말라.
- 나중을 대비하여 좌석에 앉는 법을 기억해 둔다.

균형감각을 향상시키기 위한 운동

균형감을 키우는 운동은 기술적으로 근력 강화 운동에 속하지는 않지만 실질적으로 겹쳐지는 부분이 있다. 종종 근력 강화운동을 균형 감각을 향상시키는 운동에 적용할 수 있다. 예를 들어 이 장에서 다루는 모든 다리 근력 강화 운동은 균형감각 운동이기도 하다. 이러한 운동들은 당신에게 탁자나 의자를 균형을 위해 잡을 것을 말한다. 양손이나 한 손으로 잡는 것으로 시작한다. 나아감에 따라 손가락 하나로 잡아보도록 한다. 다음에는 이러한 운동을 아무것도 붙잡지 않은 채 해본다. 218쪽에 나온 엉덩이 관절의 굴곡 작용에 대한 운동이 어떻게 균형감을 키우는 데에 적용될 수 있는지 보라. 이렇게 같은 방법을 균형감 운동을 위한 다른 다리 운동에 적용할 수 있는지 살핀다. 또한 당신은 어느 때나 아무 장소에서 원하는 만큼 균형감각 운동을 할 수 있다. Action Box 10.2를 균형감각의 향상을 위한 점검의 가장 쉬운 방법을 보기 위해 살펴본다.

'언제 어디서나' 할 수 있는 균형감각 운동.

이 운동을 할 때 당신에게 필요한 것은 균형을 잃었을 때 붙잡을 만한 튼튼한 물건이다. 이 운동은 노년기를 위한 National Institute의 가이드에서 발췌한 것이다. 당신은 하고 싶을 때 언제든지 이 운동을 할 수 있다.

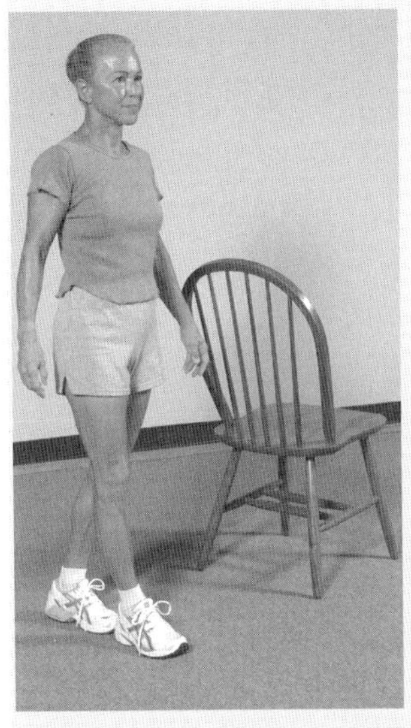

발꿈치와 발가락 전체로 걷는다. 발걸음을 뗄 때마다 발꿈치가 반대쪽 발의 발가락 바로 앞에 있게 한다. 발꿈치와 발가락은 닿거나 거의 닿는 상태가 되어야 한다.

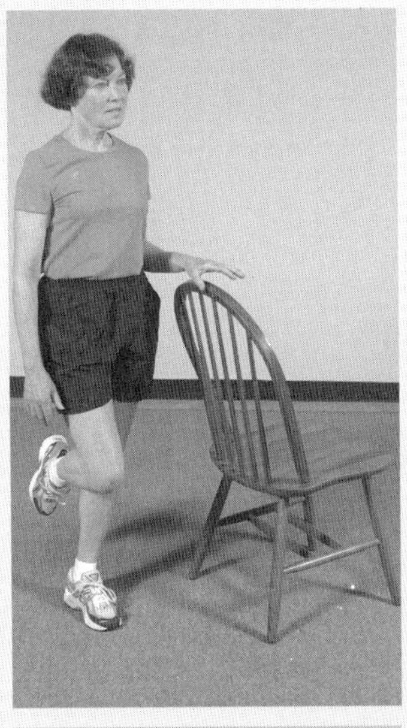

한쪽 다리로 선다. 발을 바꾼다. 줄을 서서 기다리고 있을 때 이 운동을 할 수 있다.

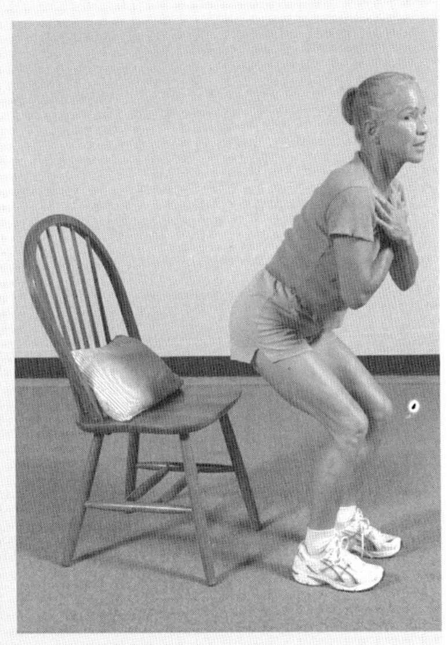

뒤에 등 받침이 있는 의자에 앉아 손을 쓰지 말고 앉았다가 일어난다.

Action Box 10.1 균형 감각이 향상되고 있는가?

이것은 균형 감각이 향상되고 있는지 볼 수 있는 쉬운 방법이다. 아무것도 붙잡지 말고 가능한 만큼 오래 한 발로 서서 시간을 센다. 균형을 잃을 것에 대비하여 붙잡을 만한 것이 있는 곳에서 서도록 한다. 시간을 기록한다. 다른 발로 서서 또 시간을 잰다. 한 달 후에 다시 한 번 테스트 해 본다. 만약 균형감이 향상되었다면 한 발로 서 있을 수 있는 시간이 증가했을 것이다.

	기준선	1개월	2개월	3개월	4개월	5개월
오른발로 선 시간						
왼발로 선 시간						

보편적인 근력 쌓기에 대한 기술과 팁

이곳에 제공된 것은 어떠한 종류의 근력 강화 운동에라도 적용 가능하다. 형식과 기술은 중요하다. 아마 많이 반복해 보았을 것이지만 당신의 기술이 좋지 못하다면 당신의 노력은 허사로 돌아갈 것이며 부상을 입게 될지도 모른다. 하고 있는 근력 운동으로부터 좋은 결과를 내기 위해 다음의 지침을 따르도록 한다.

- 엉덩이 관절 수술이나 다른 수술, 혹은 부상을 당한 적이 있다면 알맞은 근력 운동을 위해 의사나 물리치료사를 찾아간다.
- 안전을 위해 고무 밑창이 있는 편한 신발을 신는다.
- 몸을 시원하게 하고 행동이 자유로운 가볍고 느슨한 옷을 입는다. 넥타이와 스카프, 악세사리 등 고무밴드나 웨이트, 장비에 걸릴 수 있는 물품은 착용하지 않는다.
- 처음 몇 주간은 작은 저항을 쓴다. 점차적으로 웨이트를 늘인다. 너무 무거운 웨이트로 시작한다면 부상을 부를 수 있다.
- 웨이트를 들고 내려놓거나 쉴 때 숨을 규칙적으로 쉰다. 숨을 참으면 혈압을 높일 수 있고 뇌로 가는 피의 흐름을 낮추며 기절이나 어지럼증을 불러올 수 있다.
- 시간을 투자한다. 각 운동을 큰 동작으로 반복한다. 느리고, 절제된 움직임을 쓴다.

- 넙다리네갈래근, 등근육, 가슴근육 등 큰 근육을 먼저 운동하고 그 후에 오금, 종아리근육, 어깨, 이두근, 삼두근 및 복부근육 등 작은 근육을 운동한다. 작은 근육은 언제나 큰 근육의 움직임 안에 속해 있다. 만약 작은 근육 먼저 운동한다면 쉽게 피로해지며 큰 근육을 제대로 운동할 수 없게 된다. 넙다리네갈래근(허벅지 앞쪽)은 다리에서 가장 큰 근육이다. 등과 가슴근육은 상체에서 가장 큰 근육이다.
- 운동을 반복하기 전 적어도 한 세트를 전부 해야 한다. 이 방법은 당신에게 적어도 한 번 모든 근육을 쓰게 해 주며 다시 운동하기 전 각각의 근육이 쉴 수 있는 시간을 준다.
- A세트를 멈춤 없이 10회에서 15회 반복해야 한다. 운동은 적은 저항이나 무게로 천천히 시작한다. 올바른 자세로 한 세트를 10회 반복할 수 있을 것이다. 8번을 채울 수 없다면, 웨이트가 너무 무거운 것이다. 15회 이상을 할 수 있다면 웨이트는 너무 가벼운 것이다. 조금씩 저항이나 웨이트를 늘이는 것이 좋다(2에서 5파운드, 1에서 2킬로그램). 혹은 멈춤 없이 10회 반복했을 때 저항의 수준을 높인다. 15회를 다시 채운다. 새 웨이트로 다시 모든 세트를 완료했다면 다시 무게를 높인다. 근력이 높아짐에 따라 점차적으로 무게를 더하는 이 과정은 '진전(progress)'이라 불린다. 근육에 부담이 과중하게 되면 이 운동으로부터 이익을 얻을 수 없다.
- RPE14에서 15(힘듦)정도로 두 세트를 10회에서 15회 반복할 때 근육 강도의 유지와 지구력를 위해 그 상태로 머물러 있어야 한다. 디양성을 위해 운동의 순서를 바꿀 수 있다.
- 각 세트 이후 30초에서 60초 정도 쉰다. 이 휴식시간은 움직일 수 있는 근육을 가지고 약간의 스트레칭을 할 수 있는 좋은 시간이다.
- 팔이나 다리 관절을 꺽는 것을 피하라.
- 며칠 연속으로 같은 근육을 쓰는 운동을 하지 말아라. 근육은 운동하기 전 하루 정도의 휴식이 필요하다. 하루는 상체, 하루는 하체 근력운동을 한다면 매일매일 근력 강화 운동을 할 수는 있다.

- 아픔을 겪어야 하는 운동은 없다. 근육의 통증은 며칠 동안만 지속되고 약한 피로감은 근력 강화운동 이후 보편적으로 나타나는 현상이다. 지치고 관절이 아프고 근육이 당긴다면 운동을 너무 한 것이다.
- 근육 강화 운동에 대해 기록한다. 각각의 운동마다 저항의 수준과 반복 횟수, 세트 숫자와 다른 것들을 적어둔다.

바디웨이트, 손에 들 수 있는 웨이트 및 고무 밴드 이용하기.

주된 근육을 위한 근육 운동의 예를 이 부분에서 볼 수 있다. 다수의 운동들은 운동: 노년기를 위한 National Institute의 가이드를 기초로 한 것이다. 시작은 아무것도 들지 않고 단지 몸무게만 이용하며 그 이후에 손에 들 수 있는 웨이트를 더한다. 고무 밴드를 이용하는 운동 또한 근육 운동을 위해 제공된다. 웨이트나 고무 밴드를 쓸 때 마음속으로 이 팁을 잘 생각한다.

- 갑자기 움직이거나 몸을 휘두르지 말라.
- 웨이트를 들 때 둘씩 세고 웨이트를 내리면서 다시 둘을 센다.
- 바닥에서 웨이트를 들 때 부상을 피하려면 허리 아래쪽 보다는 다리 쪽을 써야 한다.
- 휘트니스 센터에서 손에 들 수 있는 웨이트를 쓴다면 운동이 끝났을 때 제자리에 가져다 두도록 한다.
- 고무 밴드를 몸에 감을 때 너무 꽉 묶지 않도록 한다.
- 얇은 밴드로 시작하고 점차적으로 더 큰 저항을 위해 두꺼운 것으로 바꾸어 나간다.
- 밴드를 끊어지게 하지 말아라. 언제나 시작지점으로 돌아오도록 탄성을 유지한다.

다리와 엉덩이 운동

이러한 운동은 근력과 유연성, 균형감각을 향상시키고 계단 오르기, 걷기, 물건을 줍기 위해 몸을 굽히기, 화장실 가기, 집안일 하기, 정원 돌보기와 의자, 욕조, 차에 앉았다 일어나는 일상을 돕는다. 또한 이들은 허리 아래 부분의 통증을 예방한다. Action Box 10.2를 하체 근육의 향상정도를 측정하기 위해 보도록 한다.

Action Box 10.2 다리가 점차 튼튼해지고 있는가?

여기에 다리가 점점 튼튼해지고 있는지 알 수 있는 쉬운 방법이 있다. 안전하게 할 수 있는 한 가장 빠르게 적어도 계단 10개, 혹은 계단 한 층을 걸어 올라간다. 기록된 시간이 기준선이다. 같은 계단에서 1달 후에 테스트를 반복한다. 하체 힘이 향상되었다면 같은 계단을 좀 더 짧은 시간에 오를 수 있을 것이다.

	기준선	1개월	2개월	3개월	4개월	5개월
오르는 데 걸린 시간						

의자에서 서기(허벅지와 복부)

이 운동의 첫 번째 부분은 복부 근육에 효과적이다.

1. 의자 뒤에 작은 베게를 가져다 둔다.
2. 의자 가운데나 앞부분에 무릎을 굽히고 발바닥을 바닥에 댄 상태로 앉는다.
3. 베개에 반쯤 기대고 손을 가슴위에 교차시킨다.
4. 상체를 편 채 앉은 자세가 될 수 있도록 복부근육을 써서 일어난다. 가능한 한 손을 적게 쓴다.

두 번째 부분은 허벅지 근육에 효과가 있다.

5. 가능한 한 손을 적게 쓰며 천천히 일어난다. 천천히 다시 앉는다.
6. 등과 어깨를 운동 내내 곧은 상태로 둔다.

a

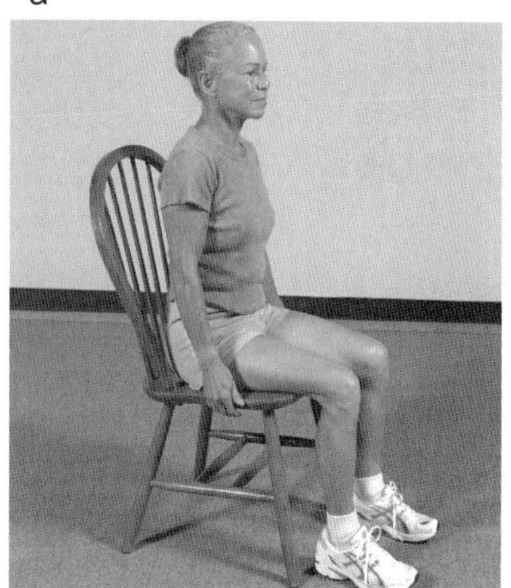

b

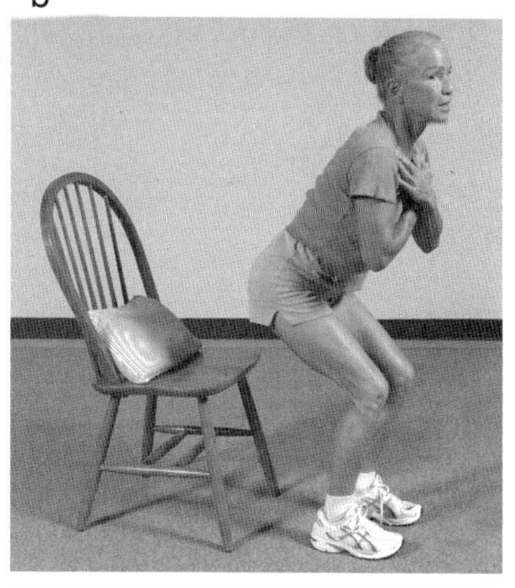

의자에서 서기 (a) 복부 근육을 강하게 한다 (b) 허벅지 근육을 강하게 한다.

엉덩이 굽히기(엉덩이와 허벅지 앞 부분)

1. 똑바로 서서 균형을 위해 크고 튼튼한 물체를 잡는다(의자의 뒷부분 등).
2. 한쪽 무릎을 천천히 가슴쪽으로 허리나 엉덩이를 움직이지 않은 채 높인다.
3. 자세를 잡고 2를 센다.
4. 천천히 다리를 내린다.
5. 다른쪽 다리로도 반복한다.

진행함에 따라 균형감각을 위해 다음과 같은 변형을 덧붙인다.

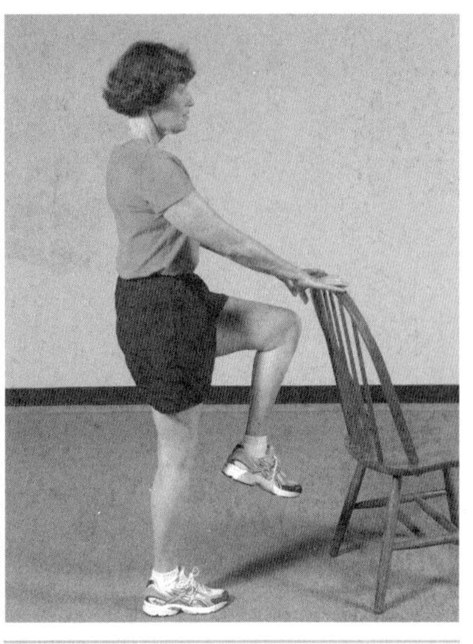

설명된 것과 같은 엉덩이 굴곡

a

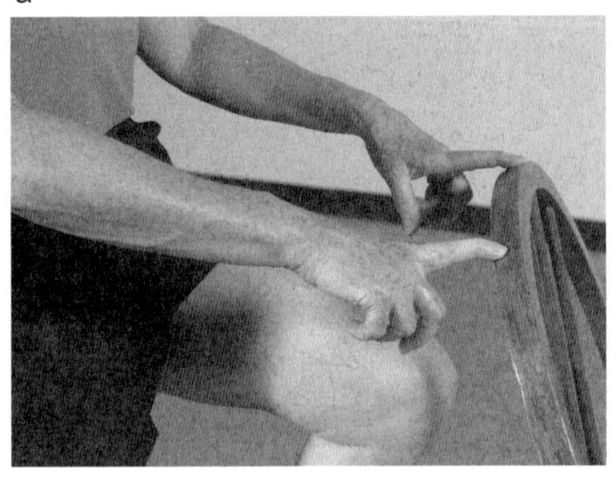

b

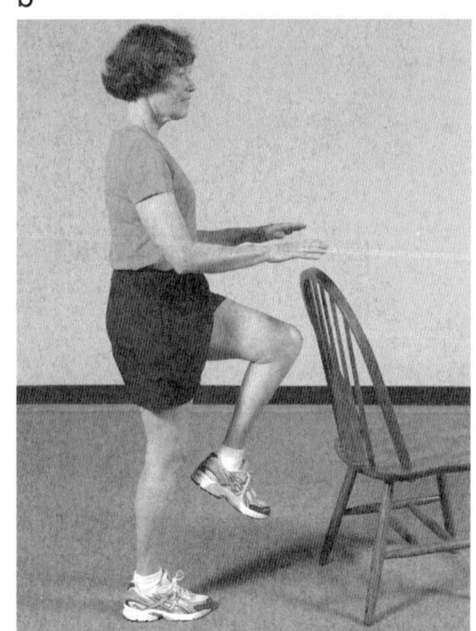

균형감을 높이기 위한 변형자세: (a) 손가락 하나로 의자 잡기. (b) 손 뗀 채로 하기.

엉덩이 늘이기(엉덩이와 허리 아래 부분)

1. 탁자나 의자에서 12인치에서 18인치(30에서 45센티미터)쯤 떨어져 선다.
2. 탁자나 의자를 잡은 채 엉덩이 쪽으로 굽힌다.
3. 한쪽 다리를 뒤로 든다. 이 움직임이 등이 아니라 엉덩이 관절에서부터 와야 한다는 것을 명심하라.
4. 자세 유지
5. 다리를 천천히 내린다.
6. 다른 다리도 반복한다.

변형 : 이 운동을 고리처럼 생긴 밴드를 이용해서 할 수 있다. 밴드를 발목에 걸거나 조금 덜 한 저항을 위해 허벅지, 무릎에 건다.

a

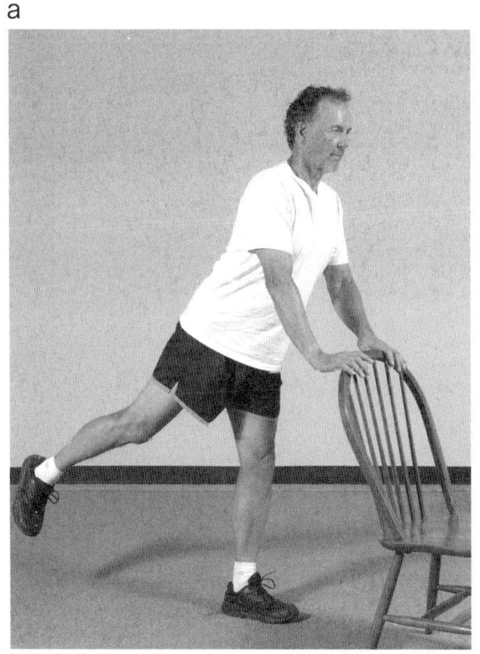

b

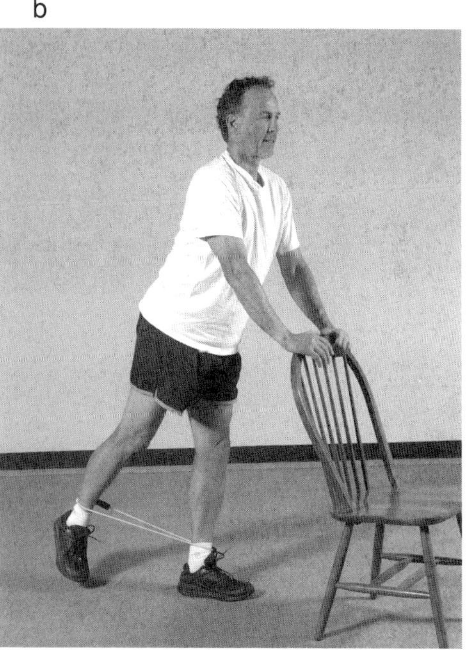

엉덩이 늘이기: (a) 평균적인 자세 (b)저항을 더 주기 위해 고무 밴드를 건 모습

무릎 늘이기(허벅지 앞부분과 장딴지)

1. 등 받침이 있는 의자에 앉는다. 발끝만 바닥에 닿아야 한다. 무릎을 펴야 하면 수건을 말아서 무릎 밑에 받친다.
2. 손은 무릎 위나 의자 옆 부분에 둔다.
3. 한쪽 다리를 가능한 만큼 편다. 발가락이 앞을 향하게 한다.
4. 자세를 유지하고 발끝을 머리 쪽으로 당긴다.
5. 천천히 다리를 바닥으로 내린다.
6. 다른 발도 똑같이 반복한다.

무릎 늘이기

무릅 굽히기 (허벅지 뒷부분)

1. 탁자나 의자 뒷부분을 균형을 위해 붙잡고 바르게 선다.
2. 발꿈치를 천천히 엉덩이 쪽으로 굽힌다. 다리 윗부분은 움직이면 안 된다. 무릎만 굽히도록 하라.
3. 자세 유지
4. 천천히 발을 바닥으로 내린다.
5. 다른 발도 똑같이 반복한다.
6. 균형감각을 향상시키기 위해 수정을 덧붙인다.

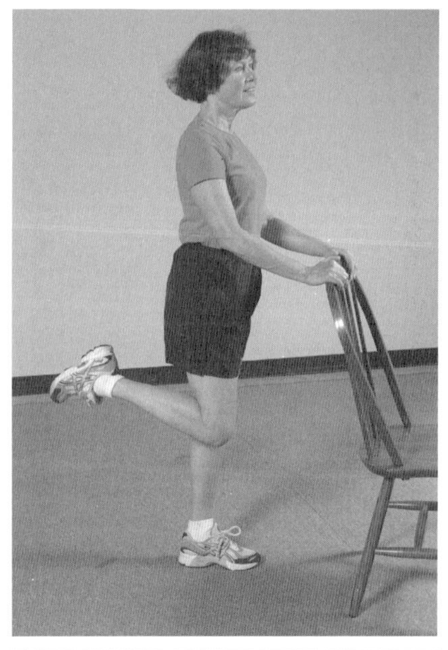

무릎 굽히기

옆으로 다리 들기
(엉덩이와 허벅지 옆 부분)

1. 탁자나 의자 뒷부분을 균형을 위해 붙잡고 바르게 선다. 다리를 약간 벌린다. 복부 근육을 긴장 시킨다
2. 한쪽 다리를 6에서 12인치(15에서 30센티미터)쯤 옆으로 올린다.
3. 자세 유지
4. 천천히 다리를 내린다.
5. 등과 무릎을 곧게 편다. 운동 도중 굽혀지면 안 된다.
6. 다른 발도 똑같이 한다.
7. 준비가 충분히 되었을 때 고무 밴드를 더한다.
8. 균형감각을 향상시키기 위해 수정을 덧붙인다.

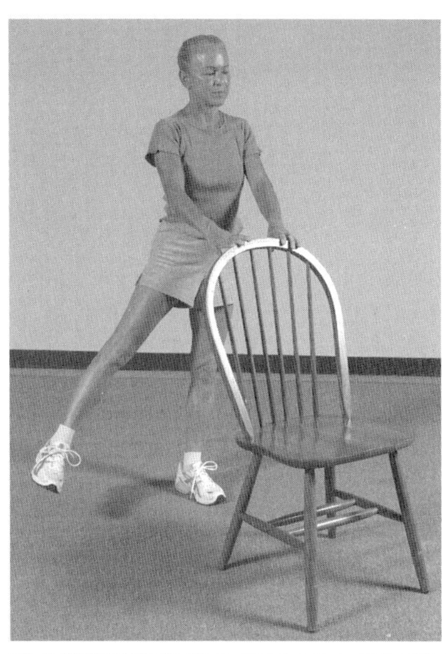
옆으로 다리들기

종아리 올리기
(발목과 종아리 근육)

1. 탁자나 의자 뒷부분을 균형을 위해 붙잡고 바르게 선다.
2. 가능한 만큼 높게 발끝으로 천천히 선다.
3. 자세 유지
4. 발꿈치를 천천히 내린다.
5. 한쪽 다리만 운동을 하고 근력이 높아졌을 때 다리를 바꾼다.

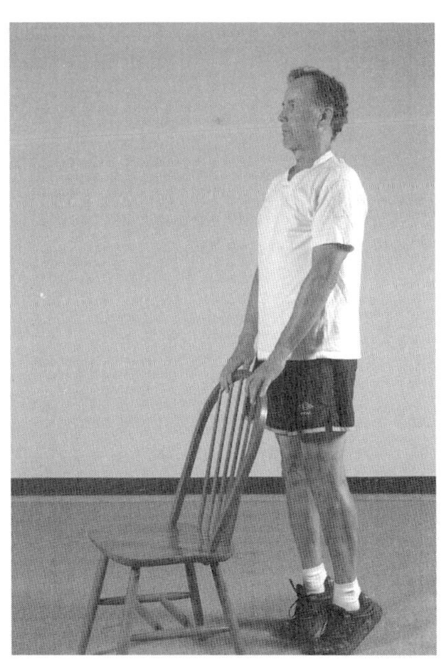
종아리 올리기

등, 어깨, 가슴, 팔을 위한 운동

이 운동들은 근력, 유연성, 이동성과 상체의 기능을 향상시킨다. 이 운동은 머리 위로 물건을 들어 올리거나 손을 뻗을 때, 식료품을 나를 때, 청소기를 돌리고 바닥을 닦을 때, 아이나 애완동물을 안을 때, 목욕할 때, 화장실을 쓸 때, 옷을 입을 때, 꾸밀 때, 식사 준비를 하고 운전을 할 때를 포함한 일상생활을 도와줄 것이다.

어깨 굽히기 (어깨)

1. 의자에 발을 바닥에 평평하게 두고 앉는다. 발을 어깨와 평행하게 한다.
2. 손을 안쪽으로 향한 상태로 두고 팔을 옆으로 내린 채 시작한다.
3. 양 팔을 어깨 높이로 앞쪽으로 든다. 양 팔을 곧게 펴고 손바닥은 위를 향하게 한다.
4. 자세 유지
5. 팔을 다시 옆으로 천천히 내린다.
6. 준비가 되었을 때 손에 들 수 있는 웨이트를 추가한다.

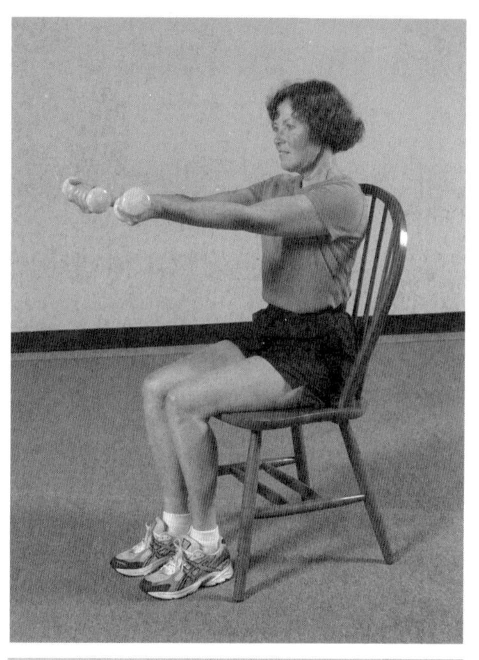

손에 들 수 있는 웨이트를 이용한 어깨 굽히기

팔 들기(어깨)

1. 의자에 앉은 상태로 발을 바닥에 평평하게 놓는다. 발을 어깨와 평행하게 한다.
2. 어깨를 편안한 상태로 두고 팔은 옆으로 내리며 손바닥은 안쪽으로 둔다.
3. 양 팔을 옆으로, 어깨 높이만큼 든다. 양 팔을 올리고 손바닥은 아래를 향하게 한다.
4. 자세 유지
5. 천천히 팔을 옆으로 내린다.
6. 준비가 되었을 때 손에 들 수 있는 웨이트를 추가한다.

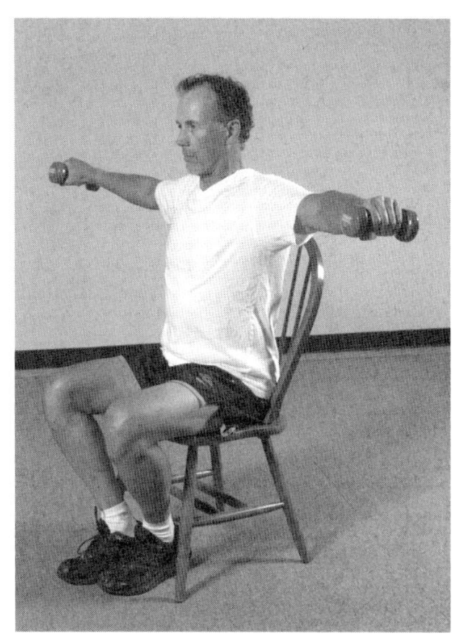

손에 들 수 있는 웨이트를 이용한 팔 들기

고무밴드를 써서 사선으로 어깨 운동(어깨)

1. 서거나 앉아서 한쪽 발로 고무줄을 고정시키고 다른 한 쪽은 반대쪽 손에 쥔다.
2. 양 팔을 옆으로 내린 채 손바닥은 안쪽으로 둔다.
3. 팔꿈치를 조금 굽힌 채 팔을 어깨 높이까지 옆으로 든다.
4. 천천히 팔을 시작 지점으로 내린다.
5. 다른 팔도 똑같이 한다.

변형 : 이 운동의 변형은 앞쪽으로 팔을 드는 것이다. 밴드는 드는 팔과 같은 쪽의 발로 고정시킨다. 팔을 몸 앞쪽으로 올린다.

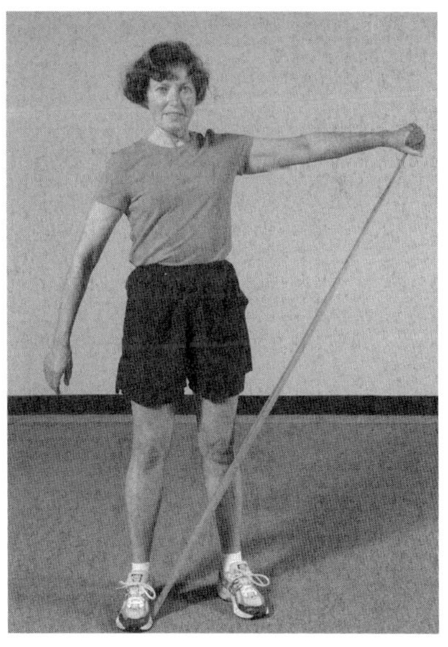

고무밴드를 써서 사선으로 어깨운동

가슴 올리기 (가슴근육)

1. 평평한 바닥에 눕는다(납작한 자세).
2. 양손에 웨이트를 쥔다.
3. 손바닥을 안쪽으로 둔 채 가슴 위로 손을 들어 모은다. 팔꿈치는 반원형 자세에서 약간 굽힌다.
4. 팔꿈치가 어깨와 같은 높이가 될 때까지 팔을 편다.
5. 자세 유지.
6. 나무를 끌어안듯 팔을 모아 손이 다시 모이게 한다.

a
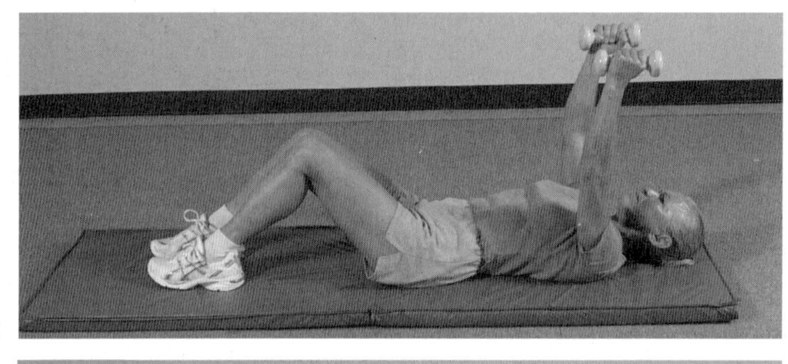

b
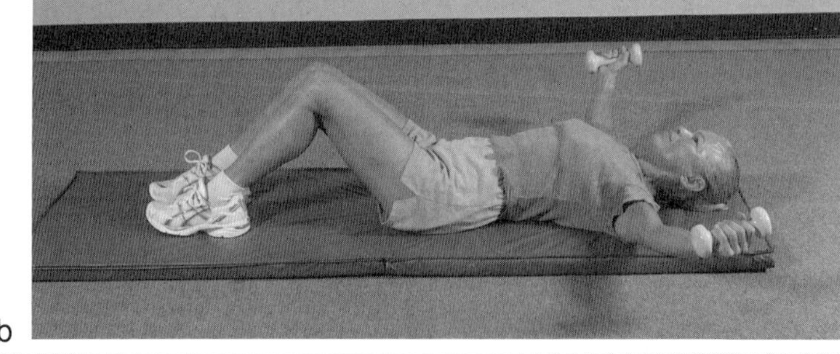

손에 쥘 수 있는 웨이트로 하는 가슴 올리기: (a) 상위, 혹은 닫힌 자세. (b) 낮음, 혹은 열린 자세.

고무밴드로 가슴 눌러 펴기(가슴)

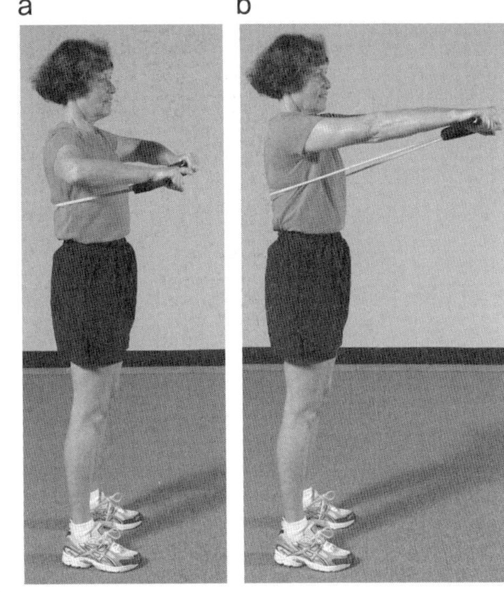

고무밴드로 가슴 눌러 펴기:
(a) 밴드는 등 뒤로 (b) 팔은 앞을 향한다.

1. 양 손에 밴드 끝 부분을 쥔다. 밴드는 등 위쪽에 자리 잡게 한다.
2. 팔꿈치를 90도로 굽히고 바닥과 평행이 되도록 팔을 든다. 똑바로 펴지도록 팔을 앞으로 뻗는다.
3. 천천히 팔꿈치를 굽혀 시작 위치로 돌아오게 한다.
4. 운동 도중 계속 손목을 곧게 한다.

고무밴드를 가지고 낮게 앉기(등 위쪽, 어깨, 목)

1. 다리를 상체 앞에 두고 앉는다.
2. 양 손에 고무밴드 끝을 쥔다. 안전하게 발에 고무밴드를 건다.
3. 어깨를 편한 상태로 둔 채 팔을 앞으로 두고 손바닥을 마주보게 한다.
4. 밴드 양 쪽 끝을 엉덩이 쪽으로 당기며 복부 근육을 긴장하게 한다. 팔꿈치를 뒤로 당겨 어깨뼈를 조인다.
5. 천천히 시작지점으로 돌아간 후 반복한다.

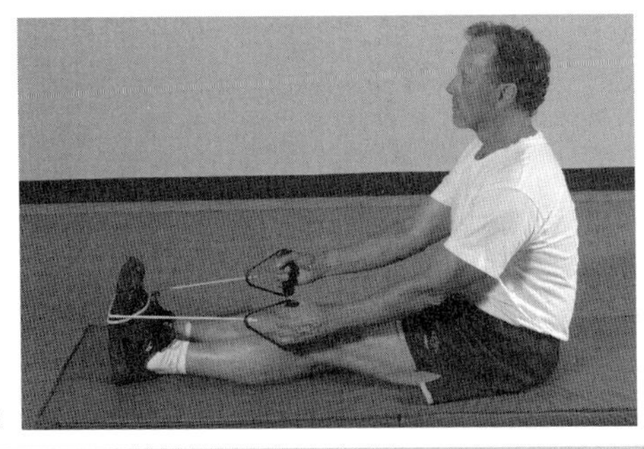

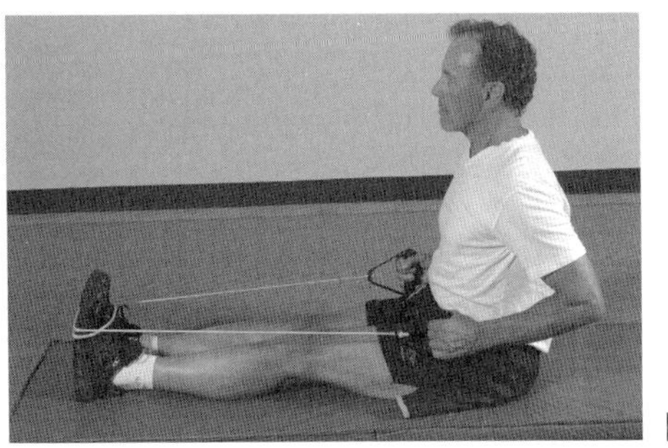

고무밴드를 가지고 낮게 앉기: (a) 발에 고무줄을 건다 (b) 엉덩이 쪽으로 밴드를 당긴다.

손에 쥘 수 있는 웨이트를 가지고 이두박근 비틀기(팔 위쪽 앞부분)

1. 팔걸이 없는 의자 끝부분에 앉아 등을 바로 한다.
2. 발을 바닥에 바로 대고 발을 어깨너비로 벌린다.
3. 팔을 옆으로 내리고 손바닥을 안쪽으로 둔 채 손에 웨이트를 쥔다.
4. 웨이트를 든 채 가슴 앞부분으로 한쪽 팔꿈치를 천천히 굽힌다. 손바닥은 웨이트를 들고 있는 동안 어깨 쪽으로 둔다.
5. 하는 내내 복부근육이 긴장된다.
6. 자세 유지
7. 천천히 팔을 시작지점으로 내린다.
8. 다른 팔도 반복한다.

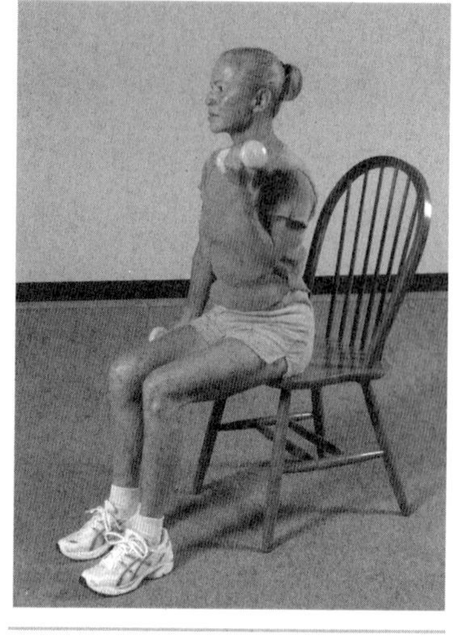

손에 쥘 수 있는 웨이트를 가지고 이두박근 비틀기

손에 들 수 있는 웨이트를 가지고 삼두박근 늘이기 (팔 위쪽의 뒷부분)

1. 등을 곧게 세운 채 의자 끝부분에 앉는다.
2. 다리를 평평하게 두고 어깨너비만큼 벌린다.
3. 웨이트를 들고 한쪽 팔을 천장을 향하게 든다. 다른 쪽 팔은 팔꿈치를 받쳐 팔을 지지하게 한다.

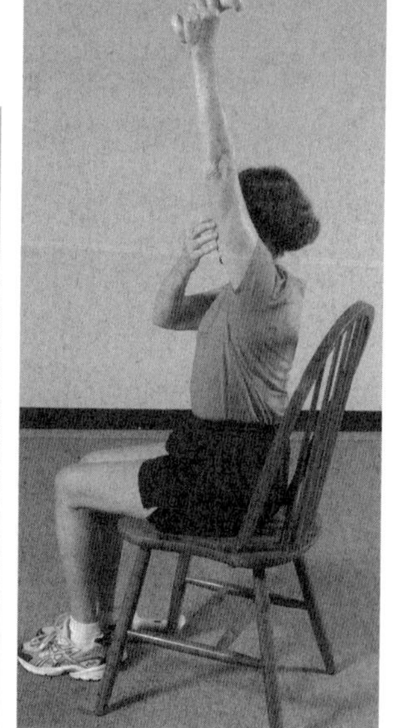

손에 들 수 있는 웨이트를 가지고 삼두박근 늘이기 : (a) 웨이트를 든 상태에서 어깨너머로 팔꿈치를 굽힌다. (b) 팔꿈치를 펴 웨이트를 천장으로 든다.

4. 들었던 팔을 굽혀 웨이트가 어깨 뒤쪽으로 가게 한다.
5. 팔을 천장으로 다시 든다.
6. 자세 유지
7. 반복하고 천천히 팔을 어깨 쪽으로 굽힌다.

고무밴드 가지고 이두박근 비틀기(팔 뒤쪽의 앞부분)

1. 고무밴드 가운데를 밟고 선다. 밴드 양 끝을 양 손으로 잡는다.
2. 팔을 양쪽 옆으로 내린 채 손바닥을 위로 둔 채 시작한다. 팔꿈치는 몸 가까이에 붙인다.
3. 주먹이 어깨 쪽으로 굽혀지게 팔을 굽힌다.
4. 천천히 팔을 내린다.

이 운동은 팔을 바꾸어 시행할 수도 있다.

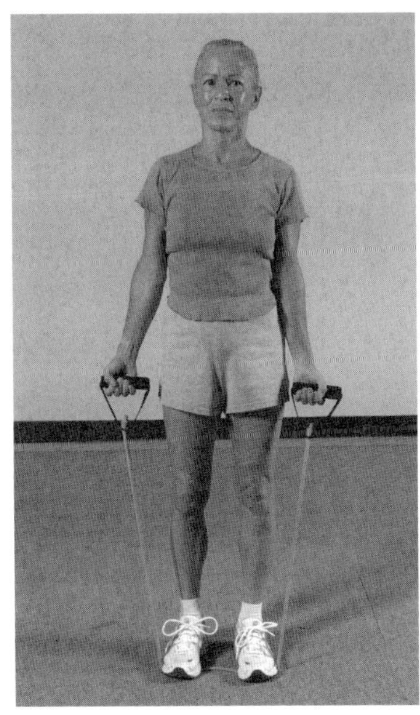
a

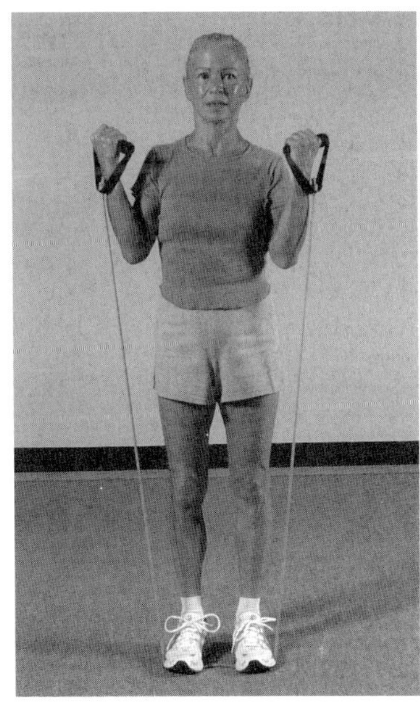
b

고무밴드 가지고 이두박근 비틀기: (a) 팔을 내린 채 고무밴드를 밟고 선다. (b) 팔을 어깨 쪽으로 말아 든다.

고무밴드 가지고 삼두박근 늘이기(팔 위쪽 뒷부분)

1. 밴드 한 쪽을 한쪽 발로 밟는다. 다른 쪽을 반대쪽 손으로 쥔다. 뒤로 한 발을 뗀다.
2. 앞쪽 무릎을 살짝 굽힌다. 남은 손은 엉덩이 쪽을 짚는다.
3. 밴드를 쥔 손은 손바닥을 아래로 한 채 허리까지 올린다.
4. 천천히 팔을 뒤쪽으로 곧게 편다.
5. 천천히 손을 다시 허리 쪽으로 내린다.
6. 다른 쪽 팔로도 반복한다.

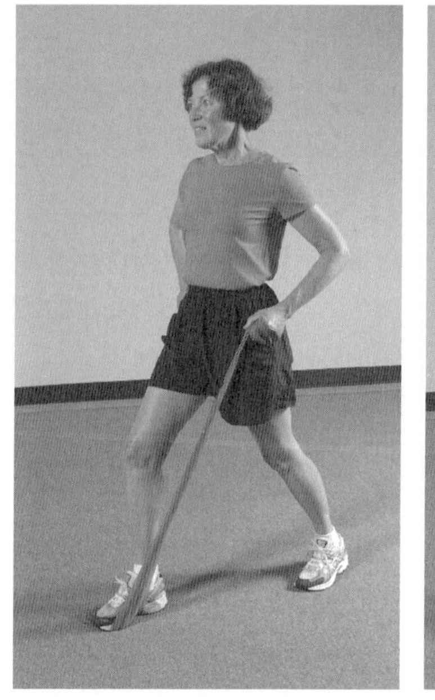
a

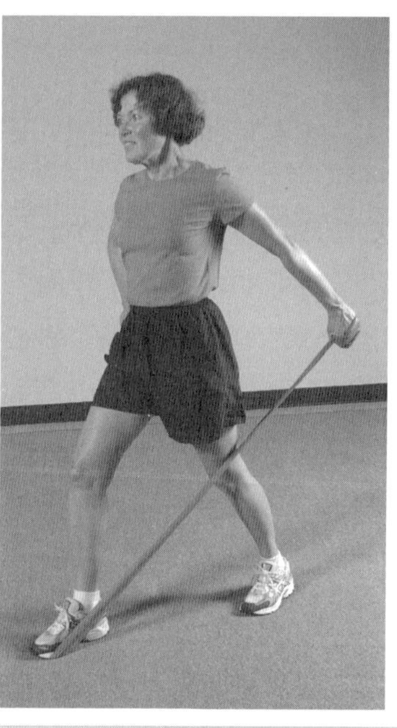
b

고무밴드 가지고 삼두박근 늘이기: (a) 발아래 밴드를 놓고 무릎을 굽히며 손은 허리 쪽에 둔다. (b) 팔을 뒤쪽으로 쭉 뻗는다.

당신이 관절염을 앓고 있다면

운동을 시작하기 전에 뻣뻣하고 아픈 곳을 마사지 하거나 당신이 운동할 곳에 뜨거운 찜질을 하시오. 열은 관절과 근육을 이완시키고 통증을 완화시키는데 도움을 준다. 다른 사람들에게 얼음찜질은 통증과 붓기를 완화시켜준다. 얼음찜질은 보통 운동 후에 한다. 당신은 다음을 포함한 여러 가지 방법으로 뜨거운 찜질이나 얼음찜질을 할 수 있다.

- 운동 전에 따뜻한(또는 뜨거운) 물로 샤워를 하시오.
- 뜨거운 찜질패드나 팩을 아픈 부위에 대시오.
- 잠시 동안 월풀(whirlpool)에 들어가 있으시오.
- 얼음이나 언 채소를 수건에 감싸서 아픈 부위에 대시오.

스트레칭

유연성은 종종 신체건강 프로그램에서 가장 경시되는 부분이다. 유연성을 향상시키기 위해서 당신은 규칙적으로 스트레칭 운동을 해야 한다. 스트레칭은 가장 쉬우면서 즐기면서 할 수 있는 운동 종류이다. 당신은 거의 모든 근육을 스트레칭 할 수 있다. 좋은 유연성을 가지고 있다는 것은 당신이 해야 하는 일이나 하고 싶어 하는 일을 자유롭게 할 수 있다는 것을 의미한다. 그러나 스트레칭만으로는 근력이나 근지구력을 향상시킬 수 없다. 균형 있는 신체 건강을 위해 당신은 유산소 운동, 근력 형성 운동, 그리고 유연성 운동을 모두 해야 한다.

당신의 운동 프로그램의 일부로서 스트레칭을 하는 것 이외에 당신은 다른 때 적당한 스트레칭을 할 수 있다. 예를 들어, 당신이 장시간 앉아있을 때 어깨, 허리, 목의 근육을 스트레칭 해준다면 당신은 기분이 좋아질 것이다. 긴장한 근육을 스트레칭 해주고 마사지 해주는 것은 중요한 스트레스 관리 기술이다.

스트레칭 기술과 비결

수년 동안 트레이너들은 사람들이 운동 전에 딱딱한 근육을 풀어주기 위해 힘차게 스트레칭 하도록 고무했다. 최근에 준비 운동으로서의 스트레칭은 인기를 잃었다. 왜냐하면 부상을 야기하기 때문이다. 당신이 운동 전에 스트레칭을 한다면 간단하고 빠르게 하시오. 몇 분간의 유산소 운동 후에 격렬한 스트레칭을 하시오. 신체 운동 후의 스트레칭은 근육을 이완시키면서 휴식 상태로 돌려놓는데 도움을 준다. 근육은 신체활동 후에 스트레칭 하는 것이 더 쉬운데 그것은 근육이 더 이완되어 있기 때문이다. 스트레칭을 통해 최고의 결과를 얻으려면 다음의 조언을 항상 따르시오.

- 당신이 고관절 치환술이나 다른 수술 또는 부상을 입었다면, 적절한 스트레칭에 관해 당신의 의사와 상담하시오.
- 당신이 특정한 날에만 스트레칭을 하고 있다면 준비 운동을 하기 위해 팔을 앞뒤로 저으면서 잠시 동안 가볍게 걸으시오. 준비 운동 전에 과격하게 근육 스트레칭을 하는 것은 부상을 야기할 수 있다.
- 스트레칭 하면서 근육의 긴장감을 유지하라. 그 스트레칭 자세를 10-20초정도 유지하고 난 후 천천히 풀어라. 점점 더 익숙해지면 30-60초간 유지하도록 노력해 보자.
- 스트레칭 하는 동안 휴식을 취하고 난 후 다시 하시오. 조금 더 멀리 닿도록 노력해 보자.
- 각 스트레칭 동작을 3-5회 반복하라. 당신의 목표는 처음부터 끝까지 조절을 유지하면서 천천히 그리고 조심히 각 스트레칭 동작을 하는 것이다.
- 절대로 스트레칭을 통증을 느낄 때까지 하지 마시오. 약간 당기는 듯한 느낌이 정상이다.
- 근육이 완전히 스트레칭 됐을 때 갑자기 움직이지 마시오. 갑자기 움직이면 다칠 수 있다.
- 편안하게 숨을 쉬시오. 스트레칭 하는 동안 깊게 천천히 숨을 쉬시오. 폐를 완전히 채우시오. 횡경막이 움직이는 것을 느끼시오. 숨을 들이마실 때 스트레칭을 조금 향상시킬 수 있다. 스트레칭 자세를 유지하는 동안 숨을 내뱉으시오.
- 스트레칭 하는 동안 관절을 똑바로 세웠을 때 관절을 움직이지 못하도록 고정시키지 마시오. 당신의 팔과 다리는 당신이 스트레칭을 하는 동안 똑바로 뻗어 있어야 하지만 정확히 곧은 자세로 고정하지 마시오. 스트레칭 하는 동안 관절

을 조금 구부린 상태로 유지하시오.

바닥으로부터 일어서기

바닥으로부터 일어나는데 어려움을 가지고 있어서 걱정이라면 당신과 함께 운동할 사람을 초대하시오. 필요하다면 서로 도와줄 수 있다. 당신이 누운 자세와 다시 일어나는 자세를 도와줄 몇 가지 비결이 여기에 있다.

바닥에 눕기 위해:

1. 넘어가지 않을 견고한 의자 옆에 서시오. 필요하다면 벽에 의자를 붙이시오.
2. 의자의 앉는 공간에 손을 올리시오.
3. 한쪽 무릎을 대고 자세를 낮추시오.
4. 다른 한쪽 무릎도 대시오.
5. 왼쪽 손을 바닥에다 대고 왼쪽 엉덩이를 바닥에 대는 동안 바닥에 댄 왼쪽 손으로 몸을 지탱하시오.
6. 당신의 체중은 지금 왼쪽 엉덩이에 실려 있다. 다리를 밖으로 쭉 뻗으시오.
7. 왼쪽으로 눕고 등을 둥글게 하시오.

바닥에서 일어나기 위해:

1. 왼쪽으로 몸을 둥글게 하시오.
2. 갈비뼈 정도 앞에 오른손을 바닥에 대고 어깨를 바닥으로부터 밀어 내시오.
3. 당신의 체중은 왼쪽 엉덩이에 실려 있다.
4. 무릎을 대고 몸을 둥글게 하고, 몸을 지탱하기 위해 양쪽 손에 의지하시오.
5. 당신이 눕는데 이용했던 의자의 좌석에 양손을 가져다 놓으시오.
6. 바닥에 한쪽 다리와 발이 평평하게 되게끔 한쪽 무릎을 세우시오.
7. 지탱하기 위해 의자에 의지하고 그 자세로부터 일어서시오.

참고: 오른쪽을 먼저 이용하여 일어날 수도 있다.

개인 프로필

조지, 56세

가장 최근에 있었던 신체검사에서 조지는 그의 의사에게 관절이 뻣뻣해지고 쑤시는 증상이 자주 생긴다고 불평했다. 그는 그가 관절염을 앓고 있다는 사실을 알고는 몹시 놀랐다. 비록 그가 관절염은 더 나이 든 사람들에게 일반적으로 나타나는 병이라는 사실을 알고 있었지만, 그는 그가 그 병이 발병하기에는 너무 젊다고 생각했다. 약, 통증 관리, 그리고 다른 치료 프로그램과 함께 그의 의사는 그에게 규칙적인 운동을 처방했다. 의사는 운동을 통해 얻을 수 있는 건강에 관한 여러 혜택을 강조하였고, 운동을 하지 않는다면 일어날 수 있는 일들에 대해 설명할 때 조지가 집중하기 시작했다. 의사는 그가 운동을 하지 않는다면 그의 관절은 더 뻣뻣해지고 더 큰 통증을 유발할 것이라고 말했다. 근육은 점점 더 작아지고 약해지며 뼈는 더욱 부러지기 쉬워질 것이다. (움직임 없이)너무 오랜 시간 동안 한 자세로 구부려진 관절은 똑바로 펴지지 않을지도 모른다. 조지는 특히 그가 갑작스런 관절염 증상이 있을 때 운동을 하지 않고 쉬고 싶은 유혹에 빠지려 할 때도 있다. 하지만 그는 규칙적이고 균형 있는 운동 프로그램에 전념하고 있다. 그는 수중 에어로빅 교실에 참가하고 있고, 헬스 자전거를 타며 스트레칭을 따라한다. 그는 가벼운 덤벨과 저항 고무 밴드를 이용하여 근력 형성 운동을 하고 있다. 지금까지 그는 그의 관절염을 잘 관리하고 있다. 규칙적인 운동이 주는 최고의 혜택 중 하나는 관절염 증상이 가져다주는 우울증으로부터 벗어날 수 있었다는 것이다.

주요 근육과 관절 스트레칭하기

이 부분은 주요한 관절과 근육 스트레칭의 예를 포함한다. 많은 운동들은 Exercise: A Guide From the National Institute on Aging (National Institutes of Health n.d.)에 있는 운동들을 바탕으로 한다.

슬와부근 스트레칭(허벅지 뒷부분)

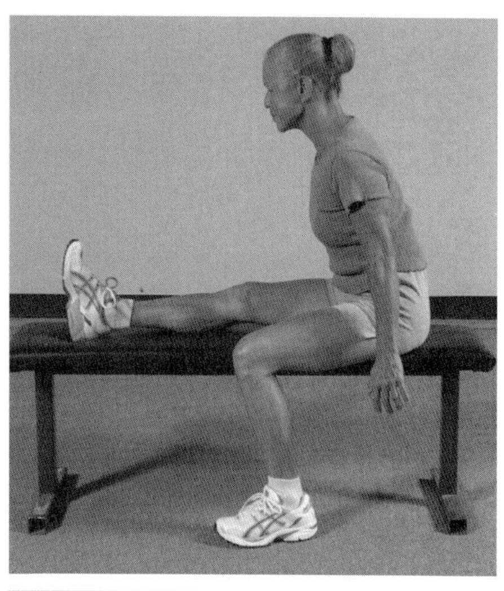
슬와부근 스트레칭

1. 벤치나 다른 딱딱한 표면이 있는 곳에 (두 의자가 나란히 붙어있는 곳 따위) 옆으로 앉으시오. 한쪽 다리를 벤치 위에 곧게 쭉 펴시오. 반대쪽 다리는 바닥에 내려놓으시오.
2. 벤치에 올려놓은 다리가 당기는 듯한 느낌이 들 때 까지 (허리가 아닌)엉덩이를 고정시키고 앞으로 구부리시오.
3. 복부 근육이 수축하는 동안 그 스트레칭 자세를 유지하시오.
4. 휴식을 취하고 반대쪽 다리를 반복하시오.

장딴지 스트레칭(다리 아랫부분)

1. 팔을 어깨 높이로 쭉 뻗은 채 손을 벽에다 대고 서시오.
2. 한 발자국, 약 30-60센티미터 정도 뒤로 물러서면서 한쪽 다리를 곧게 편 상태를 유지하시오. 반대쪽 다리의 무릎을 구부리시오. 양 발은 바닥에 평평하게 대시오.
3. 당기는 듯한 느낌이 없다면 장딴지가 당기는 듯한 느낌이 들 때까지 벽에서 발을 뒤로 빼시오.
4. 한쪽 무릎을 펴고 그 자세를 유지하시오.
5. 반대쪽 다리를 반복하시오.

참고: 이 동작을 양쪽 무릎을 구부린 채로 할 수 있다. 걷거나 조깅하기 전에 가벼운 장딴지 스트레칭은 적절한 운동이다.

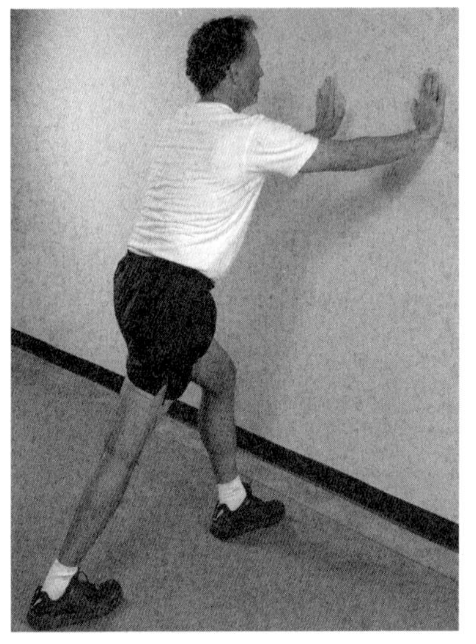

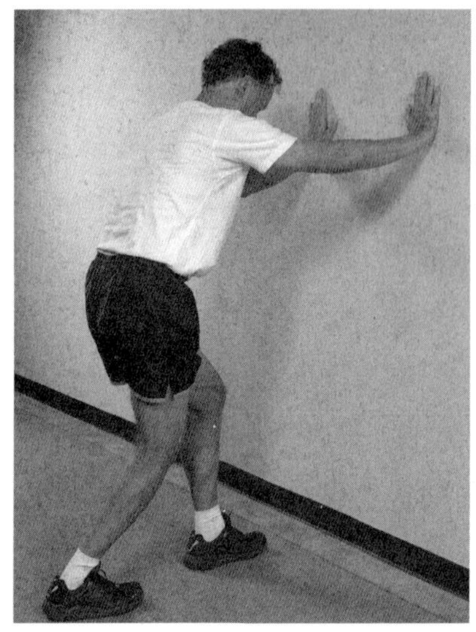

장딴지 스트레칭 (a) 뒤에 있는 무릎을 편 상태로 (b) 양쪽 무릎을 구부린 채로

삼두근 스트레칭 (팔위의 뒷부분)

1. 오른 손에 수건을 쥐시오.
2. 오른팔을 세우고 난 후 팔꿈치를 구부려서 등 아래로 수건이 가게끔 하시오.
3. 왼손으로 수건의 아랫부분을 잡으시오.
4. 왼손으로 쥔 위치에서 약 1-2센티미터 정도 위로 올려 쥐시오(이 동작은 당신의 오른팔을 아래로 당겨주면서 스트레칭이 되게 한다). 가능한 높이 왼손을 올리는 동작을 계속 하시오.
5. 자세를 교체하여 스트레칭을 반복하시오.

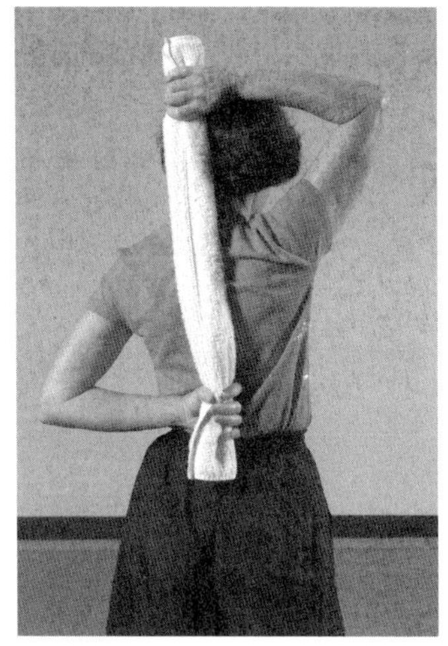

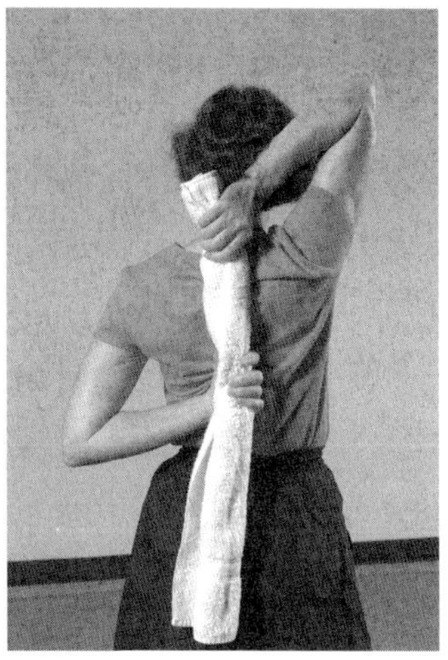

삼두근 스트레칭 (a) 시작 자세 (b) 왼손이 수건을 올려 쥐고 있는 모습

팔목 스트레칭

1. 기도하는 자세처럼 당신 앞에 두 손을 평평하게 하여 모으시오.
2. 팔이 바닥과 평평해질 때까지 팔꿈치를 천천히 드시오. 손바닥은 평평하게 유지하시오.
3. 동작을 유지하고, 그리고 난 후 반복하시오.

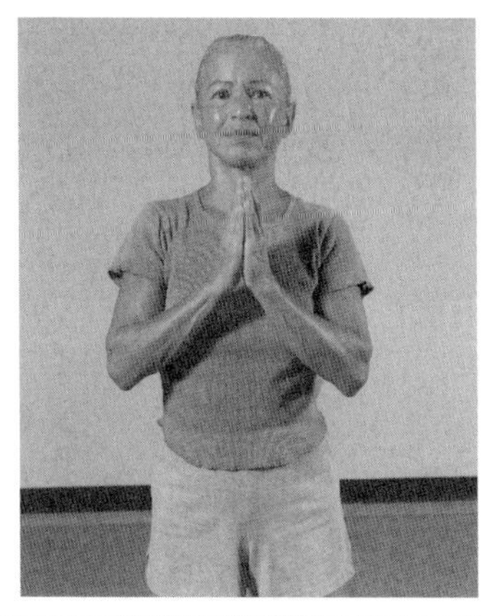

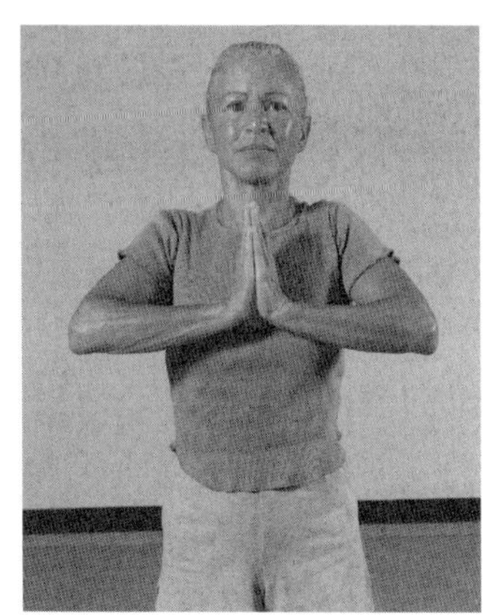

팔목 스트레칭 (a) 기도하는 자세의 손 (b) 팔꿈치를 올린 손

다리와 등 스트레칭

1. 바닥에 등을 대고 다리는 쭉 펴고 눕는다.
2. 한쪽 무릎을 구부려서 천천히 올려서 가슴까지 올린다. 구부린 다리를 잡고 당신 앞으로 다리를 당기기 위해 양쪽 손을 사용하시오.
3. 그 자세를 유지하시오.
4. 다시 다리를 쭉 뻗는 자세로 돌아와서 반대쪽 다리로 스트레칭을 반복하시오.

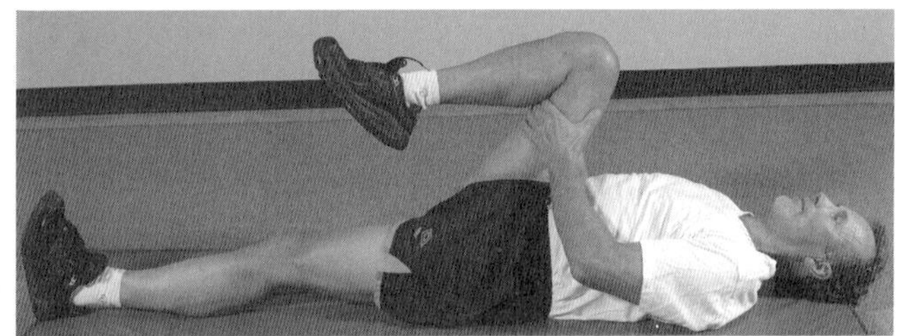

다리와 등 스트레칭

구부려진 등 스트레칭

1. 등을 곧게 편 상태로 양 손과 무릎을 대고 꿇어앉으시오. 고개는 아래로 늘어뜨리시오.
2. 고개를 아래로 떨어뜨린 상태에서 등을 구부려서 어깨에서 등 아랫부분까지 당기는 듯한 느낌을 받으시오.
3. 그 자세를 유지하고 다시 처음 시작 자세로 돌아오시오.
4. 스트레칭을 반복하시오.

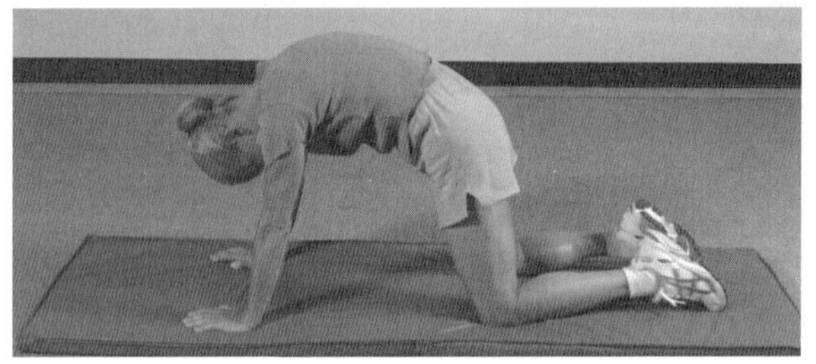

구부려진 등 스트레칭

등 윗부분과 팔 스트레칭

1. 등을 곧게 편 상태로 의자에 앉는다.
2. 손바닥이 하늘을 향한 상태로 손가락 깍지를 깐 상태로 두 팔을 위로 뻗는다.
3. 가능한 높이 뻗고 등과 어깨는 곧게 편 상태를 유지하라.

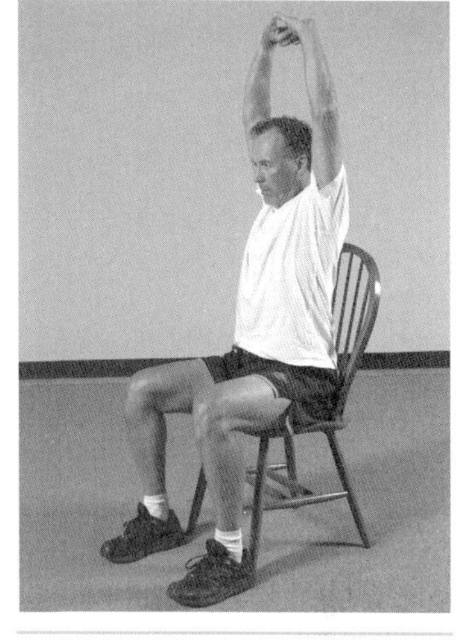

등 윗부분과 팔 스트레칭

목 스트레칭

1. 손을 엉덩이에 가져다 대고 발은 어깨 넓이로 벌린 상태로 서시오.
2. 고개를 왼쪽으로 천천히 움직이시오. 턱은 바닥과 평행하게 유지하시오. 고개를 위로 들지 마시오. 그 자세를 유지하시오.
3. 고개를 오른쪽으로 돌리시오. 자세를 유지하시오.
4. 주의: 이 운동을 하는 동안 고개를 뒤로 움직이지 마시오.
5. 스트레칭을 반복하시오.

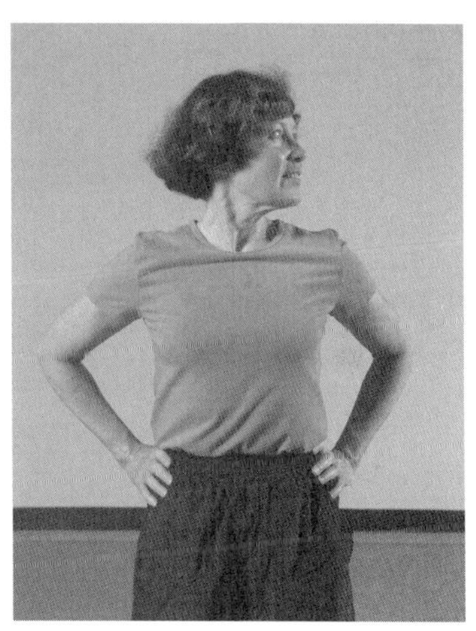

목 스트레칭. 당신은 이 스트레칭을 앉거나 누워서 할 수 있다.

몸통 스트레칭

1. 어깨 넓이로 발을 벌리고 허리는 곧게 편 상태로 서시오.
2. 오른손을 오른쪽 엉덩이에 올려놓으시오.
3. 복부 근육이 수축하는 동안 왼손을 머리 위로 올려서 팔꿈치를 조금 구부리시오.
4. 오른쪽으로 몸을 구부리고 머리 위의 왼손을 구부리시오.
5. 오른쪽으로 자세를 바꿔 스트레칭을 계속 하시오.

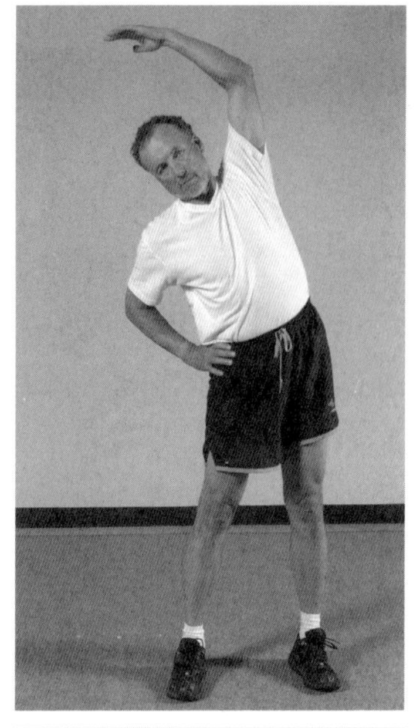

몸통 스트레칭

활동적인 노인들을 위한 스포츠

50세 이상인 많은 사람들은 스포츠와 레크레이션 활동에 참가한다. 균형 있는 신체 건강 프로그램의 부분으로서 그들에게 스포츠와 레크레이션 활동을 추천할 많은 이유가 있다:

- 스포츠에 참가하는 것은 신체적으로 활동적인 상태를 유지하는데 훌륭한 방법이다. 많은 활동적인 스포츠들은 운동으로 간주된다. 스포츠를 통해 소비된 에너지는 전반적인 신체 건강을 향상시키고, 체중을 조절할 수 있도록 도와준다. 당신이 즐기고 있기 때문에 스포츠는 운동이 아닌 것 같이 느껴진다. 당신은 의욕을 계속 유지할 수 있고 계속 스포츠에 참여할 것이다. 시간은 빨리 지나간다. 따라서 당신은 당신이 들인 노력을 거의 알아채지 못할 것이다.
- 당신이 게임의 전략과 작전에 집중을 하기 시작하면서 당신은 스트레스를 해소하기 시작한다. 스포츠에 참여하는 것은 스트레스를 관리하는데 도움을 주고 자부심과 개인적인 만족감이 늘어난다.
- 당신은 가족이나 스포츠를 함께하는 친구들과 함께 사회 활동 기회를 계획할 수 있다. 당신이 여행을 하거나 휴가를 즐기고 있을 때 스포츠와 레크레이션 활동은 이것을 통하지 않고서는 만나기 힘든 새로운 친구들과 지역 문화를 접하

게 해준다. 당신은 당신의 가치와 관심사를 공유할 다른 사람들을 만날 것이다.

당신은 아마도 "나는 스포츠를 할 수 없어. 스포츠는 운동선수들만 할 수 있는 거야."라고 생각할지도 모른다. 일부 스포츠는 젊고 더 운동 감각이 있는 사람들이 할 수 있지만 당신은 당신의 일생동안 많은 스포츠와 레크레이션 활동에 참여할 수 있다. 매년 수많은 70대, 80대, 90대 노인들이 노인올림픽에 참가한다. 행사는 농구에서 걷기 경주까지 포함한다.

사람들이 나이를 먹으면서 많은 사람들이 스포츠는 위험하다고 생각하여 참여하지 않는다. 그러나 위험은 상대적인 개념이라는 것을 기억하라. 당신은 매일 차에 타고 오르면서, 주차장을 가로질러 가면서, 또는 식료품을 사러 쇼핑하러 가면서도 위험에 직면하고 있다. 이런 종류의 위험은 잘 알려져 있고, 또 받아들여진다.

각 스포츠와 레크레이션 활동은 위험을 수반한다. 위험의 정도는 매우 낮은 정도(걷기나 골프)에서 매우 높은 정도(스케이트나 스키)까지 다양하다. 일반적으로 부상의 위험은 움직임의 속도, 넘어질 가능성과 결과, 그리고 신체 접촉의 양에 따라 증가한다. 모든 위험은 상대적이고, 스포츠, 그 기술의 정도, 몸의 상태, 그리고 경험에 따라 다르다.

당신이 선택하는 스포츠와 상관없이 무엇이 요구되는지 생각해 보고 위험을 조절하면서 피해나 부상 없이 즐기기 위한 좋은 판단력을 이용하라. 예를 들어, 당신이 동네 학교의 운동장을 빠르게 걷는 프로그램에 참가한다면 부상의 위험은 낮다. 하지만 당신이 접근하기 힘든 외딴 산악 지역으로 하이킹을 간다면 부상의 위험은 훨씬 높아진다. 당신이 높은 고도에 길들여진 경험이 많은 신의인이고, 알맞은 기어를 소지하고, 주변 환경에 대해 잘 알고 있더라도 당신은 고등학교 운동장을 도는 것 보다 더 큰 위험에 노출되어 있다. 하지만 당신이 활동적이고 건강하기 때문에 건강하지 않고 경험이 없는 사람들 보다는 위험도가 낮다.

관심이 있는 스포츠를 찾으시오. 당신의 동기, 기술, 상태, 어떤 스포츠가 당신에게 알맞은지를 결정하게 하는 것들을 평가하시오. Action Box 10.3의 질문들을 활용하여 인기 있는 스포츠와 레크레이션 활동을 평가해 보시오. 당신이 흥미를 느끼는 스포츠를 확인한 후에 그 스포츠에 참여할 방법을 강구하시오.

Action Box 10.3 스포츠나 레크레이션 활동 고르기

당신이 흥미를 느끼는 다음의 활동들이나 다른 활동들에 관한 질문에 답하시오. 더 많은 답을 할수록 그 활동이 당신에게 탁월한 선택일 확률이 높다.

	골프	테니스	소프트볼	하이킹	자전거 타기	댄싱	기타
당신은 필요한 지식이나 기술을 알고있는가?							
당신은 충분히 건강한가? · 유산소 신체건강 · 근력 · 유연성 · 균형감 · 협동심							
부상을 입을 위험이 상대적으로 낮은 편인가?							
장비를 갖추고 있는가?							
참가하는 비용을 지불할 능력이 되는가?							
스포츠의 사회적 측면을 즐길 수 있는가?							

어떤 사람들은 경쟁을 즐기고 스포츠는 경쟁의 건전한 방법이다. 하지만 다른 사람과 경쟁을 할 필요는 없다. 당신은 전반적인 신체 건강 프로그램의 일부로서 스포츠와 관계된 목표를 포함시키는 방법으로 자신과 경쟁할 수 있다.

많은 사람들은 기록 시간을 깨기 위해 노력하지 않고 도로 경주, 재미로 걷기, 또는 재미로 달리기에 참가한다. 그들의 목표는 친목을 다지고 경주를 끝내고, 티셔츠를 얻고, 그들의 성취감에 대해 만족을 느끼는 것이다. 다른 사람들은 자선사업 기금 모금을 위한 행사에 참여하기도 한다. 당신이 경쟁에 관심이 없어도 당신은 결국 승자가 될 수 있다.

개인 프로필

프랜, 81세

프랜은 유방암 연구를 지원하는 걷기 행사에 참여했다. 그녀는 70개 이상의 그룹에서 승자로 호명되었을 때 매우 놀랐다. 그녀는 그녀의 연령대에 속해있는 10명 이하의 사람들로 구성된 그룹에서 2등을 하였고, 10년이나 젊은 많은 참가자들을 제치고 경주를 마쳤다.

균형잡힌 신체 건강을 위한 모델 프로그램

9장에서 우리는 FITT계획을 따라 유산소 신체 건강을 위한 모델 프로그램을 제시하였다. 하지만 우리가 배웠듯이 유산소 신체 건강은 50대 이상인 사람들에게 유일하게 중요한 건강의 종류는 아니다. 나이가 들면서 근력과 근지구력, 균형감과 유연성은 유산소 신체건강 만큼 중요하거나 그보다 더 중요할지도 모른다. 다른 종류의 신체 건강은 당신의 몸이 계속 제 기능을 하고 독립적인 생활을 하도록 유지시켜 준다. 당신의 유산소 운동 프로그램에 근육과 관절 건강을 향상시키기 위한 운동을 더한다면 당신은 완벽히 균형잡힌 신체 건강 프로그램을 갖추게 된다.

〈표 10.2〉 전문가로부터 제안된 구조화된 운동의 종류들

유산소운동	근력 형성 운동	균형 운동	유연성 운동
걷기 수중 활동 헬스자전거 타기	근육운동 손으로 들 수 있는 기구를 이용한 근육운동 저항 고무 밴드 근육 운동 기계	"언제든지 어느 곳에서든" 균형 운동 변화를 준 근력 운동	스트레칭

앞서 소개된(표 10.2) 다양한 종류의 운동으로부터 당신이 선호하는 특정 운동을 선택하시오. 표 10.3에 균형 있는 신체 건강을 위한 우리의 모델 프로그램이 소개된다. 초반의 균형 신체 건강 프로그램은 다양한 종류의 운동의 빈도수(F)를 보여준다. 초반 프로그램은 3일간의 구조화된 유산소 운동과 이틀간의 근육 형성 운동으로 시작한다. 걷기가 당신이 선택한 유산소 운동이라고 가정하자. 10.3의 "기초" 부분을 보면 당신은 일주일에 3일 정도(월, 수, 금요일) 걷는 계획을 세우는 것이 좋을 것이라는 것을 알게 될 것이다. 당신은 9장에서 추천하고 있는 강도(I)와 시간(T)에 관한 지침을 따를 것이다. 화요일과 목요일에 당신은 각 주요 근육(엉덩이, 허벅지 앞쪽, 허벅지 뒤쪽, 장딴지, 어깨, 가슴, 등 윗부분, 등 아랫부분, 복부, 팔 윗부분의 뒤쪽, 팔 윗부분의 앞쪽)을 위한 근육 형성 운동을 이 장에서 추천하고 있는 강도와 시간을 따르면서 적어도 일주일에 하루는 할 것이다. 균형감을 향상시키는 것을 돕기 위해 근육 운동의 일부를 수정하는 것을 기억하라.

고급 프로그램은 일주일에 5일 정도 유산소 운동을 하고 3일 정도 근육 형성 운동을 하도록 처방한다. 대신에 당신은 일주일에 6일 근력 형성 운동을 할 수 있는데, 상체 근육 운동(어깨, 가슴, 등, 팔)은 이틀에 한번, 하체 근육 운동(엉덩이, 허벅지, 장딴지, 복부)은 다른 날 할 수 있다.

유산소 운동과 근력 형성 운동 후 운동의 마지막에 모든 주요 근육을 쿨다운(심한 운동 후 정리 운동으로 맥박 · 호흡 등을 서서히 정상으로 되돌리기)시키기 위해 유연성 운동(스트레칭)을 해야 한다. 엉덩이, 다리, 장딴지, 어깨, 등, 가슴, 그리고 팔 스트레칭 운동을 선택하시오. 발목, 손목, 손가락에 있는 근육은 작지만, 그 근육들

을 스트레칭 하는 것을 잊지 마시오.

매일 또는 거의 매일 하는 생활방식 신체활동은 두 프로그램의 기초가 되어야 한다. 스포츠, 레크레이션 활동, 그리고 레저 활동은 다양성을 더하기 위해 포함되거나 대체된 것이다.

〈표 10.3〉 균형 잡힌 신체 건강을 위한 모델 프로그램

요일	기초 프로그램	고급 프로그램	고급 대안 프로그램
일	생활방식 신체활동	유산소운동 스트레칭 생활방식 신체활동	유산소운동 스트레칭 생활방식 신체활동
월	유산소운동 스트레칭 생활방식 신체활동	유산소운동 스트레칭 생활방식 신체활동	유산소운동 스트레칭 근력 형성과 균형--하체 생활방식 신체활동
화	근력 형성 스트레칭 생활방식 신체활동	근력 형성 스트레칭 생활방식 신체활동	유산소운동 스트레칭 근력 형성--상체 생활방식 신체활동
수	유산소운동 스트레칭 생활방식 신체활동	유산소운동 스트레칭 생활방식 신체활동	유산소운동 스트레칭 근력 형성과 균형--하체 생활방식 신체활동
목	근력 형성 스트레칭 생활방식 신체활동	근력 형성 유산소운동 스트레칭 생활방식 신체활동	유산소운동 스트레칭 근력 형성--상체 생활방식 신체활동
금	유산소운동 스트레칭 생활방식 신체활동	유산소운동 스트레칭 생활방식 신체활동	유산소운동 스트레칭 근력 형성과 균형--하체 생활방식 신체활동
토	스트레칭 생활방식 신체활동	근력 형성 스트레칭 생활방식 신체활동	유산소운동 스트레칭 근력 형성--상체 생활방식 신체활동

개인 프로필

린다, 68세

린다는 3개월 전에 걷기 프로그램을 시작했다. 그녀는 일주일에 세 번 최대 30분 동안 빨리 걷기 운동을 해왔다. 그녀는 그녀의 신체 건강 프로그램을 넓히기로 결정하여 근력 형성 운동과 스트레칭을 포함시켰다. 그녀는 우리의 균형 잡힌 신체건강 모형 프로그램을 따라하면서 신체활동에 관해 그녀 자신과 계약을 맺었다. 월, 수, 금요일에 그녀는 그녀의 걷기 운동 프로그램을 계속하였고, 쿨다운 기간 동안 스트레칭을 포함 시켰다. 화요일과 목요일에 그녀는 손에 쥘 수 있는 역기나 신체 근육 운동을 활용하면서 근력 형성 운동을 했다. 그녀는 화요일과 목요일에 다른 종류의 스트레칭을 포함시켰다. 린다는 집안일을 하거나 걸어서 심부름 하는 것과 같은 생활방식 신체활동을 일주일 내내 포함시키려고 노력했다. 주말에는 구조화된 운동을 하는 대신 그녀는 레크레이션 활동이나 손주들과 놀아주기를 즐겼다. 린다는 다양성과 자신과의 계약은 그녀가 계속 의욕이 넘치게 유지해주도록 도와준다고 말한다.

정리

이제 당신은 50대 이상의 사람들이 균형 잡인 신체 건강의 중요한 모든 요소, 즉 유산소, 근력 형성, 균형, 유연성에 대해 알게 되었을 것이다. 당신은 또한 개인의 프로그램을 개발하기 위한 FITT 프로그램을 활용하는 방법을 알게 되었을 것이다. 당신이 이 모든 종류의 운동을 포함시킨다면 당신은 다양성을 절대 잃지 않을 것이다.

항상 당신에게 가장 중요한 신체활동의 이점을 마음속에 새겨 두시오. 당신이 몇 주동안 운동을 멈춰야 한다면 당신이 다시 운동을 시작 했을 때 당신은 이전에 해왔던 정도의 절반 정도만 운동을 하시오.

이 장의 체크리스트

다음은 당신이 이 장에서 배운 것들을 당신의 일상에 적용할 수 있는 방법들이다. 다음 며칠, 몇 주 동안 이 활동들 중 가능한 많은 것을 하도록 노력해 보라.

- □ 당신이 어떤 근력 형성 기구 사용을 선호하는지(손에 쥘 수 있는 역기, 저항 고무 밴드, 근육 운동 장비) 결정하시오. 물론 당신은 당신이 원한다면 기구들을

결합하여 사용할 수 있다. 당신은 아마도 체중에 따라 제공되는 저항 고무 밴드로 시작해야 할지도 모른다. 당신은 저항력을 기르기 위해 기구를 나중에 사용할 수 있다.

- □ 이 장에서 소개한 근력 형성운동과 균형 운동, 그리고 스트레칭을 복습하시오. 각 주요 근육을 위한 한 가지의 근력 및 균형 운동을 선택하시오. 각 근육을 위한 한 가지 스트레칭을 선택하시오.
- □ 당신의 요구를 충족시키기 위한 프로그램을 계획하기 위해 균형 잡힌 신체건강을 위한 모형 프로그램을 활용하시오. 운동에 관한 자신과의 계약서에 당신이 매일 할 운동을 정확히 적으시오.
- □ 운동에 관한 자신과의 계약서에 당신이 매일 할 운동을 정확히 적으시오. 당신이 실천한 모든 신체활동에 대한 일지를 적고 규칙적으로 복습하시오.

필요한 만큼 앞에서 제시한 기술들을 다시 읽어 보시오:

- □ 신체활동을 하는 시간을 정하는데 어려움이 있는가? 4장을 보시오.
- □ 어떤 종류의 신체활동을 해야 하는지 확신이 서지 않는가? 6장과 7장을 보시오.
- □ 다른 사람들이 활동적인 상태를 유지하기 위한 당신의 노력을 방해하는가? 8장을 보시오.
- □ 더욱 활동적인 사람이 되기 위한 초점을 잃었는가? 목표를 세우고 자신에게 보상을 주는 것에 관한 정보는 5장을 보시오.
- □ 당신의 신체활동 순서에 점점 지루해 지고 있는가? 9장과 10장을 보시오.

Chapter 11

공백기와 스트레스 관리를 통해 배우기

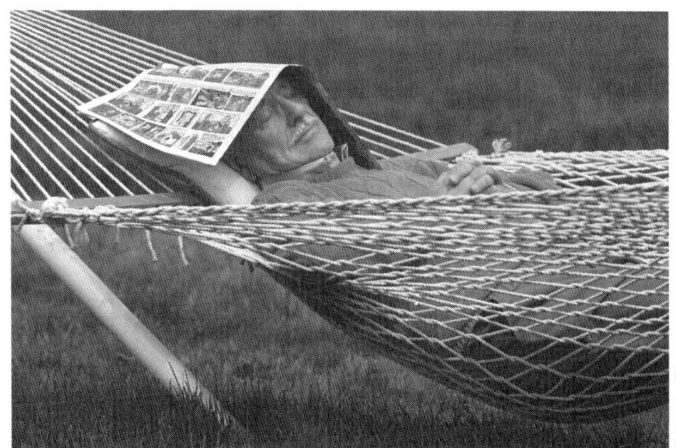

© Photodisc

이 장에서는

- □ 각각의 다른 상황에서 활동성을 유지할 수 있도록 자신감을 평가하기
- □ 50세 이상의 사람들에게 공백기가 생기는 보편적인 이유들 살펴보기
- □ 배움의 기회로서 공백기를 평가하기
- □ 제자리로 빨리 돌아올 수 있는 방법 배우기
- □ 미래에 생길 공백기를 예방하는 방법 알기
- □ 스트레스를 관리하기 위한 신체적 활동 사용 방법

노화혁명 길라잡이라는 책의 목적은 당신이 앞으로의 일생 동안 활동적인 상태를 유지할 수 있는 방법을 배울 수 있도록 돕는 것이다. 하지만 운동 프로그램을 시작하는 사람이라면 언젠가는 활동적 상태 유지에 어려움을 겪게 된다. 실패하는 것을 피하고 다시 정상적으로 돌리는 것은 평생 동안의 도전이다. 일반적인 문제를 다루거나 공백기를 예방하는데 주의를 기울이지 않는다면 우리는 같은 실수를 반복할 수도 있을 것이다.

이용할 만한 연구 뉴스 *Research News You Can Use*

질문: 공백기와 그 재발생은 얼마나 자주 일어나는가?

답변: 7,135명의 YMCA 회원들을 대상으로 한 연구에 따르면, 81퍼센트의 사람들이 최소한 일 년에 한 번의 공백기를 가진다고 한다. 이 연구에서의 공백기란 연달아 7일 동안 YMCA활동을 하지 않는 것으로 정의 내렸다. 평균 연간 공백기는 4.8회로 나타났다. 공백기의 평균 기간은 36일이었다. 또 다른 연구에 따르면, 40퍼센트의 주기적인 운동자들은 한 번 혹은 그 이상의 공백기 재발생을 겪는다고 한다. 이 연구에서의 공백기 재 발생은 최소 3개월 이상 운동을 하지 않는 것으로 정의한다(Marcus et al. 2000).

이 뉴스를 어떻게 활용할 수 있나: 운동의 공백기는 분명히 일어난다. 당신이 7일 동안 운동을 안 한다면, 무엇 때문에 운동을 하지 않고 있는지 생각해 보라. 공백기의 기간을 줄이려고 노력하라. 가능한 한 빨리 다시 운동을 시작하라. 공백기를 변명거리 삼아 운동을 전혀 하지 않는 상태가 되지 않도록 한다.

운동 중에 공백기를 겪는 것은 정상이다. 여러분은 공백기를 통해 다시 같은 실수를 반복하지 않으며, 올바른 노선으로 돌아오기 위한 방법을 제시하는 교육적 경험으로 이용할 수 있다. 이번 장에서는 그 방법에 대해 논할 것이다.

활동적 상태 유지를 위한 당신의 자신감

강한 자신감은 미래의 성공에 대한 좋은 예측변수이다. 당신의 자신감의 정도는 과거의 행동 방법 보다 훨씬 더 나은 예측변수가 될 수 있다. 다시 말해서, 당신이 활동적 상태를 유지할 수 있다고 생각하면, 당신이 그렇게 할 것이라고 예상된다는 것이다. 한 연구결과에 따르면 일반적인 자신감과 활동적 상태와 관련된 자신감은 운동의 시작 및 상태 유지에 각각 다른 역할을 보인다고 한다. 운동에 대한 자신감 있는 느낌은 새로운 습관을 받아들이는데 있어서 가장 중요했다. 일반적인 자신감은 더 긴 기간 동안 적극적 상태로 유지해온 사람들에게 가장 중요했다(McAuley 1992).

당신에게 문제가 되는 상황을 확인하기 위해 11.1번 Action Box의 내용을 기입하라. 이런 문제들을 해결하는데 도움이 될 만한 조언을 살펴보라.

Action Box 11.1 당신은 얼마나 자신감 있는가?

제시된 상황들은 당신이 활동적인 상태를 유지할 수 없게끔 유도하는 상황들이다. 당신에게 문제가 될 만한 다른 요소들을 첨가해 보라. 자신감 수치를 활동적인 상태유지에 대한 자신감의 척도로 활용하라. 자신감 수치가 50 이하인 상황에 대해서는 그에 맞는 계획을 세우라. 잠정적으로 문제가 될 것 같지 않은 상황이라면 수치 입력 칸에 ""NA(해당사항 없음)"" 이라고 쓰라. 6개월 이상 주기적으로 활동적 상태를 유지해 온 사람들은, 보통 이러한 항목 대부분에서 높은 수치를 보인다.

자신감등급										
전혀 자신이 없다				어느 정도 자신 있다				매우 자신 있다		
0	10	20	30	40	50	60	70	80	90	100

활동적 상태 유지를 어렵게 하는 상황들	자신감 수치
함께 운동하는 동료가 운동에 나오지 않았다.	
당신의 배우자가 아프다.	
날씨가 매우 춥거나 매우 더우며 습하다.	
꽃가루가 많이 날리며, 당신은 알러지가 있다.	
비가 온다.	
당신은 발목을 접질렸고, 일주일 동안 목발을 짚고 다녀야 한다.	
당신은 업무상의 출장으로 다른 지역에 다녀와야 한다.	
기분이 안 좋다.	
지난밤에 너무 늦게 잠자리에 들었고, 오늘 늦잠을 잤다.	
당신의 운동복이 더러운 상태이다.	
당신은 큰 수술을 받았다.	
지금 하고 있는 운동에 질려 버렸다.	

활동적 상태 유지법

때때로 당신은 신체적으로 활동적인 상태를 유지할 수 없게 하는 장애물에 맞닥뜨리게 될 것이다. 신체활동 중 발생하는 여러 가지 일반적인 장애물과 그것을 극복하기 위한 대처법을 알아보자.

부상 당할 경우

당신이 절대 다치지 않게 하기 위해서는 아예 활동적인 운동을 하지 않는 것이 유일한 방법이다. 부상당하는 것을 일부러 계획할 수는 없지만, 때때로 소소한 불편 정도는 예상할 수 있다. 아래 내용은 부상당했을 때 활동적 상태를 유지할 수 있는 방법들이다.

- 신체의 특정 부위를 삐거나 팔 다리 관절이 접질렸을 경우, 경미한 부상을 치료하는 네 가지 단계를 따르라(RICE). 또한 아세트아미노펜(해열 · 진통제), 이부프로펜(소염 · 진통제), 아스피린, 혹은 여타의 처방전 없이 살 수 있는 가벼운 진통제를 이용할 수 있다. 부상이나 통증이 나아지면 운동으로 복귀하라.
- 원래 하고 있던 운동량보다 가벼운 운동을 하면서 부상의 상태가 나아지는지 살핀다.
- 부상 부위에 무리를 주지 않는 다른 운동을 찾아본다. 만약 허리 통증 때문에 골프 스윙을 할 수 없거나 팔꿈치 때문에 테니스를 칠 수 없다면, 집 주변이나 공원을 따라 걷는 것을 고려하라. 걷기나 사이클링, 혹은 가벼운 근육운동기구로 근력운동하기, 수영 등을 시도하라.
- 부상 부위를 보호할 수 있도록 운동을 변형하라. 예를 들어, 당신이 수영을 하고 있고 어깨에 활액낭염이 발생했다면, 물속에서 발갈퀴나 킥보드를 이용하여 다리와 발만으로 움직이도록 한다.
- 계속해서 운동을 위한 시간을 따로 만들어라. 운동할 수 있는 시간이 있다면, 부상당했을지라도 그 시간을 지켜라.

질병에 걸릴 경우

질병은 운동 프로그램에 지장을 줄 수 있다. 아픈 정도는 가벼운 목감기에서부터 심장발작과 같은 심각한 경우까지 다양하다. 신체 단련을 중단해야 할 만큼의 심각한 질병의 기준은 어느 정도일까? 뚜렷한 기준이 있는 경우는 흔치 않다. 일반 상식과 원칙을 안내서로 삼아 보자. 특별한 건강 문제를 가진 사람들을 대상으로 하는 신체 단련 지침이 3장에 나와 있다.

RICE 경미한 부상 치료법

R – rest(휴식): 부상을 입은 부위를 가능한 한 사용하지 않는다. 필요한 휴식의 정도는 부상의 경중에 따라 달라진다. 대부분 경미한 부상을 입더라도 강도를 줄인 운동을 계속할 수 있다.

I – ice(얼음): 부상을 입은 후 가능한 한 빨리 부상 부위에 얼음찜질을 하라. 얼음은 붓기, 출혈, 염증, 통증을 줄여준다. 그러나 피부에 바로 얼음을 데지 말라. 얼음이나 아이스팩을 천에 싸서 사용하라. 얼음찜질의 일반적 주기는 20-30분 정도이고 30분 이상 얼음찜질을 하지 않아야 한다. 이 과정을 하루에 3번 반복한다.

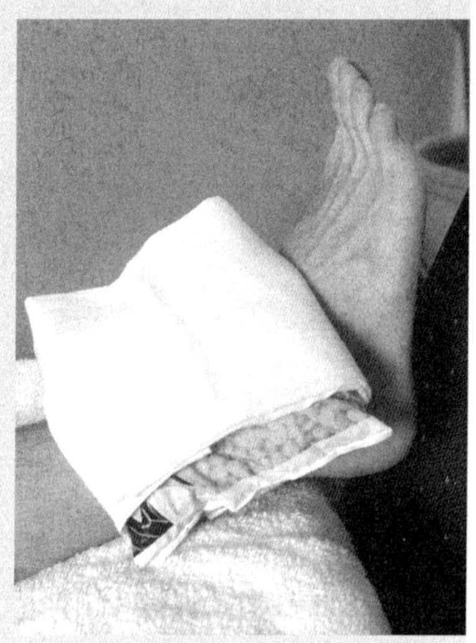

냉동실의 냉동채소는 손쉽고 빠르게 아이스팩으로 쓸 수 있다.

C – compression(압박): 얼음으로 적당한 압력을 가해 주면 붓기를 줄이는 데 도움이 된다. 탄성붕대를 감아 압박해 주라. 붕대를 감을 때는 일정하게 고루 압력을 줄 수 있도록 한다. 혈액순환을 방해할 정도로 붕대를 너무 강하게 감지 않아야 한다. 붓기가 심각할 경우, 30분마다 붕대를 풀어 주고 다시 감아라.

E – elevation(들어 올림): 처음에는 붓기가 빠질 때까지, 잠 잘 동안에도 심장과 같은 높이로 부상 부위를 들어 올려놓는다. 중력이 피와 수액이 고이는 것을 방지하고, 혈액순환을 원활히 하며, 붓기가 빠지는 것을 돕는다.

■ 언제나 몸 상태에 신경 쓰라. 감기 때문에 열은 없지만 머리가 무지근하다면, 가벼운 운동이 몸을 나아지게 할 것이다. 하지만 가벼운 감기가 걸렸는데 야외에서 걷거나 몸이 몹시 피로할 경우, 혹은 몇 분 동안 걸었을 뿐인데 상태가 악화된다면, 운동을 중단하고 집으로 돌아가라. 몸이 나아질 때까지는 가벼운 운동으로 대체하고, 점차적으로 원래 운동 강도로 되돌려 가라.

■ 열이 있거나, 독감으로 인한 근육통 등, 목 아래로 통증이 있다면 절대 운동을 해서는 안 된다. 몸속의 에너지를 체력 회복을 위한 질병과의 대항에 곧바로 사용해야 하기 때문이다. 다시 운동을 하려면 적어도 48시간 이상 열이 나지 않아야 한다. 체력이 회복되는 속도에 맞게 천천히 본래 운동량으로 되돌려라. 운동량을 증가시키기 시작할 때 유용하게 쓰였던 단계별 과정을 반복하여 따르도록 하라.

■ 운동 중 발생하는 통증, 압박감, 또는 숨이 차오르는 느낌을 절대 무시하지 마라. 특히, 턱, 어깨, 팔에서 느껴지는 통증이나 압박감에 신경을 곤두세워야 한다. 37쪽의 표 1.4를 보면 운동 중 일어날 수 있는 정상적, 비정상적 증상이 나타나 있다. 운동 중에 특히 휴식을 취하거나 운동을 하지 않을 때는 나타나지 않는 증상이 발견되면, 즉시 전문의의 진료를 받으라.

■ 질병이 있기 전의 운동량으로 단번에 돌아가려 하지 말라. 질병으로 인해 며칠 동안 혹은 더 긴 기간 동안 운동을 하지 않은 상태라면, 당신의 건강은 상당히 나빠져 있을 것이다. 운동을 하지 않는 기간이 길어질수록, 건강의 상태는 나빠진다. 운동을 다시 시작할 때에는 운동 프로그램의 강도를 낮춰야 한다. 긍정적인 태도를 유지하고 좌절감에 빠지지 말라. 운동 목표에 대한 자신감과 꾸준한 성실성을 가진다면, 당신은 다시 시작할 수 있다. 얼마 후에는, 이전의 수준만큼, 혹은 더 나은 수준의 건강한 체력으로 돌아가게 될 것이다.

호기심 해결사 *Myth Buster*

호기심: 심장마비는 남성들의 질병이다.

사 실: 심장 발작은 50대 이전의 여성들에 비해 같은 연령대의 남성들에게 더 많이 발생한다. 의사들의 이야기에 따르면 폐경기 이전까지의 여성들은 여성 호르몬인 에스트로겐에 의해 보호받는다는 것이다. 하지만 폐경기가 오면, 여성의 심장 발작 발생의 확률은 높아지기 시작한다. 65세에 이르면, 여성의 심장발작 발생 가능성은 남성의 경우와 비슷한 수준에 이른다. 결국에는, 전 세계를 아울러 여성의 사망 원인 중 제1위가 바로 심장발작인 것이다. 미국의 경우, 유방암으로 사망한 인구수보다 6배에 달하는 여성이 심장 발작으로 인한 사망에 이른다. 남성이 심장 발작으로 사망하는 수보다 여성에게 심장 발작이 일어나거나, 혹은 두 번째로 치명적인 발작을 일으킬 확률이 두 배 더 높은 것이다. 이러한 차이는 경고 신호가 종종 묻혀버리거나 오진되는 경우가 있기 때문에 발생한다. 여성들은 자신에게는 심장 발작이 발생하지 않을 거라는 안일한 생각을 가져서는 안 된다.

개인 프로필

프랭크, 나이 69세

프랭크의 주기적인 운동 프로그램은 집 근처를 45분 동안 걷는 것이다. 그는 이 프로그램을 몇 년 동안 거의 매일 해 오고 있다. 불행히도, 프랭크는 폐렴에 걸렸고 5일 동안 병원에 입원하게 되었다. 입원 중, 간호사들은 하루에 몇 분 동안이라도 침대에서 일어나 있어야 한다고 주장했다. 병원에서 퇴원했을 때, 그는 매일 침대에서 일어나 집 안을 돌아다니며 집 안일을 하는 노력을 보였다. 그의 아내는 직장을 다녔기 때문에 그는 스스로 점심을 준비하고, 우편을 가지러 우편함으로 나가는 한편, 빨래를 하기도 했다. 2주 후, 그는 한 번에 10분 동안, 아주 느린 속도로 걷는 운동을 다시 하기 시작했다. 첫 날에 그는 5분 동안 걸었을 뿐인데, 멈춰 서서 휴식을 취해야만 했다. 하지만 그는 점차적으로 걷는 운동의 시간을 늘려갔다. 프랭크가 45분 동안 한 번도 쉬지 않고 걸을 수 있기까지는 약 두 달의 시간이 필요했다. 그는 체력과 지구력이 다시 돌아온 것에 매우 기뻐하며, 다시 찾은 규칙적인 일상을 즐기고 있다.

호기심 해결사 *Myth Buster*

호기심: 의사들은 질병을 치유했거나 수술을 한 환자에게, 침대에 누워 안정을 취하고 운동을 하지 않는 것을 권장한다.

사 실: 이는 잘못된 것으로 판명되었다. 많은 경우에서, 침대에서의 요양은 이전 상태의 신체적 활동 회복을 지연시킨다. 침대에서 화장실까지 걸어가는 것과 같은 가벼운 활동부터 시작하는 것이 회복 단계에서 아주 중요한 부분을 차지한다. 가벼운 활동은 큰 수술을 받은 후에라도 권장한다. 질병치료나 수술 후 어느 강도의 운동이 적합한지는 언제나 담당 의사와 상의하라. 특정한 유형의 신체활동은 수술한 절개 부위의 회복을 방해할 수도 있다.

가족 부양의 책임감이 운동을 방해할 경우

가끔씩, 가족 부양의 책임감이 당신의 운동 프로그램에 걸림돌이 될 것이다. 이 책임감은 연령대에 따라 다르게 나타난다. 당신의 나이가 많아졌을 경우에도 이러한 책임감은 계속해서 영향을 주게 된다.

- 자신의 운동 프로그램 때문에 가족 부양의 책임감을 등한시 하지 마라. 하지만 자신의 건강을 돌보는 것이 중요하다는 사실 또한 기억해야 한다. 자신의 몸을 돌보지 않으면, 다른 이를 도와줄 수 없기 때문이다.
- 자신만을 위한 일정한 시간을 확보하라.
- 필요하다면 다른 가족원에게 도움을 요청하라.
- 전문 시식이나 지역 복지 센터의 도움을 살펴보라.
- 당신의 배우자나 동료를 운동에 참여할 수 있도록 초대하라. 활동적 운동을 함께 하는 것은 의사소통에 가장 좋은 방법이 될 수 있다. 사람들과 함께 걸으면, 파트너의 고민이나 최근의 일들에 대해 어렵지 않게 들을 수 있다. 파트너가 운동을 처음 시작하는 경우라면 운동의 강도를 좀 낮춰야 할 것이다.

사회 활동이 당신의 활동적 운동을 방해할 경우

여가시간을 보낼 때, 당신은 아마 친구들과 함께 하고 싶을 것이다. 당신은 친구와 공연이나 야구 경기를 보러 갈 수도 있을 것이고, 또는 카드 게임을 할 수도 있다. 이런 활동들은 자극적이고 흥미를 유발할 수는 있지만, 신체활동에 도움이 되지는 않는다. 활동적인 운동상태를 유지하기 위해 아래의 방법들을 참고하라.

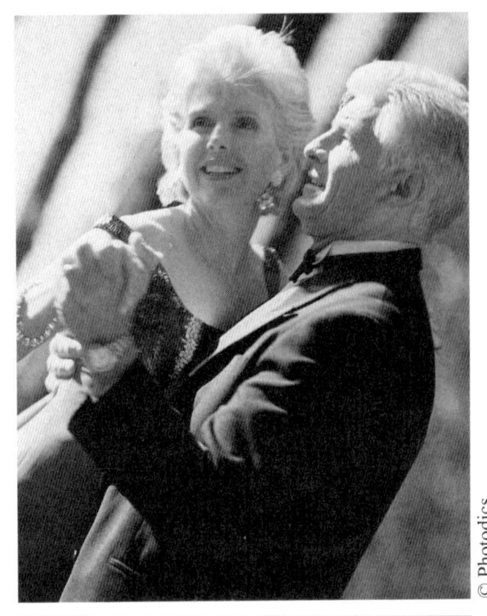

사교댄스와 같이, 사회활동과 신체적 활동을 결합하라.

- 친구와 함께 즐길 수 있는 좀 더 활동적인 취미를 찾아보라. 댄스, 하이킹, 자전거 타기, 들새 관찰하기, 골프, 낚시 등 전통적인 스포츠는 모두 사회적 활동과 신체활동을 겸할 수 있는 좋은 예이다. 당신은 또한 운동을 좋아하는 새로운 친구를 사귈 수도 있을 것이다.
- 당신이 활동적인 운동을 하지 않는 것을 걱정하고, 언제나 활동적으로 운동하기 위해 노력한다는 사실을 친구들에게 알려라. 그렇게 하면 많은 친구들이 당신의 노력에 동참하고 싶어 할 것이다.
- 운동을 활동적으로 하기 위해 친구들과 소원하거나, 당신이 좋아하는 다른 활동을 포기하지 마라. 동시에, 활동적이지 못한 친구가 당신의 노력을 방해하지 못하게 하라.

직장이 운동에 방해가 될 경우

당신의 일이나 봉사활동이 활동적인 운동에 방해가 될 수 있다. 그럴 때는, 아래의 차선책을 염두해 보라.

- 직장에서 일하기 전에 운동을 먼저 하라. 하루 일과를 위해 옷을 챙겨 입기 전에 운동하는 사람이 가장 일반적인 예이다. 하루의 시간 동안, 예상하지 못한 변수들은 아침보다는 저녁 때 더 많이 생긴다. 아침에 운동을 함으로써, 더 이

상 운동에 신경 쓰지 않아도 되는 것이다. 당신은 활기 넘치고 준비된 마음으로 하루 일과를 맞이하게 된다.

- 간결한 운동을 일과 중 계획하지 않았던 시간에 해 보라. 2~3시간 마다 한 번씩 5분 동안 걷기 운동을 해 보라.

건물을 따라 걷거나, 건물 안의 계단을 오르기도 하고, 혹은 단순하게 복도까지 활기차게 걸어갔다가 돌아오는 것도 좋다. 이러한 단시간의 운동이 당신의 업무에 지장을 주지는 않을 것이다. 오히려 당신은 이런 운동을 통해 기분이 나아지고 집중력이 향상되는 것을 느끼게 될 것이다.

- 직장에서의 운동계획을 만듦으로써, 게으른 업무 습관을 버려라. 사무실 주변의 공원을 찾아서 15~20분 정도 동료들과 가벼운 산책을 해 보자. 프로젝트를 맡거나 다른 이들을 관리해야 한다면, 그들의 사무실이나 현장으로 걸어서 가도록 한다.

여행을 해야 한다면

일반적인 여행 또는 업무상의 출장 중 당신의 신체활동을 높일 수 있는 가능성은 여러 가지가 있다. 아래는 그 중 일부이다.

- 수영장이나 운동시설을 갖춘 호텔을 예약한다. 적당한 가격대의 호텔 중, 많은 곳이 유산소운동 기구를 갖춘 소규모의 휘트니스 룸을 구비하고 있다. 어떤 곳은 텔레비전이 있는 곳도 있기에, 운동을 하면서도 그 날의 뉴스를 놓치지 않을 수 있다.
- 비행기를 기다리는 시간 동안, 운동화를 꺼내 놓은 후, 짐을 체크인 하거나 사물함에 넣어 둔다. 그리고 공항 터미널에서 잠시 걷는 운동을 하라.
- 호텔에 주변 공원이나 산책로에 대한 정보를 요청하라. 몇몇 호텔은 산책이나 조깅할 수 있는 장소가 포함된 지도를 제공해 주기도 한다. 아침식사 전에 간단히 산책을 하라. 아침 일찍 운동을 하면 당신을 활기차고 하루 일과에 준비된 상태가 될 것이다.

- 약속 장소로 갈 때 택시를 타기 보다는 걸어서 가라. 일과 중 단 몇 분이라도 운동할 수 있는 시간을 만들어라. 점심식사 전이나 후 가벼운 산책을 하면, 정신이 맑아지고, 그 날의 업무에 훨씬 더 생산적인 결과를 얻을 수 있을 것이다.
- 업무가 끝나고 나서 운동해 보라. 호텔 방으로 돌아가기 전이나 저녁 식사를 하러 나갈 때에 산책을 하라. 당신은 훨씬 기분이 좋아질 것이다.

당신이 휴가 중일 경우

나이가 많은 성인들에게는, 은퇴 후 여행하고 싶어 하는 욕심이 운동 프로그램을 계속하게 되는 동기가 된다. 운동을 안해서 체력이 약화되거나 건강에 문제가 생긴다면 온전히 여행을 즐길 수 없다. 아래의 내용들은 휴가 중 활동적인 운동을 지속하고, 공백기를 방지하는 법을 보여준다.

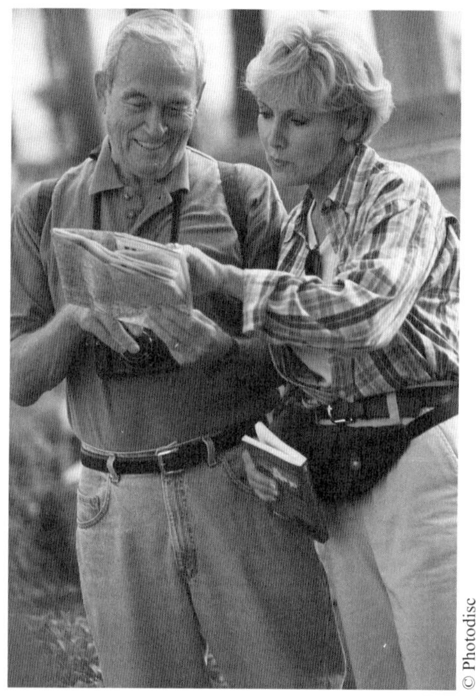

은퇴 후 여행을 즐기고 싶다면 활동적으로 운동하라.

- 당신이 해 보지 않았던 활동적인 운동을 시도해 보라.
- 걸으면서 경치와 소리들을 감상해 보라. 수많은 관광 도시들이 걸어서 할 수 있는 투어를 제공한다.
- 공원과 박물관으로 걸어가 보라. 관광객 버스를 타는 것은 피하라. 걸을 수 있는데 왜 차를 타고 다니는가?
- 걷거나 자전거를 타면서 즐길 수 있는 시간을 계획하라. 시드니, 샌프란시스코, 시카고, 오타와와 같은 도시들에는 걷거나 자전거를 탈 수 있는 강가나 해안가, 혹은 호숫가들이 많다.

- 생태 관광을 해 보라. 즐길 만한 활동을 하나 찾아라. 낚시, 사냥, 들새 관찰하기, 말 타기, 카누 타기, 자전거 타기 등은 일상생활을 벗어나 휴식을 취할 때 활동적인 운동을 할 수 있는 것들이다.
- 유람선여행을 할 때 활동적으로 움직여라. 유람선 여행은 산해진미와 함께하는 경험이라고 알려져 있다. 휴가가 끝나고 집에 돌아올 때, 기념품뿐만 아니라 체중을 더 늘려 오고 싶지 않다면 활동적으로 움직여라. 갑판 위를 걷거나, 운동시설을 이용하기도 하고, 엘리베이터 대신 계단을 이용하거나 댄스교실에 참여해 보라. 스노클링, 하이킹, 자전거 타기, 카약 타기 등의 활동이 포함된 일일 관광을 찾아보라. 택시나 버스를 타고 관광하는 비용을 줄이고 걸으면서 관광해 보라. 기념품을 사기 위한 쇼핑도 운동에 포함 된다.

당신은 알고 있는가? *Do you know?*

고도가 높은 곳으로 여행을 갈 경우, 고산병에 주의하라. 개개인에 따라 고산병에 적응하는 정도는 다양하고, 매우 건장한 사람인 경우에도 고산병이 발생할 수 있다. 심장질환이나 폐질환이 있는 사람들은 5,000피트(1,500미터) 이상의 고도에서 심각한 문제를 일으킬 수 있다. 고산병의 대표적인 증상은 다음과 같다.

- 숨이 가빠짐.
- 두통
- 어지럼증
- 메스꺼움
- 불면증

심하게 숨이 차오르면, 가능한 한 빨리 고도가 낮은 곳으로 내려가라. 증상이 사라지지 않으면, 의사의 도움을 받아라. 보통, 숨이 차는 가벼운 증상은 하루 이틀 안에 사라진다. 고도가 높은 곳에 적응하면서 고산병을 예방하려면, 활동의 강도를 줄이고 적당한 휴식을 취하며, 음주를 삼가라.

위험도가 높은 상황

당신은 활동적이지 않을 시 발생할 수 있는, 위험도가 높은 상황에 대처하는 법을 배울 수 있다. 미리 생각하고 계획하는 것이 결정적이다. 운동을 하지 않도록 유도하는 상황에 맞닥뜨리게 되면 즉시 그 상황을 확인하도록 하라. 앞 장의 자신감 수치를 살펴보라. 활동적인 상태유지를 위한 방법을 상기하라. 위험도가 높은 상황을 경험하고 나면, 활동 표 11.2를 활용하여 그 문제에 어떻게 대처했는지 평가하라. 여러 가지 예문이, 다른 사람들이 운동 계획을 방해하는 상황을 해결했는지 보여줄 것이다.

Action Box 11.2 위험도 높은 상황 평가하기

지난 몇 주 동안 위험도 높은 상황에서 어떤 일이 있었는지 묘사하라.

상황 발생 전에는? ______________________________

____

상황 발생 중에는? ______________________________

____

상황 발생 후에는? ______________________________

____

결국, 당신은 얼마나 위험 상황을 잘 처리했는가? 1에서 5까지 성공률을 점수로 평가하라.

전혀 잘 처리하지 못함				잘 처리함
1	2	3	4	5

상황을 성공적으로 처리했다고 생각한다면(3점 이상), 성공의 주요 요인이 무엇이었는가?

____

상황을 성공적으로 처리하지 못했다고 생각한다면(3점 미만), 다음 상황이 발생할 때 어떤 면을 다르게 대처해야 할까? ______________________________

____

상황 발생 전에는? ______________________________

____

상황 발생 중에는? ______________________________

____

상황 발생 후에는? ______________________________

____

개인 프로필

짐, 58세

상황 발생 전? 짐은 이틀 전 사무실에서 늦게까지 일했고 귀가도 늦어졌다. 그는 생각이 많았기 때문에 쉽게 잠들지 못했다. 업무상의 문제로 고민하다가 밤에 몇 번씩이나 잠에서 깼다. 왜냐하면 그는 보통 아침에 운동을 하는데, 운동복 가방은 이미 준비해 뒀고 직장에서 입을 옷은 펴뒀기 때문이다.

상황 발생 중? 오전 6시에 자명종이 울렸을 때, 그는 매우 피곤해서, 운동하러 일어나지 않고 시간 연장 버튼을 누르고 한 시간쯤 더 자고 싶은 마음이 들었다. 그는 운동복 가방이 이미 준비되어 있다는 것을 기억해 냈다. 그는 운동을 하지 않을 만한 변명거리를 찾을 수 없었다. 짐은 운동을 통해 그가 또 다시 시작될 피곤한 하루에 대처할 수 있도록 활기찬 느낌을 받을 것을 알고 있었다. 그는 문제 해결책을 생각하는 동안 운동용 고정 자전거를 타는 것이 좋겠다는 생각이 들었다. 자명종을 끄고 그는 천천히 침대에서 나왔다. 몇 분 안에, 그는 헬스클럽으로 향했다.

상황 발생 후? 짐은 평소에 하던 아침운동을 했고, 그 사실에 아주 만족했다. 몸에 힘이 넘칠뿐만 아니라 그는 자신의 행동을 스스로 조절했고 어제부터 생각에 잠겼던 업무와 관련된 문제에도 자신감을 느꼈다. 그는 또한, 지난밤처럼 잠이 안 올 때를 대비해 숙면을 유도하도록 긴장완화 기법에 대해 연습했다. 결과적으로, 그는 이번 상황 대처 평가표에 4+라고 평가했다.

짐의 성공 요인은 신호에 대한 그의 관리능력이다. 왜냐하면 운동복 가방은 이미 준비되어 있었고, 그는 피곤함에도 불구하고 평상 시 계획을 그대로 따랐기 때문이다. 만약 가방을 준비하는 것을 잊고 있었더라면, 아침에 다시 잠자리로 돌아가기가 쉬웠을 것이다. 그는 또한 수면을 취하기보다는 운동을 하면 활력이 넘치게 될 것이라고 생각을 바꿨고, 그 시간을 문제 해결에 사용할 수 있었다.

데비, 70세

상황 발생 전? 데비는 혼자 산다. 그녀는 거의 매일 저녁 식사 전에 30분 간 집 주변을 걷는다. 어제는 비가 내려서 운동을 하지 못했기 때문에 그녀는 오늘 의욕에 넘쳐 있다. 데비가 막 집 문을 나서려는 찰나에, 외식하러 나가지 않겠냐는 친구의 목소리가 들려왔다.

상황 발생 중? 데비는 저녁 식사로 무엇을 먹을지 아직 정하지도 않았고 준비하지도 않았기에 친구와 외식하러 나갈 수도 있었다. 친구에게 산책하러 같이 가자는 제안을 해 보았지만, 친구는 거절했다. 또한 친구는 어두울 때 나가고 싶지 않으니 지금 가자고 말했다. 그리 활동적이지 않은 이 친구는 한 번쯤 산책을 하지 않는 건 그리 문제되지 않을 거라고 말했다. 나중에 해도 된다고 말이다. "우리 우정이 중요하지 않은 거니?"라고 친구가 물었다. 데비는 친구를 실망시키고 싶지 않았기 때문에 산책 가는 것을 포기하고 친구와 외식하러 나갔다.

상황 발생 후? 집으로 돌아왔을 때, 데비는 과식한 것 때문에 몸이 둔하게 느껴졌다. 그녀는 책을 좀 읽다가 잠자리에 들었다. 친구와의 시간이 즐겁긴 했지만, 그녀는 오늘 걷기 운동을 못했기 때문에 기분이 좋지 않았다. 그녀는 상황대처 평가표에 오늘의 수치를 2로 책정했다.

데비는 상황과 관련된 신호를 평가했고 앞으로 생길 비슷한 상황에 대한 해결책을 몇 가지 발견했다.

상황 발생 전? 데비는 일상의 생활 속에서 최대한 생활 습관을 연관시킬 수 있는 운동을 찾아볼 수 있다. 하루 종일에 걸쳐 그녀가 짧은 시간 동안에라도 운동을 할 수 있다면, 그녀는 걷기 운동을 못 하게 되는 상황이 생기더라도 기분이 나빠지지 않을 것이다. 또한, 데비는 쇼핑 몰과 같이 궂은 날씨에도 운동을 할 수 있는 차선의 장소를 찾아볼 수 있다. 데비는 그녀에게 요구해 오는 사람들에게 답변하는 연습을 할 수도 있고, 그녀의 목표를 방해하는 사람들에게 해 줄 말을 준비해 놓을 수도 있다. 데비에게 활동적인 친구가 아무도 없다면, 그녀의 활동적인 생활습관을 함께 나눌 수 있는 새로운 친구를 사귈 수도 있다(반대론자들은 피하는 것이 좋으며, 새로운 습관을 받아들일 때 당신의 가치관을 공유할 수 있는 사람들과 어울리도록 하라).
상황 발생 중? 데비는 이렇게 말할 수 있다. "당연히 너의 우정이 내게 중요하지, 하지만 내게는 운동하는 것도 정말 중요한 일이야. 이번에는 너와 함께 가겠지만, 이 다음에는 내가 외식하러 가기 전에 운동할 수 있도록 좀 더 일찍 알려줘." 그렇지 않다면, 그녀는 "물론 너의 우정이 내겐 정말 중요해. 하지만 운동하는 것도 내겐 정말 중요해. 초대해줘서 고맙지만 이번에는 같이 못 가겠다. 우리 둘 다 시간 괜찮을 때 다시 만나도록 하자."
상황 발생 후? 데비가 사람들의 요구에 동의한다면 그녀는 그녀의 결정에 만족할 것이고, 식이요법을 정할 것이며, 운동을 위한 다른 시간을 계획하고, 그날의 저녁을 즐길 것이다.

잠자리에 들기 전에 스트레칭 비디오를 보면서 운동하기엔 너무 늦었을까? 데비가 외식 제의를 거절한다면, 그녀는 운동을 즐겨야 할 것이다. 며칠 이내로, 그녀는 친구를 초대해 같이 걷기 운동을 하거나 벼룩시장에서 쇼핑하기, 미술관 방문하기 등, 운동할 수 있는 다른 야외 활동을 할 수도 있을 것이다.

정상으로 되돌리기

이 책의 앞쪽에 소개된 과정 변화 단계를 기억하는가? 변화는 직선형이 아니라는 것을 기억해 보라. 사람들은 앞으로 행군하거나 계단식으로 전 단계에서 다음 단계로 차례차례 변화하지 않는다. "두 발 앞으로 가면 한 발 뒤로 물러선다."라는 말이 변화의 모습을 정확히 표현해 준다. 이러한 경향은 정상적이고 자연스러운 것이다. 이상적으로, 당신이 운동에 공백기를 가진다면(당신은 반드시 그럴 것이다!), 그것은 변화 단계에서 한 걸음 뒤로 물러서는 것일 뿐이라는 것이다.

변화에 대한 준비도 설문지를 다시 한 번 작성하라(1장을 참고하라). 당신은 지금 어떤 단계에 있는가?

당신이 활동 단계로 빠르게 되돌아 갈수록, 생애 동안 원래 운동으로 회복하여 꾸준히 유지시킬 확률이 높아진다. 대부분의 사람들은 유지 단계로 들어가기 전에, 변화 단계를 쳇바퀴 돌듯이 몇 번이고 반복할 것이다. 공백기 때문에 이전 단계로 돌아가는 것을 창피해 하거나 자책감을 느끼지 마라. 공백기를 가진 후 자기 자신에게 부정적인 꼬리표(느릿한, 멍청이, 게으름뱅이)를 붙이지 마라. 이러한 부정적 어투는 당신을 한 단계 이상 퇴보하게 만든다.

다행히도, 대부분의 사람들은 공백기를 가진 후, 사고 이전 단계(운동할 생각을 아예 하지 않는 단계)까지 되돌아가지는 않는다. 변화단계에서 당신의 위치는 공백기 이후 다시 주기적인 운동으로 얼마나 빨리 돌아갈 수 있는지를 알려줄 것이다:

- 과거에 진지한 변화 시도를 여러 번 시도했다면, 당신은 아마도 주기적인 운동으로 빨리 놀아갈 것이다. 과거에 시도했던 횟수가 많으면 많을수록, 다음 시도의 장기적 변화는 더욱 나은 결과를 보일 것이다. 성공 요인은 바로 공백기로부터 그 다음 시도할 때에는 이전의 시도에서 배운 것을 토대로 또 다른 시도를 한다는 것이다.
- 공백기를 겪을 때 변화 단계 중에서 뒤쪽 단계에 위치해 있다면, 당신은 아마 주기적인 운동으로 빨리 돌아갈 것이다. 유지 단계에 위치한 사람들은 긴 기간의 공백기라도 어렵지 않게 극복한다. 그들은 운동을 활동적으로 하는 것의 가치와 혜택을 잘 알고 있으며, 공백기로 인해 어떤 일이 일어나더라도 다시 원

래대로 돌릴 자신감과 능력을 가지고 있다. 행동 단계의 사람들은 공백기를 가지면 위험 수위가 강하긴 하지만, 다시 시작할 시기를 너무 오래 끌지 않는 한, 대개 주기적인 운동으로 돌아온다.

- 다음 단계로 넘어가는 주기를 한 달 정도 잡았을 때 주기적인 운동으로의 재개가 훨씬 수월해진다. 예를 들어, 준비 단계에 있었던 어떤 사람이 활동적으로 운동하는 계획을 하지 않고, 운동 할 생각만 하는 단계(명상 단계)로 돌아간다고 하자.

만약 그 혹은 그녀가 한 달 이내로 운동에 대해 다시 생각하고 가끔씩 걷기 운동을 하러 나간다면, 변화에 대한 성공은 어느 정도 도달한 것이다. 주기적인 운동으로 돌아오기까지 한 달 이상 걸리는 사람은 쉽게 명상 단계에서 멈춰 있게 된다.

- 현재의 변화 단계에 적절한 과정과 기술을 활용한다면, 당신은 주기적인 운동으로 빠르게 돌아올 것이다.

Action Box 11.3 정상으로 돌아오기

공백기 후, 특정한 변화 단계에서 정상적인 운동으로 돌아오는 것을 돕도록 이 곳의 조언들을 사용하라. 당신에게 공백기가 오면, 당신이 위치한 단계의 조언을 택하여 시도해 보라. 당신이 과거에 공백기를 겪었다면, 효과가 있었던 조언에 표시해 보라. 그것들은 당신에게 또 다시 소용이 있을 수 있다. 빈 곳에 다른 의견을 첨가해 보라.

사고 이전 단계와 명상단계: 운동하는 것을 아예 생각지 않는 단계와, 운동할 생각은 있으나 아직 행동에 옮기지 않는 단계

· 당신 운동을 활동적으로 하는 목표를 받아들이고 있는지 반대하고 있는지 생각해 보라.
· 당신에게 중요한 운동의 혜택(장점)을 찾아보라.
· 운동에 대해 새로운 것을 읽거나 배워라.
· 운동을 하지 않을 경우 당신의 몸에 나타날 수 있는 건강 악화의 경고를 생각해 보라.
· 자신의 건강과 행복을 책임질 수 있는 사람은 자기 자신 뿐이라는 사실을 상기하라.
· 당신을 좋아하는 사람 중 운동을 활발히 하는 사람에게 이야기하라.
· 당신이 활동적이지 않을 때 운동을 대체 할 수 있는 방법을 생각해 보라.
· 당신의 운동을 방해하는 요소들을 찾아보라(당신의 단점).
· 활동적인 당신의 모습을 시각화 하라.
· 다시 운동을 생각하는 당신에게 상을 주라.

준비 단계: 가끔 운동을 하지만 주기적이지는 않은 단계

· 운동을 다시 시작하면 얼마나 자신감을 느낄지 생각해 보라.
· 당신 자신에게 나는 활동적인 사람이 되고 싶다고 말하라. 자신감을 구축하기 위해 확언을 하라.
· 운동을 다시 시작하기 위해 작은 약속을 만들라.
· 주기적인 운동이 당신을 더욱 건강하고 행복한 사람으로 만들어 줄 것이라는 사실을 믿어라.
· 다시 활동적인 상태로 돌아가기 위해 개인적인 계약서를 만들어라. 작은 목표를 세우고 진척이 있다면 자신에게 상을 주라.
· 운동하기 편리한 장소를 확보하라.
· 운동을 위해 당신의 주변을 정리하라. 자신에게 활동적인 상태가 되기 위한 신호를 주라.
· 당신의 운동 기록을 계속해서 남기고 진행 상황을 확인하라.
· 유산소 운동, 힘, 균형감각 등을 발달하게 해 주고 유연성을 길러주는 균형 잡힌 운동 프로그램을 이용하라.
· 운동을 위한 시간을 계획하고 그것을 우선사항으로 정하라.
· 천천히 다시 시작하라. 매일 적어도 15분씩은 운동하는 데 전념하라.
· 운동 방해 위험도가 높은 상황들에 대처하기 위한 계획을 세우라.
· 당신의 운동량을 증가시키는데 도움을 줄 수 있는 사람에게 요청하라.
· 운동을 즐겁게 만들 수 있는 방법을 생각하라.
· 다시 시작하는 자신에게 상을 주라.

행동 단계: 주기적으로 운동을 하지만, 습관이 될 정도로 오랜 기간을 해 온 것이 아닌 단계

· 운동이 당신의 개인 가치 체계 중 한 요소를 차지한다는 것을 상기하라.
· 자신을 위한 현실적인 목표를 세우라. 이전의 운동 수준으로부터 시작하려 하지 말라.
· 당신이 하고 있는 운동을 기록하라. 운동 수준에 맞는 시간을 스스로 정하라.
· 운동을 하고 싶지 않을 때 당신에게 격려해 줄 사람을 찾아보라.
· 당신의 운동에 관한 피드백을 해 줄 사람을 곁에 두라.
· 운동을 생각나게 하는 물건들을 집안이나 사무실 등 당신의 주변에 두라.
· 운동에 방해가 되는 물건들을 주변에서 치워라.
· 준비하는 데 너무 많은 시간을 들여서 운동에 방해가 되는 것을 피하라.
· 피곤할 때라도 적당한 운동을 하라. 운동을 하면 상태가 나아진다는 것을 알 것이다.
· 운동을 신경 쓰이는 걱정거리를 풀어버리는 데 사용하라.
· 지루함이 문제가 된다면, 최근에 당신이 하지 않았던 새로운 운동을 시도하라.
· 이전에 활동적으로 운동을 했었기 때문에, 당신은 다시 시작할 수 있다는 사실을 상기하라.

Action Box 11.3에 제시되어 있는 운동 재개에 필요한 조언을 사용하라. 필요하다면, 부록에 첨부되어 있는 변화에 대한 준비 설문지를 사용하여 공백기가 발생했을 때 당신의 운동 단계가 어디인지 알아보라.

이용할 만한 연구 뉴스 *Research News You Can Use*

질문: 운동 중퇴자는 어떤 사람들을 말하는가?

답변: 운동 중퇴자에 대한 사람들의 생각은 마지막으로 운동한 시기로부터의 기간과, 이전에 운동한 기간에 따라 구별할 수 있다(Dubbert and Stetson 1995). 공백기 이전에 가장 오랫동안 주기적인 운동을 했던 사람들은, 자신들이 운동 중퇴자가 되었다고 생각하기 전까지 운동을 하지 않은 기간이 이전에 운동을 했던 기간 보다 더 길다고 보고되었다.

이 뉴스를 어떻게 이용할 수 있나: 운동이 방해 받았을 때에도 자신은 활동적인 사람이라고 계속해서 생각하라. 당신이 운동하고 있는 때를 시각화하라. 당신은 다시 운동을 할 것이라고 자신에게 확신에 찬 말을 하라. 몇 주나 몇 달 동안 운동을 하지 못했더라도 자신감을 가져라, 당신은 다시 시작할 수 있다.

미래의 공백기 방지하기

공백기에 접어들 때, 당신은 공백기를 방지하도록 행동을 변화시킬 수 있는 특정한 지점에 도달하게 된다. Action Box 11.4에 두 가지 경우의 시나리오가 묘사되어 있다. 이런 상황에서 당신은 어떻게 행동하겠는가? 당신은 행동뿐만 아니라 생각이나 느낌도 바꿀 수 있다는 사실을 기억하라.

Action Box 11.4 사건의 흐름을 막아라.

당신은 아래의 공백기를 막을 수 있는 방법을 생각해 낼 수 있는가? 빈 칸에 당신의 의견을 첨가해 보라.

사건의 흐름	예방을 위한 전략
월요일 - 비가 와서 걷기 운동을 할 수 없다.	사무실 건물의 계단을 오른다. 집에서 카펫을 진공 청소기로 청소하는데, 열량 소모를 위해 최대한 빨리 움직인다. __________ __________
화요일 - 비가 계속된다. 운동을 하루 더 못하게 되었다.	쇼핑몰까지 차를 타고 가서 그 안에서 걷는다. 운동 비디오를 보면서 실내에서 운동한다. __________ __________

사건의 흐름	예방을 위한 전략
수요일 - 다른 지역으로 여행을 가야 한다. 당신은 대부분의 시간을 공항에서 보낸다.	수영장이나 운동 시설을 갖춘 호텔을 예약한다. 짐을 맡기거나 체크인 하고, 비행기를 기다리는 동안 공항 내에서 걷는다. __________ __________
목요일 - 사람들 대부분이 활동적이지 않다.	자기 자신에게 이번 여행이 전적으로 자신의 운동을 멈추게 하지는 않을 것이라고 말하라. 일찍 일어나서 호텔 운동 시설에서 운동하라. __________ __________
금요일 - 당신이 집에 돌아왔을 때, 너무 피곤해서 아무것도 할 수 없을 같이 느껴진다.	하고 싶지 않더라도 활동적인 일을 하라. 운동은 피로를 덜어주고 잠을 잘 수 있게 한다. 배우자나 친구에게 당신이 운동하도록 상기시켜 달라고 부탁하라. __________ __________
토요일과 일요일 - 주중에 다른 지역에 갔다 왔기 때문에 당신은 가족과 함께 시간을 보내길 원한다. 당신은 운동을 한지 일주일이 지났다는 사실을 깨닫는다.	일찍 일어나서 혼자 걷기 운동을 하라. 정신 없이 바쁜 한 주를 보낸 후, 조용한 시간을 즐겨라. 가족이 함께 할 수 있는 운동을 계획하라- 자전거타기, 하이킹, 스케이트 타기. 월요일부터는 다시 주기적인 프로그램으로 돌아가기를 결심하라. __________ __________

스트레스 관리를 위한 운동

운동은 인간의 몸과 마음을 안정시키기 때문에 자연의 진정제라고 불려왔다. 운동은 또한 당신의 주요 장기들(심장, 폐, 혈관)을 강하게 만들어 주며, 스트레스를 받았을 경우 장기 기능이 더 잘 작동하도록 해 준다. 주기적인 운동과 훈련 덕분에 당신의 몸은 스트레스를 거의 받지 않게 될 것이다.

신체적으로 활동적인 사람들은 밤에 잠을 더 잘 잔다고 한다. 대부분의 사람들은 운동을 하고 나면 피곤함을 느끼기 보다 운동 후에 활력이 생겼다고 말한다. 주기적인 운동은 근거 있는 스트레스 관리 기술이다.

스트레스 관리 방법

운동을 스트레스 관리로 이용할 경우, 아래의 조언을 따르라.

- 당신이 과격한 편이라면, 스트레스 관리 차원에서 경쟁적인 운동을 피하라. 당신은 무리한 노력을 하게 될 것이다.
- 긴장된 상황에 맞닥뜨리거나 싫증나는 일을 하게 된다면, 잠시 휴식시간을 가지고 산책을 나가라. 몇 분 동안 바람을 쐬면 정신을 맑게 하고 문제를 새로운 관점에서 살필 수 있게 한다.
- 당신의 일과가 자주 정신 없이 바쁘다면, 하루 종일 쌓인 해로운 스트레스를 제거할 수 있도록 하루 중 제일 마지막으로 운동을 계획하라.

개인 프로필

마가랫, 나이 53

초등학교 교사인 마가랫은 폐경기로 인한 신체적, 정서적 변화를 경험하기 시작한다. 최악의 증상은 밤중에 온 몸이 땀으로 흠뻑 젖어 버리는 것으로, 그녀의 잠을 방해한다. 마가랫은 운동을 더욱 활발히 한 날에는 잠을 잘 잔다는 사실을 알게 된다. 전신의 열은 사라지지 않지만, 좀 더 빠른 시간 안에 잠자리에 들 수 있고, 그 다음 날 푹 쉰 것 같은 느낌을 받는다. 운동은 또한 사기를 북돋아 주고, 그녀의 정신이 젊다고 느끼게 만든다.

긴장완화 기법

모든 사람들은 이따금씩 긴장감을 느낀다. 당신에게 긴장감이 찾아왔을 때, 아래의 긴장완화 기법들 중 한 가지를 연습하라. Action Box 11.5(271쪽)를 사용하여 휴식의 방법을 배우는 계획을 세워라. 새로운 습관이 생길 때면, 당신은 그 혜택을 누리기 위해 이 기법들을 연습해야 한다.

- 심호흡 운동 – 이것은 흔히 들어보았을 것이다: 크게 숨을 쉬고 긴장을 풀어라. 한 번 이상의 심호흡을 하면 훨씬 좋다. 천천히 깊게 코로 숨 쉬는 것으로 시작하라. 숨을 들이쉴 때, 속으로 다섯까지 세고 조용히 "안(in)"이라고 혼잣말을 하라. 폐가 공기로 차오를 때 당신의 복부에 긴장이 풀리는 것을 느껴라.

다섯을 세고 나면, 다시 다섯을 세면서 천천히 공기를 밖으로 내쉬고, "밖(out)"이라고 말한다. 최소한 5분 이상 이 운동을 반복한다. 당신은 이 운동을 앉은 자세나, 서 있는 자세, 혹은 누워서 해도 된다. 최상의 결과를 위해, 넥타이, 벨트, 혹은 단추를 느슨하게 하고 편안한 자세로 임하라. 운동 장소는 조용한 곳이 권장되나, 꼭 필요한 것은 아니다. 심호흡은 수많은 기법들 중 첫 번째 단계이니, 어디서나 연습하고 배워라.

- 시각화 – 몇 분 정도의 심호흡으로 시작한다. 그 후 눈을 감고 마음속으로 당신이 가장 진정할 수 있는 장소를 그려 본다. 수목을 거닐거나, 바다 위에서 배를 타고 있거나, 산꼭대기에서 아름다운 계곡을 굽어보는 장면들을 상상하라. 심호흡을 계속하라. 모든 감각을 동원하여 당신의 특별한 장소를 상상하라. 어떤 소리가 들리는가? 피부로 느껴지는 공기에서는 어떤 냄새가 나는가? 그곳에 진짜로 가 있는 것처럼 긴장이 풀리는가? 시각화는 스트레스를 받았을 때 정신적으로 휴식을 취할 수 있게 한다. 많은 사람들이 시각화 운동 후에 가장 창의적인 생각이나 해결책을 찾을 수 있다고 한다.
- 점진적 근육 완화운동 – 일단, 당신은 이 기법을 누워서 해야 한다. 최소한 20분 정도 방해 요소가 없는 조용한 장소를 선정하라. 심호흡 운동으로부터 시작한다. 전신의 긴장을 풀어주라. 운동은 발에서 시작해 머리 쪽으로 올라오도록 하는데, 숨을 들이쉴 때 몸의 근육들을 단단하게 수축시킨다. 몇 초간 수축시킨 근육을 그대로 유지하라. 그 다음 숨을 내 쉬면서 긴장을 풀어라. 숨을 쉴 때 마다 긴장감이 흘러가도록 한다. 수축하고 이완되는 근육의 움직임을 느껴라. 발쪽에서 시작해, 종아리, 넓적다리, 엉덩이, 복부, 손, 팔, 그리고 어깨 쪽으로 올라오면서 운동을 진행하라. 얼굴 근육 운동으로 마무리를 짓는데, 입, 턱, 눈, 그리고 두피 순으로 진행한다. 긴장을 완화시키는 이 운동의 시간을 좀 더 할애하라. 신체 중에서 특별히 더 뭉쳐진 부분이 있다면, 그 부분의 수축운동을 여러 번 반복하라. 운동을 끝내고 나서, 최소한 5분 동안 가만히 누워 있어라(이 시간에 시각화 운동을 해도 좋다). 일어날 준비가 되면, 10에서 1까지 거꾸로 수를 세어라. 천천히 그리고 조심해서 일어나라. 점진적 근육 운동을

매일 하면 가장 좋은 효과를 볼 수 있다. 연습을 반복하면, 이 운동을 의자에 앉아서도 할 수 있게 될 것이다.

■ 스트레칭 – 대부분의 사람들은 머리, 목, 그리고 어깨 주위가 뭉쳐있다(스트레스 삼각형이라고 불린다). 이 삼각형의 기본 지점은 어깨와 목 사이의 중간부분이다. 삼각형의 제일 위쪽은 눈 사이의 머리 부분이다. 스트레칭은 스트레칭 삼각형의 긴장을 풀어줄 수 있다. 특히 싫증나는 일을 하고 있을 때, 하던 일을 멈추고 몇 가지 스트레칭을 해보라. 이 책의 10장에서 스트레칭에 대한 정보를 더 많이 찾아볼 수 있을 것이다.

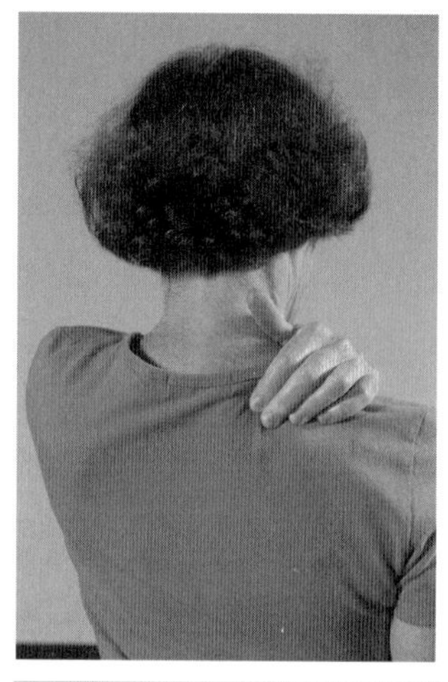

근육을 이완시키고 정신적 스트레스를 풀어주기 위해 스스로 마사지를 하라.

두상의 스트레칭 – 높은 선반에서 물건을 내리려고 팔을 뻗는 것처럼 한 팔을 위로 향한다. 다른 쪽 팔을 반복한다.

어깨 움직이기 – 어깨를 위로 으쓱 하며 들어올려, 앞 뒤 방향으로 큰 원을 그린다. 한 쪽씩 운동을 할 수도 있고, 양쪽을 동시에 운동할 수도 있다.

목 돌리기 – 왼쪽 어깨 높이를 유지하면서, 오른쪽 귀를 오른쪽 어깨에 붙인다. 턱이 가슴에 닿도록 머리를 내려라. 왼쪽 어깨도 반복하라. 머리를 뒤로 떨어뜨리지 말아라.

■ 자가 마사지 하기 – 당신은 혼자서 마사지 하는 법을 배울 수 있다. 마사지를 통해 뭉친 근육을 풀어주고 통증을 완화시킨다. 피부와 근육에 혈액순환을 도와주기도 하고, 정신적 스트레스를 풀어주며, 당신이 안정된 느낌을 가지도록 도와준다.

어깨와 뒷목 – 왼손으로는 오른쪽 어깨를, 오른 손으로는 왼쪽 어깨를 마사지하여 스트레스 삼각형 부분을 풀어주라. 어깨뼈에서부터 시작해 두피를 포함하여 뒷목 쪽으로 진행하라. 가장 두꺼운 근육 부분은 원을 그리듯이 마사지해 준다. 양 쪽에 여러 번 반복해서 마사지한다. 몇몇의 건강 용품 상점에서는 '백 버디(back buddy)' 라는 이름의 운동기구를 팔기도 한다. 이 기구는 S자 모양으로 플라스틱 관으로 만들어져 있고, 그 위에 동그란 손잡이 모양의 물체가 붙어 있다. 당신은 목과 등 쪽에 압력을 가하거나, 뭉친 근육을 풀어줄 때 사용할 수 있다.

머리와 얼굴 – 손가락을 이용해 눈 사이의 머리 부분(스트레스 삼각형의 가장 높은 부분)을 눌러주라. 엄지로 코와 가까운 쪽의 눈썹 뼈 주변을 가볍게 눌러주라. 관자놀이와 귀 뒤쪽으로 원을 그리며 부드럽게 문질러 주라. 머리를 샴푸로 씻을 때처럼 두피를 부드럽고 빠르게 문질러 준다.

발 – 엄지를 사용해 발 뒤꿈치부터 발끝까지의 전체를 문질러 준다. 발가락을 따로따로 하나씩 문질러 준다. 한 손으로 발목을 잡고 다른 손으로는 발끝을 잡는다. 양쪽으로 발을 회전시켜 준다.

마사지가 의료적 치료를 대체할 수는 없다. 접질리거나 건염에 걸리거나, 관절이 부어오르는 등의 부상을 입었다면 의사의 치료를 받아라.

Action Box 11.5 긴장완화 운동계획

긴장완화 기법을 선택하여 최소한 일주일을 연습하라. 운동 경과를 평가하라

___________ 주 동안에, 나는 운동을, 하루에 최소한 ________ 동안 연습할 것이다.

요일	시간	의견
일요일		
월요일		
화요일		
수요일		
목요일		
금요일		
토요일		
긴장이 완화되는것을 느꼈는가?		

요 약

공백기와 운동의 차질이 생기는 이유는 여러 가지이다. 어떤 경우는 당신이 조절 가능하기도 하고, 그렇지 않기도 한다. 당신은 대부분 이러한 사회활동, 여행, 그리고 일과에 대해 예상하고 미리 준비할 수 있다. 부상이나 질병, 특별 업무, 그리고 계획에 없었던 집안 일들은 대처하기 어렵겠지만 여전히 해결책을 찾을 수는 있다. 당신의 목표는 공백기 때문에 운동을 아예 포기하지 않도록 하는 것이다.

수일, 심지어 수·주 동안 운동을 안 한 것은 비극이 아니다. 너무 오래 끌지 않고, 비교적 빠르게 운동을 재개한다면 건강을 되돌릴 수 있다. 정상적인 운동으로 돌아오기 위해 사용했던 기술들을 활용하라.

다행히도, 공백기를 겪는 대부분의 사람들은 자신이 목표로 한 운동 단계로 되돌아올 것이며, 운동 재개를 위한 새로운 계획을 세울 것이다. 공백기를 배움의 도구로 생각한다면, 공백기를 평가하고, 그것을 통해 배우게 되며, 다시 재개하는 계획을 세우기 시작할 것이다. 다음번에 뭔가 색다른 것을 시도한다면, 위험도 높은 상황을 대처하며 운동을 유지할 만한 자신감이 강해질 것이다.

다시 운동을 재개할 때 다음의 내용들을 명심하라.

- 가능한 한 빨리 재개를 시도하라.
- 다시 시도하라, 이번에는 지난번에 시작했던 운동단계보다 최소한 한 단계 앞서가는 곳을 목표로 하라.
- 다시, 하지만 조금 다르게 또 시도해 본다. 경험으로부터 배워야 한다.
- 다시 시도한다. 당신은 할 수 있다!

이 장의 체크리스트

다음은 이 장에서 당신이 배운 것을 실생활에서 접목시킬 수 있는 방법들이다. 다음 며칠과 몇 주에 걸쳐 가능한 한 많은 활동을 시도해 보도록 한다.

- ☐ 위험성이 높은 상황을 파악해 두어라. 자신감 수준이 50이하로 떨어졌을 경우를 다룰 수 있을 계획을 만들어 두어라.

□ 당신의 실수를 평가하라. 미래에 일어날 수 있는, 비슷한 고위험 상황을 다룰 수 있도록 실패를 배움의 기회로 바꾸어라.

□ 실패했다면 변화에 대한 준비 질문지(Readiness to Change Questionnaire)를 작성하라. 당신의 변화 단계에 적절한 곳으로 돌아가 주어진 팁을 사용한다.

□ 스트레스를 완화시키기 위해 이완 기술을 배운다. 스트레스를 받으면 공백에 대한 위험이 증가한다.

Chapter 12

앞을 내다 보기

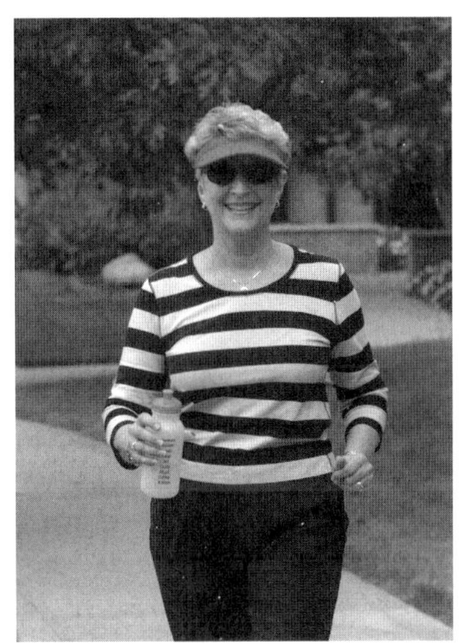

이 장에서는

- 당신의 삶에 또 다른 변화를 주자.
- 다른 누군가를 활동적이도록 돕자.
- 당신의 지역사회에서 신체활동의 지지자가 되자.

이 책의 마지막 부분에 도달한 것을 축하한다! 이 책과 이 책에서 다루고 있는 것이 당신의 신체활동을 향상시키는데 도움을 주고 있길 바란다. 당신이 이 책의 마지막 부분에 도달하였지만 아직 끝난 것은 아니다. 노화혁명 길라잡이에서 우리는 당신과 당신의 신체활동 습관에 초점을 맞춰왔다. 마지막으로 우리는 노화혁명 길라잡이를 통해 배우고 연습했던 것을 이용하여 당신의 개인 신체활동 프로그램 이상의 운동을 할 수 있는 방법을 제안할 것이다.

당신의 삶에 또 다른 변화를 주기

다른 방법으로 삶의 질을 높이기 위해 당신은 신체활동을 향상시키는데 사용했던 방법을 적용시킬 수 있다. 당신이 만약 당신의 삶에 활동적이게 되고 또 활동적인 상태를 유지 하는 것만큼 중요한(그리고 어려운) 변화를 주고 지속시킬 수 있다면 당신은 미래에 직면할지도 모르는 도전과 맞서 싸우기 위해 배운 것을 활용할 수 있다.

나이가 든다는 것은 엄청난 삶의 변화를 가져다준다. 변화와 도전에 대한 이해를 가지고 그것을 준비하는 것은 질 높은 삶을 유지하는데 중요하다. 다음의 질문들은 대부분의 사람들이 결국 직면하게 되는 일반적인 도전들에 대해 생각해 보도록 도울지도 모른다. 당신이 이미 이런 도전에 직면했다면 당신의 경험을 떠올려서 당신이 배운 것을 그 도전에 적용시키시오. Action Box 12.1(278쪽)을 완성하고 당신의 삶에서 바꿀 필요가 있고 또는 바꾸고자 하는 것을 확인하시오.

직업 변화

- 당신은 어떻게 은퇴생활을 보내겠는가?
- 당신이 직장에서 퇴직한 후 무엇으로부터 자부심을 얻을 것인가?
- 당신이 더 이상 일을 하지 않을 때 당신은 어떻게 친구들 및 동료들과 사회적인 관계를 지속해 나갈 것인가?
- 당신의 재능과 지혜를 아르바이트, 제 2의 직업, 또는 봉사활동과 같은 새로운 길에 적용할 수 있겠는가?

가족 변화

- 당신은 손주들과 즐거운 시간을 가질 수 있는가?
- 건강에 문제가 생겨서 당신의 배우자나 다른 가족 구성원이 장애인이 되었을 때 당신은 그들을 간호해 줄 준비가 되었는가?
- 당신은 다른 곳으로 이사가거나 집을 수리해야할 필요가 있겠는가?

Action Box 12.1 내가 바꾸고자 하는 것들

당신이 바꾸고자 하는 삶의 요소를 확인하시오. 지금 현재 그 변화가 당신에게 중요한 이유에 대해 생각해 보시오. 단기 목표를(30일 안에 할 것) 작성하여 변화하기 위한 일을 시작하시오.

나는 ______________________________을 바꾸고 싶다.
왜냐하면 ______________________________
____
____

나의 단기 목표: ______________________________
나는 ______________________________을 바꾸고 싶다.
왜냐하면 ______________________________
____
____

나의 단기 목표: ______________________________
나는 ______________________________을 바꾸고 싶다.
왜냐하면 ______________________________
____
____

나의 단기 목표: ______________________________
나는 ______________________________을 바꾸고 싶다.
왜냐하면 ______________________________
____
____

개인적인 변화

- 당신의 일상 활동이나 당신이 다른 사람에게 베푸는 배려를 제외하고 당신은 본질적으로 어떤 사람인지 설명할 수 있는가?
- 당신이 열정을 가지고 있는 것이 무엇이고, 지금 현재 당신이 어디에서 재미를 찾을 수 있는가?
- 당신이 곰곰이 생각해 볼 용서나 화해와 관련된 문제가 있는가?

Action Box 12.2는 당신이 당신의 활동 정도를 높여 가면서 당신에게 가장 도움이 되는 기술들을 확인하도록 도움을 줄 것이다. 당신이 매우 도움이 된다고 생각되는 것은 다시 활용할 계획을 세워야 하는 것이다. 당신은 조금 도움이 되거나 도움이 되지 않는 다고 판단했던 기술들을 다시 한 번 살펴보고자 할지도 모른다. 기술들 중 일부는 더 어렵고 더 많은 연습과 마스터하기 위한 인내력이 필요하다.

Action Box 12.2 어떤 기술을 활용했는가?

다음은 당신의 신체활동 정도를 높이는데 도움을 주기 위해 이 책에서 소개하고 있는 중요한 기술을 나열한 것이다. 당신이 배운 것과 성취한 모든 것을 다시 한번 생각해 보시오. 각 해당 기술에 얼마나 그 기술이 당신에게 도움이 됐는지 표시 하시오. 가장 도움이 되었던 기술에는 삶의 다른 분야에서 목표를 달성하기 위해 그것을 어떻게 활용하였는지 표시하시오.

변화를 위한 기술	매우 도움이 됨	조금 도움이 됨	도움이 되지 않음
장점과 단점을 평가하기			
새로운 정보 습득하기			
다른 사람에게 도움이나 지원을 구하기			
긍정적인 습관을 강화하기 위해 보상을 활용하기			
확신있게 말하고 긍정적인 혼잣말을 연습하기			
생각을 기록하기			
주변에 변화를 주기			
생각을 바꾸기			

변화를 위한 기술	매우 도움이 됨	조금 도움이 됨	도움이 되지 않음
부정적인 행동을 긍정적인 행동으로 대체하기			
동기와 단서를 확인하기			
매우 위험한 상황을 미리 예상하기			
계속 기록하기			
현실적인 목표 세우기			
자신과의 계약을 체결하기			
시간을 관리하기			
자기 주장을 표현하면서 의사소통 하기			
근육을 이완시키는 기술 연습하기			
문제를 해결하기			
방법을 찾고 평가하기			
슬럼프로부터 배우기			

내가 다른 목표를 달성하기 위해 어떻게 이 기술들을 활용할 것인가?

____

____

다른 사람들에게 영향을 주는 것

당신이 신체적으로 활동적으로 유지하는 능력에 대해 더욱 자신감이 생기면서 당신은 다른 사람들에게 당신이 좋은 영향을 미치는 것을 고려해 볼지도 모르겠다. 당신이 시작했을 때 당신이 다른 사람을 당신의 긍정적인 역할 모델로 삼았던 것처럼, 지금 당신은 다른 사람을 도울 수 있다. 활동적이지 않은 사람들에게는 자신들과 같았던 사람들이 활동적으로 변한 사람들을 보는 것이 가장 큰 자극이 될 수 있다. 그들은 "그녀도 했는데, 나도 할 수 있어!"라고 말할 것이다.

그러나 모든 사람들이 지금 당장 실천으로 옮길 준비가 된 것은 아니라는 점을 기억해 두시오. 비활동적인 친구나 가족 구성원이 활동적이게 되는 것을 돕기 위한 다음의 조언을 따라하시오.

- 당신의 친구가 변화 과정의 어떤 단계에 있는지 알아볼 수 있도록 변화 준비도 질문지와 비슷한 질문을 친구에게 하시오. 당신의 친구가 신체활동에 관해 이야기하는 것을 잘 들으시오. 도입부분에 나열되어 있었던 다양한 준비 단계의 사람들의 이야기를 복습하시오.
- 신체활동이 가져다주는 많은 장점에 대한 정보를 공유하시오. 당신의 친구에게 지금 현재 어떤 혜택이 가장 중요한지 생각해 보도록 제안하시오.
- 당신이 운동을 시작했을 때 당신의 경험에 대한 질문에 솔직하게 답하시오. 규칙적인 신체활동이 쉬운 것처럼 말하지 마시오. 활동적으로 되는 것은 어렵지만 할 수 있고 노력한 만큼 가치가 있다고 말하시오.
- 신체활동을 시작할 때 반드시 극복해야 할 장애물과 장벽이 있다는 것을 얘기하시오. 당신이 어떻게 장애물과 문제들을 극복할 수 있었는지 구체적인 예를 드시오. 시간 부족은 사람들이 비활동적인 이유를 말할 때 가장 많이 얘기하는 것 중 하나이다. 신체활동을 하는 방법에 관한 구체적인 본보기를 미리 준비하시오.
- 비활동적인 시간을 신체적인 활동으로 바꿀 수 있는 방법에 대해 브레인스토밍 하시오. 당신의 친구가 구조화된 운동에 반대하거나 겁을 먹었다면 생활방식 신체활동이 가져다 주는 장점을 강조하시오.
- 당신의 친구가 당분간 만보기를 차고 트랙을 도는 운동을 하도록 제안하시오. 대부분의 사람들은 그들의 생활방식이 얼마나 비활동적이었는지에 놀랄 것이다.
- 적절한 때에 당신의 친구가 운동 계획을 세우거나 운동에 관해 자신과의 계약을 체결하는 것을 도우시오. 지원자로서 계약서에 서명하시오.
- 때에 따라 적절한 칭찬과 보상을 해주시오. 친구가 적당한 보상을 생각해 보도록 도움을 주고, 원한다면 그 보상에 참여하시오.
- 당신은 당신의 친구에게 도울 수 있고 요청을 주의 깊게 들을 수 있는 구체적인 방법에 대해 물어보시오. 당신의 친구는 그가 원하는 것이 무엇인지, 또 필요한 것이 무엇인지에 대해 당신에게 말할 의무가 있다. 다른 사람의 마음을 읽으려고 하지 마시오.

- 당신의 친구가 당신을 운동 파트너로서 함께 하고자 한다면 당신의 친구가 운동과 운동 속도를 선택하게끔 하시오. 당신 친구의 운동 프로그램 강도가 낮기 때문에 아마도 당신은 당신의 고급 프로그램을 스스로 계속 하고 싶을 것이다. 역할모델이 되는 기회를 당신의 운동 시간을 늘리는 방법으로 생각하도록 하자.

신체활동의 지지자가 되기

이 책의 목표는 사람들이 더욱 활동적이도록 돕는 것이다. 우리는 우리의 직장과 개인 생활에서 신체활동의 지지자들이다. 당신이 신체활동의 혜택을 즐기고 있다면 당신은 당신의 공동체 안에서, 특히 노인들을 위한 신체활동 지지자가 될 수 있다.

사람들은 표 12.1(283쪽)의 통계와 같이 더 오래 산다. 65세 이상인 사람들의 비율이 점점 늘어나고 있다. 세계적으로 85세 이상인 사람들의 비율이 가장 빠르게 늘어나고 있다.

노인들은 그들의 손주들이(그리고 증손주들) 크는 모습을 보고 싶어 한다. 그들은 그들의 지역사회에서 어울리고 싶어 하고 가능한 마음껏 삶을 누리며 살고 싶어 한다. 하지만 나이가 들면서 그들이 좋은 건강상태, 좋은 신체 건강, 그리고 좋은 기능 상태를 유지하지 않는다면 그들의 삶의 질은 악화되고, 사회에 주는 부담은 더 늘어날 것이다. 신체활동이 오랜 기간 동안 혜택을 가져다준다는 사실은 증명이 되었다. 모든 연령대의 사람들, 특히 50대 이상의 사람들에게 신체활동을 늘려야 한다는 사실은 매우 중요하다.

신체적으로 활동적으로 되는 것은 부분적으로 신체활동을 격려하고 그것을 조장하는 지역에 살고 있는지에 달려있다. 당신은 당신의 생활방식과 레크레이션의 추구뿐만 아니라 당신의 지역을 걷고, 뛰고, 교통수단으로서 자전거를 타기 쉽게 하도록 도울 수 있다.

〈표 12.1〉 남성과 여성의 예상 평균 수명

	둘다	남성	여성
호주	80.3	77.4	83.3
캐나다	80.0	76.6	83.5
뉴질랜드	78.5	75.5	81.6
영국	78.3	75.8	80.8
미국	77.4	74.6	80.4

예상 평균 수명은 2004년에 태어난 신생아들을 기준으로 하였음.

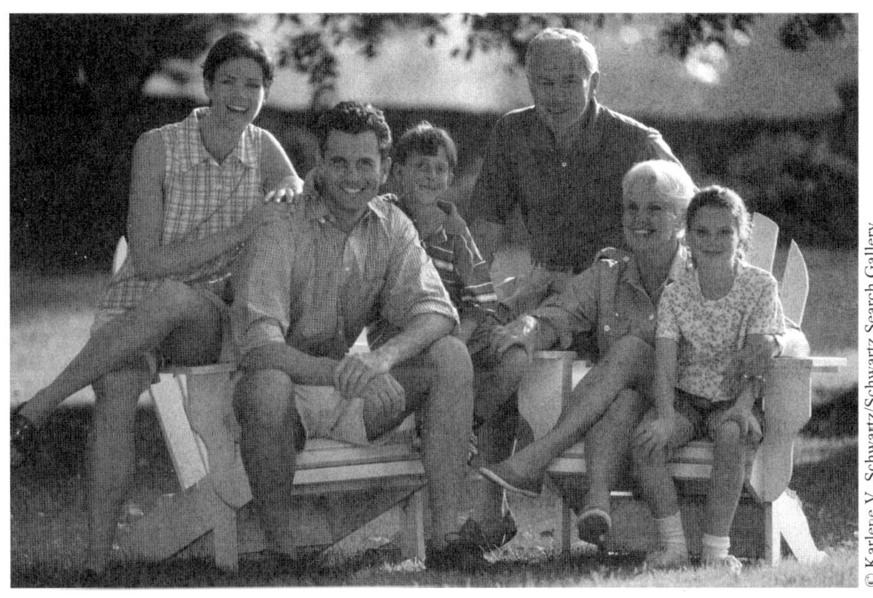

손주들이 어른으로 자라는 것을 보는 것은 많은 노인들에게는 자부심의 원천이다.

당신의 지역 사회에서 활동과 연관된 자원은 사람이 마시는 공기부터 안전한 인도와 운동 시설까지 모든 것을 포함한다. 다음은 당신이 당신의 지역사회에 신체활동을 위한 물질 및 인간 자원을 평가할 때 물어볼 질문을 나열한 것이다(USHHS 1999).

신체활동 자원은 이런 특징을 가지고 있는가?

그것들은 이용 가능한가: 즉 자원이 실제로 존재하는가? 사람들이 활동적이기 위한 장소가 있는가?

접근 가능한가: 그 자원들은 획득하기 쉬운가? 장벽이 없는가? 언제, 어디에서나 필요할 때 이용 가능한가?

구입 가능한가: 그것들은 비용이 드는가?

수용 가능한가: 사람들이 그 자원을 긍정적으로 받아들이는가? 그것의 장점이 비용을 능가하는가?

적절한가: 그 자원은 부족한 것을 채우는가? 의도된 목적에 질과 양이 적절한가?

이 책을 통해 우리는 신체활동의 장애물들에 대해 언급을 해왔다. 당신이 신체활동의 지지자가 되었다면, 당신이 당신의 지역 사회를 새로운 눈으로 보기 시작했을 때 놀라지 마시오. 당신은 아마도 처음으로 인도의 갈라진 틈이나 교차로의 가로등에 주의를 기울이는 자신을 발견할 것이다. 당신이 발견한 것이 당신으로 하여금 당신이 산책을 할 수 있을지에 대해 의문을 갖게 한다면 아직 활동적이지 않은 사람들이 그것에 대해 어떻게 느낄지 상상해 보시오.

Action Box 12.3의 체크리스트를 보고 당신의 지역사회가 얼마나 친활동적인지 평가해 보시오. 당신은 당신이 발견한 것에 조치를 취하는데 활용할 수 있다. 조치는 그 문제를 시정해줄 수 있는 개인이나 부서에 보고를 하거나 당신 스스로 관여하는 것을 의미한다.

Action Box 12.3 당신의 지역사회는 친활동적인가?

당신의 지역사회에서 당신이 관찰한 신체활동의 장애물을 체크해 보시오. 다른 것들을 표에 더하시오. 당신이 조치를 취할 수 있게끔 특정 지역을 표시하시오.

신체활동의 장애물	참고
· 고르지 못하고 틈이 갈라진 인도	
· 이어지지 않은 인도	
· 차량으로부터 완충장치가 없는 좁은 인도(나무, 덤불, 도로 옆에 주차된 차, 녹지)	
· 안전하지 않은 교차로	
· 보행자가 안전하게 길을 건널 수 있는 충분한 시간을 제공하지 않는 신호등	
· 주요 도로나 고속도로에 자동차 전용도로나 인도 없음	
· 제대로 가로등이 작동하지 않는 거리	
· 찾기 힘들고, 더러우며 환기시설이 잘 갖춰지지 않고 안전하지 않은 건물 계단	
· 지역의 주요 공원이나 운동 시설로 향하는 대중 교통수단의 부족	
· 사람들이 거리를 판단할 수 있는 좁은 길, 해변, 도시 막힘 등의 표지판이 없음	
· 주요 목적지에 자전거 전용 주차공간과 보관용 선반 없음	
· 자전거를 운반하기 위한 받침대 없는 버스와 기차	
· 주요 장소로 가는 방향이나 거리를 표시하는 표지판 부족	
· 학교 수업 전이나 수업 후 일반 사람들에게 편의시설을 개방하시 않는 학교	
· 불 없이 저녁에 사용하는 실외 운동장	
· 다른 장애물을 여기에 적으시오:	

여기 당신과 다른 사람의 혜택을 위해 당신이 어떻게 지역사회에서 신체활동을 장려하도록 도울 수 있는지에 관한 몇 가지 아이디어가 있다.

- 신체활동을 장려하기 위해 선출된 당국자에게 지역 사회의 자원을 이용 가능하게 만들도록 권장하시오.
- 지역사람들이 학교 수업 전, 후와 주말, 그리고 공휴일에도 학교 건물 및 운동

장을 이용할 수 있도록 요청하시오.

- 그 지역의 모든 사람들의 이익을 위한 접근 가능하고 구입 가능한 지역 기반 신체활동 프로그램을 지지하는 지역 연합에 가입하시오. 지역 설계자와 디자이너는 장애인들을 포함하여 모든 지역 사람들의 요구를 고려해야 한다.
- 고용인들이 헬스장 회원권이나 그들의 노동자, 퇴직한 사람들과 그들의 가족들을 위한 지역사회 기반 휘트니스 교실을 포함한 혜택을 제공하도록 권장하시오. 고용인들은 건강보험회사에 규칙적으로 신체운동을 하는 사람들에게 낮은 보험료를 청구하는 것을 고려해 보도록 권장해야 한다.
- 의회 또는 발전 모임에서 목소리를 키우시오. 개선을 위해 편지를 쓰거나 탄원서를 제출하시오. 여러 사람의 서명을 모으시오. 그 문제와 잠정적인 해결책에 대해 매스컴에서 인지하도록 하시오.
- 지역 속도 감시 또는 범죄 감시 프로그램을 조직하시오.
- 학교에서 보행자의 안전에 대해 가르치도록 권장하시오.
- 공공사업 부서에 나무와 식물을 손질하라고 요청하시오.
- 지역사회 청소하는 날 또는 아름답게 하는 날을 조직하시오.
- 지역 방송을 설득하여 걷기운동이 건강에 가져다주는 장점에 대한 이야기를 방송하도록 하시오.

신체활동을 즐기는 당신의 친구들에게 당신의 지역사회를 더욱 활동적인 공간으로 만드는 당신의 아이디어를 이야기 하시오. Action Box 12.4를 활용하여 아이디어를 브레인스토밍 하고 계획을 세우기 시작하시오. 당신의 아이디어의 지원군을 형성하기 위해 지역에 사는 다른 사람들이나 단체들과 연락을 취하시오.

Action Box 12.4 신체활동 프로젝트를 위한 지역사회 조치 계획

다음 단계들은 당신이 프로젝트를 시작하는데 도움을 줄 것이다. 당신은 나중에 더 구체적인 계획을 세울 필요가 있을 것이다.

1. 당신의 지역 사회에서 구체적으로 필요한 것들이나 문제들을 확인하시오. 단기적(1년 또는 그 이하) 그리고 장기적(2–5년)으로 필요한 것들에 대해 생각해 보시오.
2. 가능성 있는 해결책을 브레인스토밍 하시오.
3. 단기간에 가능성 있는 하나 또는 두 개의 프로젝트를 선택하시오.
4. 그 프로젝트를 지원하는데 필요한 자원이 무엇인가?
5. 누가 도울 수 있는가?
6. 시작하기 위해 어떤 조치를 즉각적으로 취할 수 있는가?

개인 프로필

신체활동 지지자들

함께 걷는 것을 즐기는 한 그룹의 은퇴한 친구는 그들이 사는 지역에 방치된 기차 선로가 있다는 것을 주목했다. 조금 더 알아보면서 그들은 그 선로가 다른 외곽 지역 입구 전까지 양 갈래 선로 각각 2마일(3킬로미터) 정도 나 있다는 것을 알았다. 그들은 그 선로를 인도로 바꿀 수 있는지 궁금해 했다. 그들은 계획을 세웠고, 그것을 도시 기관에 제출하였다. 그들 중 몇몇은 시내에 사업체를 운영하는 그들의 전 고용주와 연락을 하여 그 프로젝트를 후원해 줄 수 있는지 물어보았다. 몇 달 만에 수백 명의 사람들이 그 인도를 즐겼다. 몇몇 사람들은 걷기, 자전거 타기, 스케이팅과 같은 운동을 즐기러 나왔고, 다른 사람들은 걷거나 자전거를 타고 출근하였다. 그 도시를 방문하는 사람들은 그 길을 이용하여 박물관이나 극장으로 향했다. 해야 할 것들이 더 많아졌다. 그 그룹은 그 길을 따라 흥미로운 곳까지 거리를 나타내는 지도를 만들고자 한다. 아마도 시내에 있는 병원의 의사들은 더 활동적인 사람이 되어야 하는 환자들에게 그 지도를 줄 수 있을지도 모른다. 그 프로젝트는 무수히 많은 언론의 긍정적인 관심을 받았다. 결과적으로 근처의 도시들은 그들의 지역까지 그 길이 연결되기를 바란다. 그 길은 시골로 갈라지기까지 40마일(64킬로미터)이 될 것이다.

우리는 활동적인 상태를 유지하고, 다른 사람에게 활동적인 역할모델이 되며, 당신의 지역사회에 신체활동 지지자가 되기 위한 당신의 노력이 잘 되길 진심으로 바란다. 평생의 신체활동이라는 여정을 즐기세요.

부 록

당신의 장점과 단점을 판단하기

지금 당신에게 중요한 장점과 단점을 표시하시오. 매우 중요한 것들에는 빈칸에 표시를 두 개 하시오. 각 줄에 전체 표시의 개수를 세시오. 당신의 장점이 단점을 능가하는가?

신체활동의 이점 또는 장점

_ 나는 신체적인 활동을 즐긴다.
_ 나는 활동적일 때 기분이 더 좋다.
_ 활동적인 것은 내가 젊어진 것처럼 느끼게 해준다.
_ 신체활동은 심장마비, 뇌졸중, 그리고 암 등에 걸릴 위험을 줄여준다.
_ 신체활동은 나의 혈압, 콜레스테롤, 트리글리세리드를 조절할 수 있도록 돕는다.
_ 활동적인 것은 제 2형 당뇨병을 예방하도록 돕는다.
_ 활동적인 것은 수명을 연장시킨다.
_ 활동적인 상태를 유지하는 것은 내가 오랫동안 독립적으로 살 수 있도록 도와준다.
_ 나는 내가 활동적일 때 잠을 더 잘 잘 수 있다.
_ 나는 내가 건강하다면 넘어질 위험이 적을 것이다.
_ 나는 몸에 군살이 없어 보이고 건강해 보이는 것이 좋다.
_ 나는 매사에 더욱 자신감이 넘치고, 내 삶을 스스로 관리할 수 있다고 느낀다.
_ 신체활동은 나의 체중을 관리하도록 돕는다.
_ 나는 전보다 적은 양의 약을 복용할 수 있다.
_ 내가 활동적이라면 내 뼈는 더욱 튼튼해 질 것이다.
_ 나는 일상적인 일을 할 수 있고 내 자신을 스스로 돌볼 수 있을 것이다.

당신의 개인적인 장점을 여기에 더하시오.

전체 장점의 수 _____

다음주에 적어도 하나 이상의 장점을 더하도록 노력하시오.

신체활동의 불이익 또는 장점

_ 나는 활동적이기에 너무 피곤하다.
_ 나는 활동적이기에 너무 늙었다.
_ 나는 멍청해 보일 것이다.
_ 내 친구들은 아무도 활동적이지 않다.
_ 나는 다칠지도 모른다.
_ 나는 땀 흘리는 것을 싫어한다.
_ 알러지 때문에 밖에 나갈 수 없다.
_ 나는 신체활동을 좋아하지 않는다.
_ 나는 내가 즐기는 다른 활동들을 할 수 없을지도 모른다.
_ 내가 움직일 때 마다 관절에 통증이 있다.
_ 나는 심장마비에 걸릴지도 모른다.
_ 나는 헬스장에 등록할 돈이 없다.
_ 나는 신체활동을 할 수 있는 안전한 장소가 없다.
_ 나는 그런 기술을 알지 못한다.
_ 나는 무엇을 해야 할지 모른다.
_ 나는 신체활동을 하기 위해 집을 떠나는 것을 원치 않는다.

당신의 개인적인 단점을 여기에 더하시오.

전체 단점의 수 _____

다음 주에 적어도 하나 이상의 단점을 제거하도록 노력하시오.

당신의 생각과 행동을 기록하시오

부분 1: 생각과 행동 기록하기

이 양식을 사용하여 당신이 신체활동을 하는 것에 대해 생각하는 횟수를 기록하시오. 당신이 신체활동을 하는 것에 대해 생각하는 때를 다음 표의 왼쪽에 간단히 표시하시오. 당신의 생각을 수행했거나 당신이 생각하고 있던 것을 했다면, 다음 표의 오른쪽에 표시하시오.

요일	신체활동에 대해 생각했던 때의 횟수	신체활동에 대한 나의 생각대로 실행했거나 신체활동을 했던 횟수
일요일		
월요일		
화요일		
수요일		
목요일		
금요일		
토요일		
	신체활동에 대해 생각했던 때의 전체 횟수:	신체활동에 대한 생각을 실행했던 전체 횟수:

부분 2: 당신의 생각으로부터 배우기

1. 무엇이 내가 신체활동에 대해 생각하게끔 했는가? 예: 나는 내 친구가 활동적이게 된 것을 보았다.

2. 신체활동에 대해 당신은 어떤 생각을 가지고 있었는가? 예: "나는 샐리가 실외에서 걷기운동을 하고 있는 것을 본다. 나도 할 수 있을지도 모른다. 아마 우리는 같이 운동할 수 있을 것이다." 또는 "나는 실외에서 걷기운동을 하는 샐리를 본다. 그녀는 추워 보인다."

3. 당신의 생각이 부정적이라면, 당신이 신체적으로 활동적으로 될 가능성을 높이는데 당신은 스스로에게 뭐라고 말할 수 있겠는가? 예: "내가 좋은 코트를 입는다면, 나는 완벽히 따뜻해 질 수 있을 것이다."

4. 당신의 생각이 긍정적이라면, 신체활동을 하는 것을 통해 그 생각을 실천하였는가? 왜 또는 왜 아닌가?

Active Living Partners로부터

개인적 시간 조사표

양식 3부를 복사하라. 주중 이틀, 주말 하루를 투자하여 이 양식의 빈 칸을 작성하도록 한다. 기록한 후, 걷고, 계단을 오르고 정원을 다듬거나 집안일을 하는 등의 신체활동에 들인 시간을 적고 자거나 앉아 있거나 차, 버스를 타고 TV를 보거나 전화 통화를 하는 시간도 파악해 두자. 양식의 맨 아래쪽에 활동시간의 합계를 더하고 활동하지 않은 시간도 계산하라. 빈칸 하나는 240분이 되어야 하고 하루 전체의 통계는 1440분이 되어야 한다.

운동하지 않은 대신에 한 일들

- ■
- ■
- ■
- ■
- ■
- ■

앞으로 할 일들

- ■
- ■
- ■
- ■
- ■
- ■

		신체활동을 했습니까?	
시간	일, 활동	예	아니오
자정~ 새벽4시			
새벽4시~ 오전8시			
오진8시 ~정오			
정오~ 오후4시			
오후4시~ 오후8시			
오후8시 ~자정			
		총 활동시간	총 비활동 시간

나만의 계약서

_________부터, 나, _________(이름 쓰는 란), 다음과 같은 운동을 할 것이다.

날짜	운동의 종류와 운동할 장소
일요일	
월요일	
화요일	
수요일	
목요일	
금요일	
토요일	

위에 나열한 운동을 다 했을 때, 나는 스스로에게 다음과 같이 보상하겠다:

나는 _________을 다음과 같이 내 계획에 포함시킬 것이다:

서명 : _________　　날짜 : _________

증인 : _________　　날짜 : _________

저자소개

월터 에팅거(MD)는 내과의이며 노화 현상 연구를 가르치는 교수이다. 또한 매사추세츠 대학 기념 의료 센터의 대표이기도 하다. 노화와 근육, 뼈 시스템에 대해 승인을 받은 전문가인 에팅거는 이 분야들에서 국가적으로 인정받은 연구자, 교육자, 의사이다. 또한 그는 관절염 환자들에게 중요하고 안전한 운동에 대해 쓴 발전적인 논문을 출판했다.

브렌다 라이트(Ph.D)는 INTERVENT USA에서 정책 개발 분야의 부대표이며 체력 증진 분야의 자문 위원이다. 12년 동안 달라스에 있는 Cooper Institute에서 행동과학과 건강증진 분야의 이사로 일했다. 그 곳에서 직장, 헬스클럽 및 휘트니스 센터, 병원과 의원 및 국가 기관에서 제공하는 포용력이 큰 건강관리 프로그램을 개발했다. 또한 달라스의 Baylor Senior Health Center에서 환자 교육 교재를 개발했고 워싱턴과 플로리다, 텍사스의 기관에서 건강 증진 프로그램을 개발하였다. 2002년에 라이트는 오스틴에 있는 텍사스 대학에서 인류 생태학 분야에서 Distinguished Alumni Award를 수상했다.

스티븐 블레어(PED)는 Cooper Institute의 CEO이자 사장이며 신체활동과 건강 분야에서 세계적으로 저명한 임상역학자이다. 그는 운동의 이익에 대한 다수의 획기적인 연구들의 주요 저자이기도 하다. Physical Activity and Health의 U.S Surgeon General's Report의 수석 과학 고문이고 그의 연구로 Surgeon General's Medallion을 받았다. 또한 American College of Sports Medicine(ACSM)과 National Coalition for Promoting Physical Activity의 대표이기도 하다. 그는 1994년에 Free University of Brussels, 1996년에 Lander University에서 건강학, 2002에 University of Bristol에서 건강학으로 명예 박사 학위를 받았다.

세 명의 저자 모두가 50세를 넘겼다.

FITNESS AFTER 50 BY WALTER H. ETTINGER

Aging Revolution

노화혁명

길라잡이

초판인쇄 _ 2010년 12월 23일
초판발행 _ 2010년 12월 27일

지은이 월터 이팅거, 브렌다 라이트, 스티븐 블래어

옮긴이 _ 윤형기, 김대훈

펴낸이 _ 김대근

펴낸곳 _ 숭실대학교 출판부
서울 동작구 상도동 511

등 록 _ 제14-2호(1982.1.25)
TEL.02-820-0771~2
FAX.02-817-5297
http://press.ssu.ac.kr

찍은곳 _ 한컴인쇄정보
TEL.02-2274-3394~5
FAX.02-2274-3397

값 20,000원

ISBN 978-89-7450-259-1 93690